PARA ESTAR EN EL MUNDO

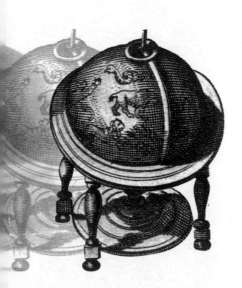

El gran libro de la salud masculina

Para estar bien

El gran libro de la salud mental

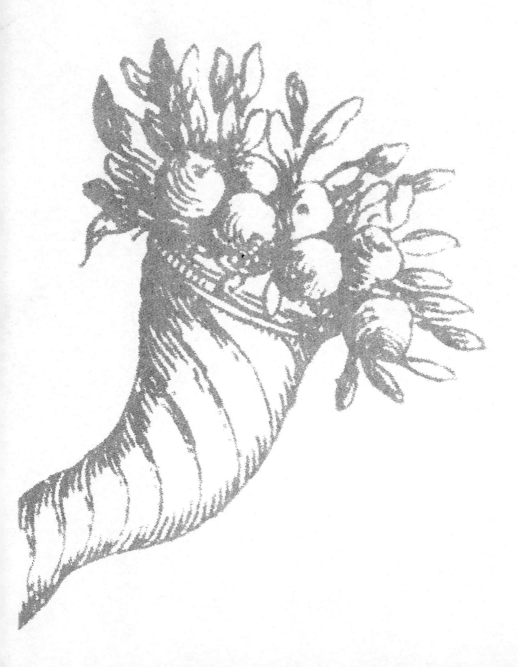

El gran libro de la salud masculina

Sarah Brewer

OCEANO

EDITOR: Rogelio Carvajal Dávila

EL GRAN LIBRO DE LA SALUD MASCULINA

Título original en inglés: THE COMPLETE BOOK OF MEN'S HEALTH

Tradujo, adaptó y corrigió el departamento editorial de Oceano
de la edición revisada y actualizada de Thorsons, London

© 1995, Dr. Sarah Brewer

Publicado por primera vez por Thorsons, un sello editorial de Harper Collins Publishers, 1995

D. R. © 2005, EDITORIAL OCEANO DE MÉXICO, S.A. de C.V.
        Eugenio Sue 59, Colonia Chapultepec Polanco
        Miguel Hidalgo, Código Postal 11560, México, D.F.
        ☎ 5279 9000   📠 5279 9006
        ✉ info@oceano.com.mx

PRIMERA EDICIÓN

ISBN 970-651-791-X

IMPRESO EN MÉXICO / PRINTED IN MEXICO

*Dedicado a cualquier hombre que
alguna vez se haya preocupado por su
salud y a aquellos que empezarán a
hacerlo después de leer este libro.*

Índice

Agradecimientos

Gracias a Richard Marchant por su apoyo esencial; a Serafina Clarke, por salirse una vez más de su papel de agente; a Microsoft, por permitirme eliminar mi pluma; a Mark Schroeder por su computadora mágica; y a Erwin Ansari, por prestar su biblioteca.

Introducción

Muchos hombres conocen más el ciclo mensual de la mujer que su propio cuerpo y su salud sexual. Un estudio reciente mostró que los varones tienen un mayor conocimiento en lo concerniente al cáncer de mama y al síndrome premenstrual que sobre el cáncer en los testículos o el crecimiento de la glándula prostática. Esto es sorprendente si se considera que:

- ochenta por ciento de los hombres necesitará, en algún momento, un tratamiento relacionado con problemas de próstata;
- el cáncer de próstata es tan común como el cáncer de mama;
- el cáncer en los testículos es el tumor maligno más común en hombres de edades entre los veinte y cuarenta años.

Incluso cuando un hombre acepta que tiene algún problema de salud, con frecuencia lo ignora con la esperanza de que desaparezca. Cuatro de cada cinco varones admiten que esperan mucho tiempo antes de buscar una opinión médica. Dos tercios de las personas que no consultan a su médico, por lo menos una vez al año, son varones. Es cuatro veces menos probable que un hombre consulte a su médico sobre su salud que una mujer —pero es más común que se presenten de emergencia en un hospital con alguna enfermedad seria como ataques cardiacos o apopléjicos.

Uno de los problemas es que los hombres no están acostumbrados a discutir temas embarazosos ni a que se les realicen estudios íntimos. Puede ser una diferencia cultural, pues, como lo muestran las investigaciones, es dos veces más probable que alemanes o estadunidenses se hayan practicado exámenes rectales que los franceses, y cuatro veces más en comparación con los ingleses.

La salud masculina necesita una mejoría urgente. Es más probable que un hombre muera prematuramente a cualquier edad anterior a los 65 años que una mujer nacida el mismo año.

- un varón de 18 años de edad tiene 80% de posibilidades de vivir hasta los 65 años; una mujer de 18 años de edad tiene 88% oportunidades de vivir hasta la misma edad;
- los hombres tienen una esperanza de vida promedio de 72 años comparada con 78 años en la mujer.

Muchas de las razones por las que los hombres tienden a morir más jóvenes que las mujeres están relacionadas con las diferencias en el estilo de vida y en la alimentación. Los profesionales de la salud están centrando más sus estudios en los hombres con la idea de mejorar su salud. Por desgracia —o quizá por fortuna— hay una cantidad considerable de puntos que mejorar:

- cuarenta y cinco por ciento de los hombres tiene problemas de sobrepeso;
- trece por ciento de los hombres es obeso —casi el doble de las cifras de hace cuatro años;
- ochenta por ciento de los hombres no hace ejercicio con una frecuencia de tres veces por semana, por lo menos;
- sesenta por ciento de los hombres de edad madura está totalmente inactivo;
- el número de hombres que beben una cantidad de alcohol mayor a la recomendada es casi dos veces mayor que el número de mujeres que lo hacen;
- siete de cada ocho varones tiene por lo menos un factor de riesgo en cuanto a malestares coronarios y ataques apopléjicos (presión arterial elevada, niveles de colesterol anormales, tabaquismo, falta de ejercicio);
- sólo 25% de los varones con una presión arterial alta la controlan con medicamentos.
- los hombres de entre 55 y 74 años de edad son dos veces más propensos a un paro cardiaco o a una apoplejía que una mujer de la misma edad;
- Entre los hombres europeos, 87% nunca se examina los testículos.

Además, en los últimos cincuenta años, la cantidad de esperma masculino se ha reducido casi a la mitad debido, probablemente, a factores adversos en cuanto a la alimentación, al estilo de vida y al medio ambiente. Hay muchos pasos muy simples que, de conocerlos, un hombre podría seguir para mejorar de manera considerable la calidad y la cantidad de su esperma —estos pasos pueden marcar la diferencia entre una fertilidad baja o normal.

Este libro busca proporcionar la información, disipar los mitos y los temores y persuadir a los hombres que tienen problemas de salud para pedir un consejo a tiempo y no cuando ya sea muy tarde. Proporciona también consejos sobre la forma de mejorar la salud y la alimentación para minimizar el riesgo de muchas enfermedades comunes y otras mortales.

Cómo utilizar este libro

El gran libro de la salud masculina está dividida en capítulos que exploran el cuerpo masculino y su funcionamiento.

La primera parte del libro observa, en profundidad, los órganos sexuales masculinos, su función y lo que pueda estar mal en ellos. La segunda parte observa las condiciones que con frecuencia afectan a los hombres pero que no son específicas del género. La tercera parte considera los cambios positivos que se pueden realizar en la alimentación y en el estilo de vida para mejorar la salud masculina.

Si busca un tema relacionado con el pene (por ejemplo, el priapismo, capítulo 1) puede ser más instructivo leer el principio del capítulo en el que se describe la estructura del pene y cómo ocurren las erecciones.

De forma similar, si busca factores que afectan la formación de esperma (capítulo 4) puede ser más interesante leer primero acerca de su formación (capítulo 3).

Cuando un tema está relacionado con otro o se describe con mayor detalle en otro lugar del libro, se da una referencia cruzada (con la indicación del capítulo correspondiente).

• 1 •
La guía completa del pene

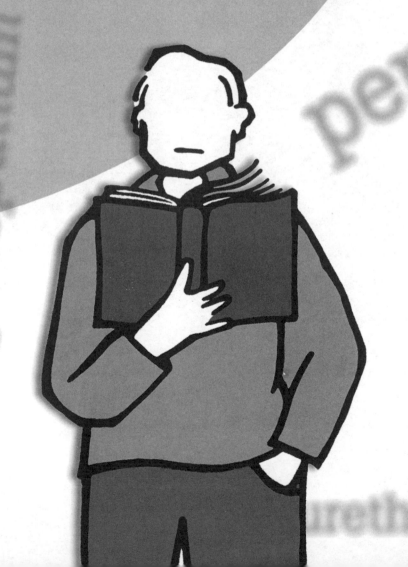

1 La guía completa del pene

El pene

El pene humano es el más grande comparado con el de los primates existentes y, a diferencia del de los machos de diversas especies (por ejemplo, ballenas, osos, morsas, ganado, murciélagos, roedores y simios inferiores) ha evolucionado sin necesidad de un hueso de fortalecimiento. Es un ejemplo impresionante de ingeniería biológica, basado en tres cilindros inflables de tejido eréctil: dos *corpora cavernosa* (cuerpos cavernosos) mayores en la superficie superior y un *corpus spongiosum* (cuerpo esponjoso) más delgado que corre por el centro en la parte inferior.

En el lado superior (dorsal) del pene, hay una vena dorsal que drena la sangre del órgano; dos arterias dorsales, que llevan la sangre a la piel, laten donde el pene se une con el abdomen. Varias venas superficiales, que también son visibles, drenan la piel y el glande, pero no los tejidos eréctiles más profundos.

El *cuerpo esponjoso*

El único cuerpo esponjoso contiene la uretra —el tubo por el cual fluye la orina desde la vejiga hacia el exterior. En la punta del pene, el cuerpo esponjoso se expande para formar el abultado casco o glande. En la base, detrás del escroto, el cuerpo esponjoso se ensancha de nuevo para formar la raíz o bulbo del pene. Éste se une a la gruesa membrana fibrosa para dar estabilidad, y está rodeado por un

25

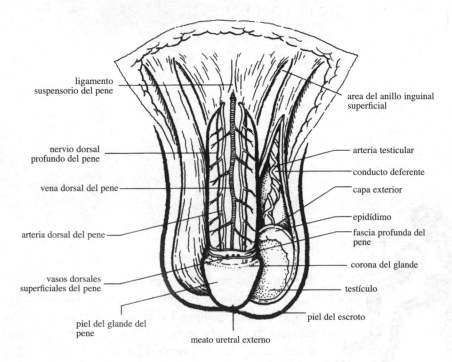

ligamento
suspensorio del pene

area del anillo inguinal
superficial

nervio dorsal
profundo del pene

arteria testicular

conducto deferente

capa exterior

vena dorsal del pene

epidídimo

fascia profunda del
pene

arteria dorsal del pene

corona del glande

vasos dorsales
superficiales del pene

testículo

piel del escroto

piel del glande del
pene

meato uretral externo

Figura 1. El pene y el escroto.

músculo (bulboesponjoso) que se contrae rítmicamente durante la eyaculación (véase el capítulo 3). El cuerpo esponjoso contiene también un tejido eréctil que crece de manera similar a los cuerpos cavernosos durante la erección.

Los cuerpos cavernosos

Los dos cuerpos cavernosos recorren, uno al lado del otro, todo el cuerpo del pene. Sus puntas están encajadas en el glande del pene; en la base se separan para formar dos crura (piernas). Las crura están cubiertas de músculo y cada una se une a un hueso (isquion) a cada lado de la pelvis inferior. Esto forma un anclaje que permite al pene mantenerse erecto y estable durante el coito. La contracción de estos músculos isquiocavernosos está también involucrada con la expulsión del

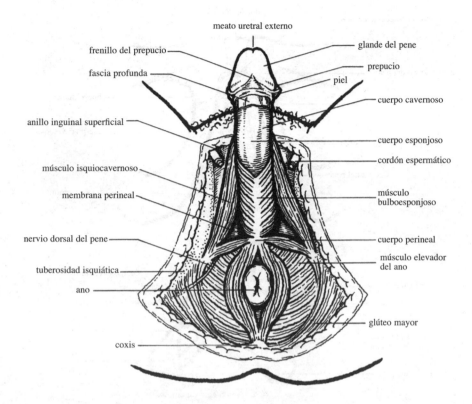

meato uretral externo

frenillo del prepucio

fascia profunda

anillo inguinal superficial

músculo isquiocavernoso

membrana perineal

nervio dorsal del pene

tuberosidad isquiática

ano

coxis

glande del pene

prepucio

piel

cuerpo cavernoso

cuerpo esponjoso

cordón espermático

músculo
bulboesponjoso

cuerpo perineal

músculo elevador
del ano

glúteo mayor

Figura 2. El triángulo urogenital y el triángulo anal.

semen durante la eyaculación. La estabilidad proviene de un ligamento suspensorio que se estira desde el hueso púbico hasta la base del pene en el frente.

La parte interior de cada cuerpo cavernoso está dividida en diversos espacios cavernosos. Hay una arteria profunda que corre por el centro de cada uno de los cuerpos cavernosos, cuyas ramificaciones proporcionan la sangre de manera directa a los tejidos esponjosos. Cuando la irrigación de la sangre es normal, estos espacios forman el equivalente a unos pequeños charcos. Cuando las arterias se dilatan y la irrigación sanguínea se incrementa, los espacios se ensanchan rápidamente para formar el equivalente a unos lagos gigantes. Esto provoca una rigidez inmediata.

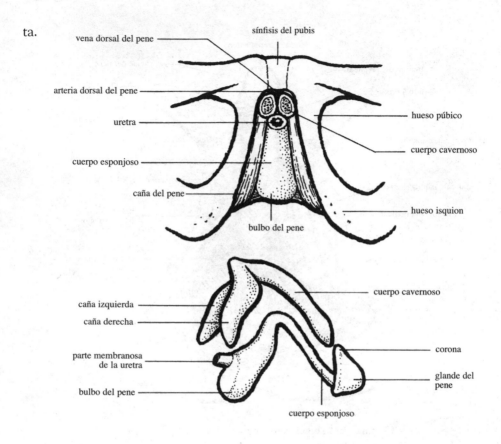

Figura 3. Cuerpo esponjoso y cuerpos cavernosos.

Erecciones

Las erecciones no se someten al control voluntario sino que se inician por diversas señales: hormonales, físicas y emocionales. La hormona testosterona es la más importante pero no es esencial pues, aunque en muy pocas ocasiones, hombres castrados han experimentado actividad eréctil. La mayoría de los varones, aun aquellos que son impotentes, experimentan entre una y cinco erecciones mientras duermen. Éstas tienen una duración aproximada de treinta minutos y con frecuencia son evidentes al levantarse.

28

La erección se presenta cuando las pequeñas arterias que se encuentran en la base del pene se dilatan. Se inicia por la actividad en un conjunto de nervios (el sistema nervioso parasimpático) que relaja los pequeños músculos que están dentro de las paredes arteriales, y hace que las arterias se abran. La sangre recorre el pene y se distribuye por los tejidos expandibles de los cuerpos cavernosos y del cuerpo esponjoso. Éstos se llenan a una presión elevada para comprimir las venas de salida, de modo que la sangre no pueda drenarse de nuevo.

Los cuerpos cavernosos actúan, sobre todo, como unos tapones inflables para evitar la orina durante la congestión sanguínea y para mantener la erección utilizando la tensión del fluido de la sangre atrapada. Transforman el pene de ser un sistema de poco volumen y poca presión en uno de mucho volumen y de alta presión al incrementar el fluido de entrada de sangre arterial.

De esta manera, el pene adquiere su propio esqueleto hidrostático —un método de apoyo también presente en formas primarias de vida, tales como las lombrices de tierra de los jardines (véase orgasmo, en el capítulo 3).

Tamaño del pene

El tamaño del pene varía menos de lo que se cree de manera popular. El pene erecto promedio es de 16 cm cuando se mide desde la punta hasta la base por la parte superior (el lado con la vena de forma ondulante). El pene de noventa por ciento de los hombres mide entre 14.5 y 17.5 cm, aunque algunos se jacten de lo contrario.

El tamaño en estado flácido no es un indicador confiable del tamaño que tendrá en estado erecto. Un pene flácido varía entre 7.5 y 15 cm dependiendo de la temperatura de la habitación y, por lo general, crece alrededor de 5 cm cuando se erecta. Los penes que son cortos en su estado flácido tienden a crecer más en proporción a los largos.

Kinsey, uno de los primeros sexólogos, tuvo un paciente cuyo pene medía sólo 2.5 cm en estado erecto. De acuerdo con una investigación realizada por *Forum* en 1970, el pene más pequeño del que se tuvo conocimiento es de 12 cm. En ciertas condiciones médicas en las que el pene no tiene un desarrollo adecuado, durante la erección no excede un centímetro de longitud.

Siempre y cuando el pene penetre la vagina, no hay razón para que el coito y la inseminación no puedan llevarse a cabo. Hay un argumento a favor de los penes pequeños: tienen posibilidad de entrar y salir de la vagina con mayor frecuencia durante el coito, incrementando así la estimulación del clítoris. La mayoría de las mujeres afirma que el tamaño tiene muy poca relación con la satisfacción.

Un pene muy largo es algo de lo que muchos hombres se jactan pero que en realidad muy pocos tienen. *Forum* registró un pene con 24 cm de longitud, mientras que Kinsey registró uno de 25 cm. El pene más largo del que se tiene registro medía 30 cm en estado erecto y tenía 5.5 cm de diámetro. En *Todo lo que siempre quiso saber sobre el sexo*, del doctor David Reuben, se describía un pene con 35 cm de longitud, pero no se daba ninguna referencia. Se puede decir que el promedio de los penes más largos oscila entre 25 y 30 cm.

Mientras que un pene con una base de mayor grosor sí puede acrecentar el placer sexual femenino, el tamaño no es el gran atributo que muchos hombres creen. Un pene muy grande puede producir dolor físico a la compañera durante el coito, ya sea por ocasionar heridas mediante la fricción o por golpear los ovarios, que son igual de sensibles que los testículos masculinos. En algunos casos, un pene muy largo puede hacer que el coito sea físicamente difícil.

Mejorar la naturaleza

En la actualidad, hay una moda para alargar, por medio de la cirugía, lo que la naturaleza ha dispuesto. La silicona texturizada (bioplástica) o la grasa extraída de la pared abdominal se pueden introducir justo debajo de la piel del pene mediante múltiples inyecciones. No se afectan los cuerpos cavernosos.

Estos procedimientos pueden incrementar el peso del pene alrededor de 30 gramos y agregar varios centímetros al ancho de su base.

Si se utilizan células de grasa, el procedimiento es conocido como "ensanchamiento circunferencial autólogo del pene" (ECAP). Si todo sale bien, las células transplantadas se mantienen viables y se "arraigan" dentro del cuerpo del pene. Si las células mueren, los glóbulos de grasa tienden a endurecerse provocando un efecto secundario no deseado: la hinchazón.

Una intervención realizada en China por un (increíble) doctor Long, alarga el pene en más de 50%. La operación dura una hora y se lleva a cabo bajo anestesia general. Se corta el ligamiento suspensorio que une el pene con la parte frontal del hueso púbico y la raíz del pene (40% está oculto en la pelvis) se jala hacia delante y se estabiliza de nuevo con las puntadas. Se hace un corte triangular de la piel de la región del vello púbico para cubrir el nuevo cuerpo del pene. Hay dos efectos secundarios principales:

1. El vello crece en los primeros dos o tres centímetros del pene (pero se puede remover mediante electrólisis).
2. El ángulo de erección decrece de 45 grados (erección óptima) a sesenta grados. Cuando el pene ha sido estabilizado quirúrgicamente, estos cambios no interfieren con la capacidad del hombre para hacer el amor.

La actividad sexual se ve restringida durante las tres semanas siguientes a la operación y se previenen las erecciones mediante el uso de medicamentos. Después de esto, se puede retomar una vida sexual normal. En la actualidad, esta técnica sólo se realiza en China, Sudáfrica y, más recientemente, en Estados Unidos.

El prepucio

El pene está rodeado por una capa holgada de piel delgada y sin vello rica en fibras musculares. Tiene propiedades de expansión y de contracción que le permiten responder a los cambios de longitud durante la erección.

En los hombres a quienes no se les ha efectuado la circuncisión, esta capa de piel se envuelve para formar el prepucio. Sólo 4% es retráctil de nacimiento. El prepucio, en la mayoría de los casos, se mantiene pegado de manera firme al glande durante los primeros años de vida y no debe ser retraído por la fuerza. Las adherencias entre el prepucio y el glande se desunen lentamente para cuando la persona cumple tres años; en esta edad, 90% del prepucio de los niños puede deslizarse, hasta cierto punto, hacia un lado y hacia el otro sobre el glande. Los restos de las células que unían el prepucio con el glande pueden impedir la retracción total en 60% de los niños de nueve años de edad, pero por lo regular desaparecen a los diescisiete años.

Después de la separación total, el prepucio maduro se mantiene atado al glande en la parte inferior para formar un ligamento en la piel llamado "frenulum" (frenillo) que contiene una pequeña arteria. El frenillo y el glande —sobre todo la corona y el ligamento— son, por lo regular, las partes más sensibles del pene.

El prepucio maduro funciona como una cubierta que protege al glande mientras se encuentra flácido y lo mantiene en un estado húmedo y sensible. Durante la erección, el prepucio se desliza hacia atrás para cubrir el cuerpo del pene alargado.

Esmegma

Las bacterias, las levaduras, la orina retenida y las células de piel que se desprenden se acumulan con rapidez bajo el prepucio y forman una sustancia blanca, olorosa y caseosa conocida como "esmegma".

Comienza a desarrollarse a una edad muy temprana y se ve en 1% de los niños de siete años y en 8% de los de 17 años. Si se permite que el esmegma se acumule, puede producir irritación y dolor. También se ha relacionado al esmegma con el desarrollo del cáncer de pene, aunque esto es algo que aún no está comprobado.

Los varones mayores de siete años con el prepucio intacto deben aprender a retraerlo y a lavar por debajo de él de manera regular, por lo menos una vez al día —de preferencia después de orinar. Este procedimiento debe hacerse con cuidado y delicadeza, ya que la retracción forzada, sobre todo si la adhesión está todavía presente, puede causar heridas, dejar cicatrices o incluso fimosis (véase más adelante).

Después de limpiar por debajo del prepucio es importante regresarlo a su posición sobre el glande para evitar la formación de una parafimosis (véase más adelante).

Fimosis

La fimosis es un endurecimiento del prepucio de modo que no puede ser removido de la parte ancha del glande del pene. Esto es común hasta los dos o tres años de edad, pero en 10% de los niños permanece aun después de los tres años. La fimosis se relaciona, con frecuencia, con una longitud excesiva del prepucio que contiene una cantidad anormal de tejido fibroso. En ocasiones, se desarrolla tardíamente como consecuencia de un desgarre en el prepucio, que sana dejando una contracción.

Una fimosis estrecha puede producir dificultades al orinar, de modo que el prepucio puede inflarse con el paso de la orina. Esto puede ser molesto, sobre todo si la orina atrapada bajo el prepucio continúa goteando después de haber orinado. Incluso si el prepucio no puede retraerse, jalarlo un poco hacia atrás con suavidad, mientras se orina, puede ser de ayuda.

La fimosis en los varones de edad adulta produce dolor y dificultades durante la erección y la masturbación y al tener relaciones sexuales. Predispone al pene a tener un desgarre del prepucio, a una balanitis (véase el capítulo 1) y a un cáncer. La corrección quirúrgica mediante la circuncisión es el tratamiento habitual.

Parafimosis

La parafimosis es la constricción del pene detrás del glande, ocasionada por un prepucio muy estrecho. Esto se presenta por lo general cuando el prepucio estrecho se retrae para exponer el glande (por ejemplo, durante la actividad sexual o al realizar un cateterismo) y no regresa a su lugar de manera subsecuente. El prepucio obstruye la circulación en la parte final del pene, lo cual provoca una hinchazón del glande y del prepucio. Si esto no es tratado puede producirse una gangrena.

En la mayoría de los casos, se puede dar un masaje al prepucio en la parte que está sobre el glande, utilizar hielo para reducir la hinchazón, oprimir la punta del glande para expulsar el exceso de fluido y aplicar un gel lubricante. Esto no debe tomarse como un procedimiento para inexpertos sino que debe dejarse en manos de un cirujano. Es doloroso y, con frecuencia, requiere el uso de un anestésico. Cuando la reducción manual no resulta, es importante realizar la circuncisión. Algunos cirujanos cortan la banda constrictora primero y dejan que la hinchazón se reduzca antes de realizar la circuncisión. Otros la realizan de inmediato.

Circuncisión

Durante la cirugía de la circuncisión, se corta la capa holgada del prepucio que se enrolla alrededor del glande. Esto se realiza, por lo regular, por motivos religiosos, pero se hace también para conseguir beneficios estéticos, sexuales o de salud.

Un estudio realizado en Estados Unidos mostró que la admisión hospitalaria por infecciones en vías urinarias era once veces mayor en hombres en los que no se había efectuado la circuncisión durante el primer año de vida que en los hombres en los que sí se había realizado. Esto sugiere que la circuncisión mejora la higiene local y que es necesario realizar una mayor investigación al respecto.

Se estima que 90% de los hombres estadunidenses está circuncidado, aunque la popularidad de la operación ha disminuido, de modo que en la actualidad 40% de los bebés de Estados Unidos permanecen sin circuncidar. En Inglaterra se llevan a cabo alrededor de veinte mil circuncisiones cada año.

La circuncisión es un procedimiento muy simple cuando se lleva a cabo en niños recién nacidos. Un instrumento con forma de campana se coloca sobre el pequeño glande y el prepucio se jala sobre él. Un segundo instrumento presiona el prepucio para cortarlo. Esto se conoce como circuncisión con campana y de manera normal se realiza sin anestesia durante las primeras semanas de vida. En los hombres de mayor edad, para quienes la circuncisión es indicada por cuestiones médicas, el prepucio se corta y se sutura bajo anestesia local.

Después de la circuncisión, la piel del glande pierde su textura suave y húmeda y se vuelve más oscura, rugosa y seca. Aparece una cantidad mayor de proteína fibrosa (queratina) y el glande adquiere la apariencia y las peculiaridades de la piel normal, pierde sus características membrano-mucosas y, en algunos casos, algo de sensibilidad.

Las complicaciones de la circuncisión incluyen:

- sangrado excesivo —hasta en 10% de los casos; 1% de los niños necesita una segunda operación para cerrar el punto de sangrado y para evacuar la sangre coagulada;
- incomodidad —un cuarto de los jóvenes considera muy incómodo utilizar ropa interior durante al menos una semana;
- ulceración y estrechez de la apertura uretral en la punta del pene;
- las infecciones locales e incluso cuando éstas pasan a la sangre (septicemia) son poco frecuentes en las circuncisiones realizadas en un hospital, pero en ocasiones se presentan en las efectuadas de manera ritual.

Algunos efectos secundarios raros, pero posibles, cuando la circuncisión la lleva a cabo una persona no capacitada, son:

- remoción de mucha piel;
- daño al glande y a los cuerpos cavernosos, sobre todo cuando las suturas se realizan de manera profunda en los hombres de edad adulta;
- trombosis de las venas, que conduce a una gangrena;
- amputación del pene.

Regeneración del prepucio

El doctor Bigelow en Estados Unidos ha perfeccionado una técnica que regenera el prepucio circuncidado, que se conoce como la "descircuncisión". La piel que cubre el extremo del cuerpo del pene se estira con suavidad y se coloca con cuidado sobre el glande utilizando un yeso (vendaje adhesivo) con forma especial, el cual debe usarse en forma continua; además, se hace un corte para permitir el paso de la orina.

Con rapidez, la piel del glande se vuelve menos rígida, más húmeda y se incrementa la sensibilidad a medida que la nueva capa de piel se desarrolla. Al expandirse, la piel estirada que cubre el cuerpo del pene requiere una mayor tensión. Durante las etapas finales de la regeneración del prepucio es necesario el uso de un dispositivo de expansión con forma de embudo o de una pesa pequeña de plomo. El prepucio se habrá regenerado entre dos a seis años después, dependiendo de cuán precisa haya sido la operación original. También es posible la restauración quirúrgica del prepucio utilizando injertos de piel.

Balanitis

La inflamación del glande es conocida como balanitis. La inflamación del prepucio se llama postitis. Si ambas se presentan al mismo tiempo, al problema se le da el nombre de balanopostitis.

Los síntomas de la balanitis son enrojecimiento, dolor y comezón en el extremo del pene, que afectan, por lo regular, a 4% de los niños que aún no está en edad escolar. Los varones de mayor edad también se ven afectados, a menudo a causa de la levadura *Candida albicans*, que produce aftas (úlceras). Aparecen pequeñas manchas rojas y puede haber acumulación de esmegma debajo del prepucio. Es importante realizarse un análisis de orina para excluir la diabetes mellitus en la que la balanitis es uno de los primeros síntomas.

Otras causas de la balanitis incluyen la infección por bacterias de la piel, enfermedades de transmisión sexual e irritación química.

La balanitis es fácil de prevenir mediante una higiene adecuada y un lavado frecuente debajo del prepucio. En los casos de balanitis ligera, el simple uso de fomentos de agua salada (salina) dos veces al día ayudará a una rápida resolución de los síntomas. Dejar de utilizar jabón también puede ayudar. Un estudio realizado entre 43 hombres con balanitis ligera mostró que, en casi la totalidad de los casos, era suficiente lavar el pene tan sólo con agua. El jabón, al elevar el nivel de pH de la piel, exacerba la inflamación ocasionada por la infección. Algunos casos de balanitis se deben también a una alergia o irritación por algunos detergentes.

Las balanitis moderadas a severas ocasionadas por ulceraciones requieren un tratamiento con una crema fungicida (por ejemplo, clotrimazol). Si la infección es de tipo bacteriana, una crema o tabletas antibióticas resolverán rápidamente el problema. Si la balanitis es severa, con inflamación del prepucio, o si es recurrente, puede ser necesaria la circuncisión.

Balanitis xerotica obliterans (balanitis obliterante xerótica)

La balanitis obliterante xerótica es un problema común que afecta al pene durante la infancia o la vejez; sus causas no están del todo identificadas. El glande o el prepucio desarrollan una apariencia blanquecina muy particular y la piel parece estar endurecida y rígida. Esto provoca el estrechamiento de la apertura uretral (meato, el orificio en el extremo del pene) y puede interferir con el paso de orina.

Con frecuencia es necesario llevar a cabo una circuncisión para prevenir la fibrosis, las cicatrices en el prepucio y la fimosis (véase el capítulo 1). Ocasionalmente, la apertura de la uretra requiere una dilatación quirúrgica. Es importante tener muy clara la diferencia entre la balanitis y la leucoplasia, que es una condición premaligna (véase más adelante).

Balanitis de Zoon

Es un problema poco frecuente que afecta a los hombres de edad adulta y avanzada. Produce unos parches rojos suaves y brillantes en el glande que se convierten en placas aterciopeladas, despellejadas y dolorosas. Se necesita realizar una biopsia para eliminar la posibilidad de que sea una condición maligna (véase más adelante), y si la balanitis está presente, ello revelará que se han infiltrado en la piel unas características células inmunes conocidas como células plasmáticas. Esta situación puede ser tratada mediante la circuncisión.

Linfocele

En ocasiones, la actividad sexual o la masturbación excesivas dan como resultado ronchas blancuzcas en la orilla del glande justo debajo del borde. Se debe a la inflamación y al bloqueo de un canal de drenaje de linfa. El único tratamiento que se requiere es la abstinencia de la actividad sexual y esperar a que la molestia desaparezca. Sin embargo, al igual que con todas las protuberancias, el diagnóstico debe ser confirmado por un médico, de preferencia un urólogo.

Enfermedad de Peyronie

En la enfermedad de Peyronie el pene, en su estado flácido, parece normal, pero al presentarse la erección se arquea dramáticamente hasta parecer un plátano. Cuando la curvatura es severa, la erección se vuelve dolorosa y el coito, imposible.

El mal de Peyronie es ocasionado por una fibrosis —sustitución progresiva del tejido esponjoso eréctil por un tejido cicatrizal. El área fibrosa no se expande durante la erección, de modo que el pene se arquea hacia el área de la rigidez. El tratamiento recomendado es la aplicación de una crema o la ingestión de tabletas de vitamina E (200 mg por día), debido a que ésta ayuda a mantener la elasticidad de los tejidos. Cuando la erección se vuelve dolorosa o se dificulta el coito, la cirugía es necesaria. Algunos cirujanos extirpan el tejido fibroso, mientras que otros remueven una sección del tejido del lado opuesto para estimular una erección recta. Si el mal de Peyronie se encuentra en una etapa avanzada, la mejor solución es implantar una prótesis de pene (véase el capítulo 8).

Priapismo

Príapo era el dios griego de la fertilidad cuyo falo pesaba tanto como el resto de su cuerpo. El priapismo describe la situación de una erección prolongada y dolorosa, que no va acompañada de un deseo sexual y que no cesa. El cuerpo del pene se pone rígido debido a la hinchazón de los cuerpos cavernosos mientras que el glande y el cuerpo esponjoso se mantienen flácidos.

El priapismo es doloroso y puede ser provocado por el uso de ciertas drogas, por heridas o por algún trastorno sanguíneo (por ejemplo, leucemia, enfermedad de células falciformes). Sin embargo, es más frecuente que se presente sin razón aparente durante la actividad sexual.

El priapismo requiere de una intervención quirúrgica urgente. El pene debe perder su presión en menos de cuatro horas, de otro modo la sangre atrapada comienza a coagularse y se produce una inflamación, cicatrización e impotencia. Por desgracia, el tratamiento con frecuencia se retarda, pues el hombre se siente avergonzado de buscar ayuda médica o cree que la erección desaparecerá por sí sola. La descompresión de emergencia (que sólo debe practicarla un cirujano urólogo) implica la inserción de una aguja larga en el interior de los cuerpos cavernosos y la succión de la sangre endurecida y atrapada (esta sangre es de color casi negro debido a la falta de oxígeno). Entonces se hace una irrigación salina del tejido esponjoso y, en casos difíciles, se inyectan medicamentos. Si nada de esto funciona, la erección se elimina abriendo los cuerpos cavernosos y uniéndolos con el cuerpo esponjoso. Esto permite el drenaje, pero no será posible la futura actividad eréctil sin el implante de una prótesis en el pene.

Eritroplasia de Queyrat

Esta condición produce placas aterciopeladas de color rojo brillante con una ligera elevación y con bordes definidos con claridad. Por lo regular, afecta al glande y tiende a ser indolora. La eritoplasia de Queyrat es una condición premaligna que, en algunos casos, si no se da un tratamiento adecuado, evoluciona hasta un cáncer del pene. Si la única parte afectada es el prepucio, el tratamiento consiste en la circuncisión. Si también lo está el glande, es necesaria la radioterapia o la aplicación de cremas citotóxicas.

Leucoplasia

La leucoplasia describe un área de piel blanda y blanca en el glande, ocasionada por la proliferación anormal de células de la piel. Tiene la apariencia de parches de pintura gris y blanca y es normalmente indolora. Una biopsia para examinar las células bajo el microscopio mostrará que son más grandes que el tamaño normal y que en las capas inferiores hay células inmunológicas blancas (linfocitos) infiltradas. Esta condición también es premaligna y puede convertirse en cáncer si no se le da un tratamiento adecuado. Los parches blancos son removidos bajo anestesia.

Cáncer del pene

El cáncer del pene es un tipo de cáncer raro en la edad adulta y, por lo regular, se presenta en el surco que hay entre el borde del glande y el prepucio. Es todavía más raro en los hombres que fueron sometidos a la circuncisión durante la infancia, y nunca se presenta en aquellos que fueron circuncidados al momento de nacer. Como consecuencia, el cáncer de pene está relacionado con el esmegma retenido, tal vez porque las bacterias producen unas sustancias químicas que inducen el cáncer conocidas como carcinógenos.

Si usted nota una ulceración o un escurrimiento en la parte inferior del prepucio, hágase una revisión lo antes posible. Es en especial importante si descubre que ya no puede jalar hacia atrás el prepucio.

El diagnósitico oportuno del cáncer de pene permite el tratamiento con cremas antineoplásicas (por ejemplo: 5-fluoracilo) o con radioterapia, pero la enfermedad en un estado más avanzado requiere una amputación parcial del pene con todos los problemas psicológicos subsecuentes. En algunos casos, el pene sólo se amputa una pulgada por debajo del tumor, lo cual permite un resultado estético aceptable. La micción, la erección y la vida sexual pueden reiniciarse de manera normal.

Si el tumor es extenso, es necesaria la amputación total del pene. Entonces se da una nueva dirección a la abertura de la uretra para que se abra detrás del escroto. El hombre deberá sentarse para orinar pero tendrá la capacidad de controlar su vejiga.

En la mayoría de los casos se dice que una higiene adecuada en el prepucio puede prevenir el desarrollo del cáncer de pene. Si no se ha sometido a una circuncisión, siempre retraiga con suavidad el prepucio para limpiar el esmegma retenido, por lo menos una vez al día. Los expertos sugieren que esto se realice después de cada micción.

Heridas en el pene

Es común que un prepucio rígido se desgarre durante el coito y se produzca un sangrado profuso. Las heridas sanan pero vuelven a abrirse en cuanto se realiza un nuevo coito. Esto se remedia mediante la circuncisión para evitar la recurrencia. Un procedimiento alternativo es la frenulectomía, en la cual el frenillo se secciona transversalmente y se sutura verticalmente; de este modo, se alarga.

Otra herida común es el pellizcamiento del prepucio con el cierre de un pantalón. Esto puede ser tratado con la circuncisión, aunque muchos casos se han solucionado con éxito en el área de urgencias cubriendo la parte afectada con un aceite lubricante.

Heridas más dramáticas del pene no son muy comunes. Algunas se provocan por la búsqueda de placer sexual con objetos como las aspiradoras o las pulidoras eléctricas. Dichas prácticas son peligrosas, ya que en muchas ocasiones las aspiradoras contienen navajas rotativas que rasgan el glande.

La pérdida de la concentración cuando el orgasmo es inminente, a menudo es causa de descuidos mientras se usan otro tipo de objetos. Cada año, los servicios de urgencias y traumatología de los hospitales reciben una cantidad importante de pacientes con penes aplastados o escrotos abiertos. Hay un caso muy famoso en el cual un hombre utilizó un cinturón eléctrico de boleado de calzado, que le rasgó el escroto y, al tratar de unirlo con una engrapadora industrial, se percató que le faltaba un testículo.

Traumatismos del pene de origen no sexual pueden ser resultado de accidentes en el trabajo y en los deportes o consecuencia de caídas sobre los tubos de las bicicletas. Casi siempre es necesaria la exploración quirúrgica para evaluar y reparar el daño.

Fractura del pene

Es posible la fractura de un pene erecto. Esto ocurre normalmente durante el coito, cuando el pene, con un impulso fuerte, no entra de forma directa a la vagina y se impacta contra el hueso púbico de la mujer. Uno de los cuerpos cavernosos se rompe y la sangre se filtra en los tejidos que lo rodean. Se escucha el sonido de un crujido y es seguido por un dolor intenso, hinchazón y enrojecimiento del pene.

Un pene fracturado requiere una exploración quirúrgica para reparar la rotura y eliminar los coágulos de sangre. Se entablilla el pene con espátulas de madera y se inhiben las erecciones mediante el uso de medicamentos hasta que el pene haya sanado por completo.

Mutilaciones del pene

Lorena Bobbit ocupó los encabezados de los periódicos cuando cortó el pene de su marido con un cuchillo de veinte centímetros. Poco después, otra mujer cortó los testículos de su marido con unas tijeras. Ambos casos recibieron mucha publicidad, pero la mutilación del pene es más común de lo que se cree. Las mujeres asiáticas han realizado esta práctica durante años: en la década de los setenta más de cien hombres tailandeses perdieron el pene ante la ira de su respectiva esposa, mientras dormían inocentemente. En Hong Kong, se registraron tres casos en los años noventa.

También se han presentado casos en Gran Bretaña: a finales de los años ochenta, un hombre fue atacado por su novia con un cuchillo tipo Stanley. La severa herida, un corte en diagonal en el pene, implicó casi una amputación total. El daño fue reparado quirúrgicamente y, por fortuna, el hombre ha procreado dos hijos desde entonces.

Más recientemente, a principios de 1994, una mujer china cortó el orgullo y la alegría de su esposo porque un adivinador le había dicho que así el miembro crecería de nuevo más grande y mejor que antes, y mejoraría la relación ya decadente de ambos cónyuges.

La uretra

La uretra es el conducto que transporta la orina desde la vejiga hasta el extremo del pene. Está rodeada por la glándula prostática y corre a través del cuerpo esponjoso en la parte baja del pene.

Las infecciones de la uretra, las cicatrices y las anormalidades congénitas se presentan en ambos sexos, pero son mucho más comunes y serias en los hombres. Esto se debe a que la uretra masculina es por lo menos diez veces más larga que su equivalente femenino.

Estenosis uretral

Este defecto de nacimiento, poco común, ocasiona un estrechamiento severo de la uretra debido a la persistencia de una membrana que por lo general desaparece durante el desarrollo fetal. La orina se acumula en la vejiga y la presión puede ocasionar un severo daño en los riñones.

El estrechamiento uretral ligero se remedia, en ocasiones, pasando un dilatador metálico circular y delgado por el extremo del pene; esto se hace bajo anestesia local o general. Puesto que esta curación debe realizarse repetidamente a intervalos regulares, muchos cirujanos prefieren hacer una operación y remover del todo la membrana uretral.

Con el transcurso del tiempo, una herida o una infección uretral, por ejemplo, la gonorrea (véase el capítulo 10), da como resultado una cicatrización de la uretra. Esto conlleva a un estrechamiento y en ocasiones a una reducción cuando los tejidos cicatrizados se contraen. La estrechez uretral dificulta o vuelve doloroso el paso de la orina y la eyaculación, causando incluso una deformidad del pene, similar a la enfermedad de Peyronie, durante la erección. Si la orina se acumula detrás de la estenosis, la presión puede dañar los riñones. También es causa de una infección del tracto urinario.

La estenosis de una uretra adulta se puede corregir, en ocasiones, pasando un dilatador de metal a través de la uretra, como ya se describió. Otra técnica implica la inserción de un globo desinflado que se infla con agua para dilatar el área estrecha.

Si la dilatación falla, se inserta un instrumento de corte (uretrotomo) para cortar la cicatriz; sin embargo, en ocasiones, la estrechez es tan severa que se debe remover la uretra y luego reconstruirla mediante cirugía plástica. Al igual que cualquier cirugía realizada en la uretra, esta intervención puede ocasionar la formación de tejido cicatrizal por lo que requiere mucha delicadeza y habilidad.

Estenosis meatal

El orificio que se encuentra en el extremo del pene, meato, es la parte más delgada de la uretra masculina. En ocasiones, el meato es muy pequeño al momento de nacer. Esta condición se llama "estenosis meatal" y produce un efecto de presión sobre los riñones y la vejiga. Con el paso del tiempo, una herida, una infección o una cirugía pueden ocasionar la formación de una cicatriz que se contrae para crear la estenosis meatal. Algunas veces, esto se corrige con una dilatación, pero, por lo regular, es necesaria una operación para ensanchar el meato.

Válvulas uretrales

Algunos bebés nacen con pliegues de membrana mucosa en la uretra que forman válvulas. Dichas válvulas se unen al momento de pasar el líquido y producen una obstrucción urinaria severa. Se requiere una remoción quirúrgica.

Hipospadia

La hipospadia es el defecto congénito más común del pene y afecta a uno de cada trescientos bebés. En esta condición la abertura de la uretra se encuentra en la parte inferior del pene en lugar de estar en la punta, y puede estar alejada de su posición correcta a una distancia que va desde algunos milímetros hasta varios centímetros.

Hay cinco grados de severidad. En su forma menos severa, el meato se abre justo en la parte inferior del glande. En el tipo 2, la uretra se abre debajo del glande en el frenillo. En casos más severos se abre en el cuerpo del pene (tipo 3), en la parte frontal del escroto (tipo 4), o incluso en la base del escroto cerca del ano (tipo 5). Es posible que el escroto sea pequeño y que los testículos no hayan descendido, de modo que el sexo del niño no es claro a primera vista.

En todo los caso a excepción del tipo 1, la hipospadia se asocia con cierta curvatura anormal del pene hacia abajo. Esto se conoce como encordado y es causante de que el prepucio sólo se desarrolle para cubrir la parte frontal del pene.

La hipospadia tipo 1 no necesita tratamiento; las formas más severas se corrigen de manera quirúrgica con una sola intervención. El pene se endereza para corregir el encordado y se crea una nueva extensión de uretra con un tubo del prepucio o, en ocasiones, con una parte de la vejiga. Ésta se implanta en el cuerpo del pene para que la nueva abertura de la uretra se extienda hacia la punta del mismo. La intervención se realiza, por lo regular, antes de los dos años de edad. El niño puede, entonces, orinar de manera normal y tener una vida sexual exitosa en años posteriores.

Epispadia

La epispadia es la deformidad opuesta a la hipospadia, con el meato uretral abierto en la parte superior del pene, entre el glande y la pared abdominal. El pene puede curvarse también hacia arriba. En su forma más severa, la vejiga puede abrirse hacia la pared abdominal. Por fortuna, la epispadia es rara. La corrección quirúrgica es similar a la necesaria para la hipospadia, pero por lo general se necesita un mayor número de intervenciones.

Obstrucción uretral

Una causa común de asistencia al servicio de urgencias es el bloqueo uretral con objetos que se insertan en la uretra para obtener placer sexual. Plumas, clips, pasadores de cabello y otros objetos desaparecen en el orificio y no pueden recuperarse, con frecuencia, debido a su forma. Esta práctica no es recomendable.

Los objetos extraños perdidos causan infecciones, escurrimientos y dificultad para el paso de la orina. Algunas veces son visibles con rayos X o con ultrasonido y, en ocasiones, un cirujano puede extraerlos utilizando unas pinzas largas.

Con frecuencia se debe insertar un endoscopio flexible (uroscopio), bajo anestesia general, para poder encontrar el objeto que produce las molestias. Los objetos largos, tales como pasadores de cabello y fragmentos de tubos enredados deben ser removidos abriendo el área detrás del escroto (perineo) y jalándolos. Uno de los efectos secundarios comunes y problemáticos es la cicatrización de la uretra.

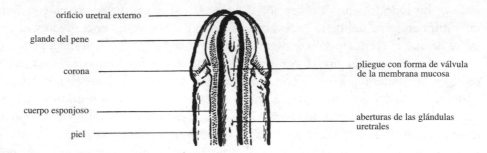

Figura 4. La uretra distal.

Síndrome uretral agudo

El síndrome uretral agudo consiste en dolor e incomodidad en la parte baja del abdomen y en una necesidad constante de orinar. Los síntomas son similares a los de una infección en el tracto urinario pero no hay ninguna señal de infección y los riñones y el tracto urinario se ven normales. El síndrome uretral agudo lo causa un espasmo muscular, en especial si el paciente está tenso o bajo alguna presión emocional. Pueden presentarse también una prostatitis y la prostatodinia (véase el capítulo 6).

Uretritis

Inflamación o infección de la uretra. Véase Uretritis no específica (UNE), capítulo 10.

Cáncer de uretra

El cáncer en la uretra masculina es raro. Cualquier ulceración alrededor de la abertura en la punta del pene (meato) y cualquier hinchazón en el cuerpo del pene deben revisarse lo antes posible.

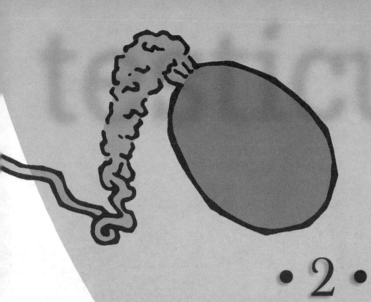

· 2 ·

El sistema reproductor masculino

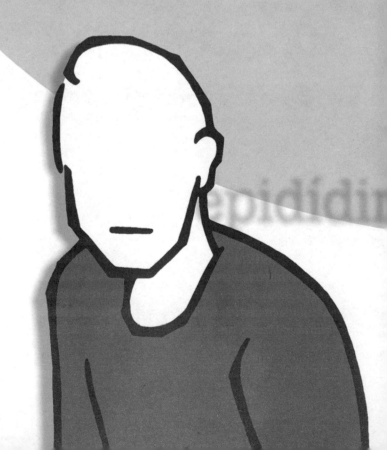

2 El sistema reproductor masculino

Los testículos

Las gónadas masculinas son conocidas como "testículos" o "testos". Son el equivalente de los ovarios en la mujer y son los responsables de la producción del esperma y de la hormona sexual del hombre, la testosterona.

Los testículos se forman en el abdomen durante el desarrollo del feto masculino. Como respuesta a los impulsos hormonales, éstos descienden gradualmente a través del abdomen hasta llegar a la pelvis.

En ese momento entran en un canal que pasa sobre el pubis, a cada lado —canal inguinal—, y caen en el saco escrotal. Normalmente, al momento de nacer, los testículos pueden sentirse dentro del escroto.

Cada uno de los testículos maduros es un órgano ovalado de aproximadamente 4-4.25 cm de largo y con un diámetro de 2-2.8 cm. Están divididos en compartimentos, que suman entre 200 y 400, cada uno de los cuales contiene numerosos túbulos seminíferos enrollados. Éstos son las "fábricas de espermatozoides" en las que se producen millones de espermas. Los espacios entre los túbulos seminíferos están rellenos con nidos de células —células intersticiales de Leydig— y es ahí en donde se produce la hormona sexual masculina, la testosterona.

Cada testículo está protegido por una cápsula fibrosa, la *Tunica albuginea*, y está suspendido en el escroto en el extremo del cordón espermático.

47

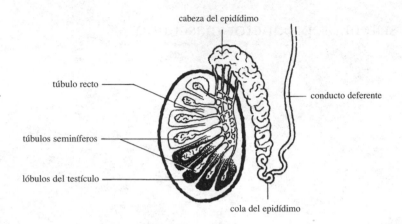

cabeza del epidídimo

túbulo recto

conducto deferente

túbulos seminíferos

lóbulos del testículo

cola del epidídimo

Figura 5. El epidídimo y el testículo.

El *epidídimo*

Ambos extremos de los túbulos seminíferos de cada testículo se abren hacia una red de vasos que drenan hacia el epidídimo. Es un tubo recolector enrollado rígidamente que está unido a la parte superior del testículo por la parte trasera. Un epidídimo desenrollado podría medir alrededor de seis metros de longitud. Los rollos del epidídimo se unen para formar una cabeza (unida al testículo), un cuerpo y una llamada "cola". El esperma que pasa a través del epidídimo está todavía en proceso de maduración y es en este punto donde la mayoría aumenta su movilidad. Cada lado del epidídimo conduce a un conducto deferente.

Los *conductos deferentes*

Cada conducto deferente es un tubo muscular angosto que funciona como una unidad de almacenaje para los espermatozoides maduros. Durante el orgasmo, bombea los espermas desde el epidídimo hacia fuera del pene. Los dos conductos deferentes, colocados uno a cada lado, son los tubos que se cortan durante la vasectomía (véase el capítulo 9).

Cada uno de los conductos deferentes sigue una ruta complicada desde el escroto; sube a través del canal inguinal y la pelvis y pasa sobre un uretero (el tubo que va desde el riñón hasta la vejiga) para caer justo detrás de la vejiga. Aquí, cada conducto deferente se une con la salida de la vesícula seminal para formar un conducto eyaculatorio.

Las vesículas seminales

Cada una de las dos vesículas seminales es un saco oculto y enrollado de aproximadamente cinco centímetros de longitud. Se estira hacia arriba desde la glándula prostática y yace entre la vejiga y el recto.

Las vesículas seminales secretan un líquido espeso, gelatinoso y rico en vitaminas que da al semen su característica grumosa inicial. Estas secreciones son ricas en fructuosa, azúcar que da a los espermas la mayor parte de su energía. Con frecuencia se presenta una pigmentación amarillenta en el semen con la apariencia de unos lunares amarillos. Las vesículas seminales secretan también unas sustancias similares a las hormonas (prostaglandinas), cuyo efecto se refleja en el tracto femenino. Ellas ayudan al cerviz (cuello del útero) a "fruncirse" ligeramente para que los espermatozoides puedan nadar a través de él con mayor facilidad; también provocan contracciones similares a las olas para inducir remolinos y ayudar a impulsar el esperma.

Los conductos eyaculatorios

Hay dos conductos eyaculatorios detrás del cuello de la vejiga. Éstos se forman en el lugar de encuentro, a cada lado, de los conductos deferentes y las vesículas seminales. Los conductos eyaculatorios pasan a través de la glándula prostática en la línea media para dirigir el semen hacia el pene en el interior de la misma glándula.

Las glándulas de Cowper

Las glándulas de Cowper (bulbouretrales) se encuentran debajo de la glándula prostática una a cada lado. Durante las primeras etapas de la actividad sexual, secretan dentro de la uretra un líquido lubricante. Éste puede aparecer en la punta del pene como una brillante gota de moco. Estas glándulas pueden inflamarse debido a ciertas enfermedades de transmisión sexual como la clamidia y la gonorrea.

El cordón espermático

Cada testículo está suspendido en el interior del escroto mediante un cordón espermático. Esta estructura contiene al conducto deferente, además de varias arterias, venas y nervios. Está cubierto por tres capas de tejido (obtenidas durante el descenso de los testículos a través del abdomen durante el desarrollo fetal) y por el músculo cremáster.

Reflejo cremasteriano

El músculo cremáster (literalmente: "suspensorio") es el responsable del reflejo cremasteriano —el movimiento involuntario hacia arriba que realizan los testículos a través del canal inguinal, por ejemplo, cuando hace frío, como acto reflejo de protección ante las emociones (véase el capítulo 17) o al ser tocados.

Los testículos retráctiles en grado sumo son normales en los niños pequeños, pero, por lo regular, el fenómeno desaparece durante la pubertad. Es importante no confundir un testículo retráctil (normal) con un testículo no descendido (anormal). Una vez que un cirujano ha identificado los pequeños testículos en el fondo del canal inguinal, puede separarlos dirigiéndolos con suavidad hacia el escroto empujándolos ligeramente hacia abajo. Los testículos retráctiles son normales y no requieren tratamiento.

Los luchadores de sumo aprenden a retraer los testículos hacia el abdomen para protegerlos durante las competencias.

Descenso testicular y testículos no descendidos

Los testículos se desarrollan al principio en el interior de la cavidad abdominal del embrión masculino, cerca de los riñones. Se unen a una estructura conocida como *gubernaculum*, que se alarga para anclar los testículos cerca de la ingle. Conforme el embrión se desarrolla, los testículos aparentan tener un movimiento hacia abajo a través del abdomen pero, en realidad, se mantienen anclados en el mismo lugar. El gubernaculum no cambia su tamaño mientras que el embrión y la creciente cavidad abdominal crecen hacia arriba y alrededor de él.

Entre las semanas 28 y 35 de gestación, el gubernaculum se alarga a través de un conducto en la base de la cavidad abdominal (canal inguinal), sobre el hueso pélvico y hacia el interior del escroto. El gubernaculum se hace más corto y grueso

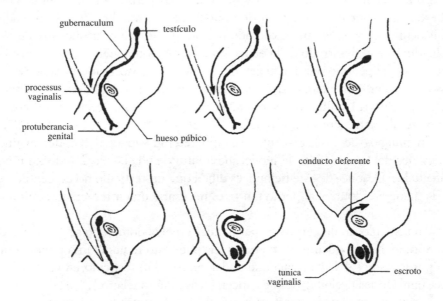

Figura 6. Descenso de los testículos.

y funciona como guía, manteniendo el canal inguinal abierto mientras baja el testículo. Una vez que está en su posición en el escroto, el gubernaculum desaparece.

En un principio se pensaba que la hormona masculina, testosterona, era la responsable directa de la reducción del tamaño y la migración del gubernaculum. Ahora se sabe que la testosterona masculiniza al nervio genitofemoral, que inerva la ingle y el escroto. Esto activa al nervio para secretar una proteína (péptido relativo al gen de la calcitonina) que activa el gubernaculum provocando contracciones rítmicas. Como resultado, cada gubernaculum se acorta y jala consigo a su testículo hacia abajo.

Si el nervio genitofemoral se corta, se lesiona o no secreta la cantidad necesaria del péptido, los testículos no descienden. En 1% de los bebés con un tiempo de desarrollo completo y en 10% de los prematuros, uno de los testículos se encuentra todavía en el abdomen o en el canal inguinal al momento del nacimiento. En cuanto a los bebés que nacen con menos de 2 kg de peso, la incidencia de testículos no descendidos es de 45%.

En una cuarta parte de los casos de falta de descenso testicular los dos testículos están involucrados. A esto se le conoce con el nombre de criptorquidea (gónadas ocultas) y se cree que es causado por una producción insuficiente de testosterona durante el desarrollo de la etapa fetal. Como consecuencia, no se estimula la secreción del péptido relativo al gen de la calcitonina necesario para activar el descenso testicular. Por alguna razón, la incidencia de criptorquidea se ha incrementado en 60% en los últimos treinta años. Esto puede estar relacionado con la exposición fetal a estrógenos ambientales.

En muchos de los casos, un testículo retenido logra descender algunos meses después del nacimiento, de modo que al año de edad, sólo 2% de los niños están afectados. Después de este tiempo, es difícil que un testículo no descendido se corrija de manera espontánea; por lo tanto, es necesaria una intervención quirúrgica.

Un testículo sin descenso que permanece en el abdomen no se desarrolla de manera normal. No producirá espermatozoides, pues esto requiere una temperatura que sea por lo menos 4°C más baja que la del cuerpo. Un testículo en el abdomen aumenta también las posibilidades de cáncer (véase más adelante).

La operación para corregir un testículo no descendido es conocida como "orquidopexia". Se debe llevar a cabo durante los primeros años de vida para dar oportunidad al testículo de tener un desarrollo adecuado. El testículo se libera de su posición en el canal inguinal (en ocasiones se le debe buscar en el abdomen) y se lleva al escroto. El testículo sin descenso está rodeado, por lo regular, por una cubierta de tejido que surge de la membrana que delimita la cavidad abdominal (peritoneo). A este saco se le conoce como saco herniario y debe ser ligado y cortado para prevenir una hernia en el futuro (véase el capítulo 14). Luego se conduce el testículo hacia el escroto y se da un punto de sutura para evitar que regrese a su posición original. En la mayoría de los casos, un testículo no descendido es un poco más pequeño que los normales. Si es anormalmente pequeño y con un pobre desarrollo, es necesario extirparlo. Esto no tiene un efecto importante en la futura fertilidad, siempre y cuando el otro testículo sea normal. Se puede colocar en el escroto una prótesis artificial con forma de huevo para obtener un buen resultado estético.

Es raro pero a veces se piensa que los testículos sin descenso son causados por una deficiencia hormonal. Las inyecciones de gonadotrofina coriónica humana (GCH), una hormona del embarazo secretada por la placenta, puede ayudar en ocasiones a activar el descenso testicular y solucionar el problema sin necesidad de una intervención quirúrgica. Esto sólo se realiza en algunos casos cuando la deficiencia hormonal está demostrada.

Unos investigadores australianos han patentado un tratamiento que utiliza el péptido relativo al gen de la calcitonina para activar el descenso de los testículos retenidos. El péptido puede ser inyectado en el escroto, implantado bajo la piel o absorbido por vía cutánea.

Testículo ectópico

Un testículo ectópico es aquel cuyo descenso ha ido hacia una posición anormal. En lugar de pasar a través del canal inguinal termina:

- en la base del pene;
- en la pared abdominal;
- detrás del escroto;
- en la parte alta de la pierna.

Puesto que un testículo con un mal descenso está fuera de la cavidad abdominal y, por lo tanto, a una temperatura más baja, se desarrolla, por lo regular, con normalidad —pero es vulnerable a las lesiones. Se necesita una operación de exploración para encontrar el testículo, bajarlo y fijarlo en la posición correcta (orquidopexia).

Dolor testicular

El dolor testicular es llamado "orquialgia". Los testículos son estructuras sensibles e incluso lesiones pequeñas pueden producir dolor. Si un golpe directo (por ejemplo, una patada) es fuerte, la pared de los testículos podría desgarrarse y se puede presentar vómito, dolor severo e incluso un desmayo. Tal vez sea necesaria una operación para evacuar la sangre y reparar el daño.

En ocasiones, hay dolor y sensibilidad en los testículos sin haber recibido algún trauma, lo cual requiere una evaluación médica urgente. Deben descartarse una torsión testicular, una infección bacteriana o un cáncer del testículo, ya que éstos requieren un tratamiento inmediato. Otra posibilidad es una orquitis (véase más adelante).

Asimismo, es posible sentir dolor en los testículos por problemas en cualquier otro sitio diferente del área, tales como inflamación de la glándula prostática, espasmos anales, cistitis o cálculos en los riñones.

A menudo, no se encuentra una causa que justifique el dolor testicular y entonces el problema puede deberse a una acumulación de semen o lo contrario: demasiadas eyaculaciones.

Estudios recientes muestran que cortar los nervios que conectan con los testículos puede aliviar el dolor permanente cuando no hay una causa aparente. Hasta este momento, en los casos en los que se ha practicado dicho procedimiento, todos los pacientes se han mantenido sin dolor por lo menos durante tres años.

Inflamación testicular

Un testículo inflamado debe ser examinado lo antes posible. Una inflamación indolora puede ser provocada por hidrocele, un quiste del epidídimo, un espermatocele o un varicocele. Todas estas dolencias se explican más adelante. Un tumor testicular debe también descartarse.

La inflamación dolorosa del escroto puede estar provocada por una torsión testicular, una herida o una hemorragia. Es común que si la hinchazón se presenta acompañada de fiebre es por causa de una infección en los testículos (orquitis) o de éstos y del epidídimo (orquiepididimitis). Sólo en raras ocasiones una hinchazón dolorosa se debe a un tumor, pero no hay que olvidar este importante diagnóstico (véase más adelante).

Orquitis causada por paperas

La inflamación de un testículo se llama orquitis. Comúnmente se debe al virus de las paperas. Esto se presenta en 25-35% de los hombres que contraen paperas después de la pubertad. En ocasiones se presenta sin el crecimiento de las glándulas salivales en la mejilla, pero por lo regular hay un antecedente de contacto con el virus de las paperas. Los síntomas incluyen inflamación y dolor severo en el testículo afectado, así como fiebre. Por lo regular, sólo se afecta uno de los testículos.

Si la orquitis causada por las paperas se presenta antes de la pubertad, se consigue una recuperación total. Si ocurre después, el testículo afectado se retrae y se inhibe la producción de esperma. Esto se debe a los cambios degenerativos que se presentan en los túbulos seminíferos.

Puesto que la orquitis causada por paperas tiende a afectar sólo un testículo, no suele haber problemas futuros con respecto a la fertilidad. La cantidad de esperma puede ser inferior a lo normal y el tiempo necesario para que la pareja del afectado logre concebir puede ser un poco más largo, pero normalmente no hay razón para preocuparse. En un estudio realizado a 72 soldados israelitas que padecían paperas, se obtuvieron resultados alentadores. De todos ellos, diecinueve habían padecido una orquitis causada por paperas. Después de la recuperación, algunos tenían más esperma anormal de lo esperado y éste tendía a ser menos activo. Sin embargo, todas las muestras de semen se consideraron dentro del rango fértil. Un dato interesante es que de los hombres que contraen paperas es estadísticamente más probable que un fumador padezca una orquitis causada por aquella enfermedad que un no fumador.

El tratamiento para la orquitis causada por paperas se basa en analgésicos y compresas de hielo para reducir la hinchazón y el dolor. Los síntomas desaparecen, por lo regular, después de cuatro a siete días.

Orquiepididimitis

Una inflamación aguda de los testículos y del epidídimo es conocida con el nombre de "orquiepididimitis". Los síntomas pueden variar desde una inflamación ligera y sensibilidad, hasta fiebre, dolor severo, hinchazón excesiva y enrojecimiento del escroto que resultan incapacitantes. Por lo regular, el dolor y la hinchazón lucen peores en la parte trasera del testículo. Si no se pueden diferenciar la torsión y la infección testicular, es esencial someterse a una operación exploratoria para dar un diagnóstico.

La orquiepididimit es ocasionada por una infección bacteriana o viral que se extiende desde el tracto urinario o del intestino, o a través de la corriente sanguínea o del conducto deferente. Los organismos que con mayor frecuencia la producen en los hombres menores de cuarenta años son la clamidia y la gonorrea (véase el capítulo 10). En los pacientes de mayor edad es ocasionada, con frecuencia, por la bacteria intestinal *Escherischia coli*. En raras ocasiones, la orquiepididimitis se debe a una infección por tuberculosis (TB).

El tratamiento se basa en antibióticos (de administración oral o intravenosa dependiendo de la severidad), elevación del escroto y reposo. Fomentos de hielo pueden ayudar a reducir la inflamación. Antes del advenimiento de los antibióticos, se realizaba un drenaje quirúrgico en el área pero, hoy en día, sólo es necesario en algunas ocasiones.

Si la infección se ha expandido desde el tracto urinario, se analizan los testículos para ver si hay alguna anormalidad anatómica de importancia (por ejemplo: cicatrización de los riñones, cálculos, etcétera) que puedan haber iniciado el problema.

Después de un ataque de orquiepididimitis pueden pasar varios meses para que los testículos hinchados regresen a su tamaño normal. En algunos casos, el órgano se mantiene agrandado de manera anormal de por vida.

Hidrocele

Durante el desarrollo, la membrana que limita la cavidad abdominal (peritoneo) se abomba hacia el escroto durante el descenso de los testículos. Éste se cierra para dejar un espacio vacío en el interior del escroto (*Tunica vaginalis*). En la edad madura a menudo este espacio se llena de líquido para formar una hinchazón suave e indolora en el escroto. Ésta puede crecer hasta alcanzar el tamaño de una ciruela e incluso de una pelota pequeña. En la mayoría de los casos no hay ninguna causa importante, pero en ocasiones se forma como resultado de una inflamación, una infección, una lesión o —raramente— de un tumor en el testículo del lado afectado.

El médico hace la prueba para detectar el problema sosteniendo una lámpara de pluma cerca de la piel escrotal. Si se debe a un hidrocele, la hinchazón se iluminará (transiluminación).

Los hidroceles pequeños se dejan; los más grandes pueden ser drenados bajo anestesia local utilizando una aguja y una jeringa. Por lo regular, el líquido es pálido, claro y de un color similar a la paja. Por desgracia, la mayoría de los hidroceles tienden a formarse de nuevo. Para prevenirlo, se puede inyectar una sustancia irritante (esclerosante) en el saco vacío después del drenaje para dejar una ligera inflamación. Esto permite que las paredes del saco vacío se junten.

Los hidroceles grandes y recurrentes se tratan con una intervención quirúrgica del saco. Los restos se voltean hacia el exterior para que el líquido secretado por las paredes del saco sean absorbidas por el escroto y no se acumulen.

En los niños, los hidroceles se dejan hasta que cumplan un año de edad, pues en muchos casos el problema puede desaparecer de manera espontánea. Después del primer año, el hidrocele se repara para prevenir una posible hernia en el futuro (véase el capítulo 14).

Varicocele

Un varicocele es, de manera literal, una aglomeración de venas varicosas que rodean al testículo. Es una condición común que afecta a 15% de los hombres, casi de manera exclusiva del lado izquierdo. Esto se debe a que la vena testicular izquierda se vacía de manera vertical hacia la vena renal, lo que significa un largo camino ascendente. Las varicosidades se forman cuando falla el sistema de válvula entre estas dos venas y, como consecuencia, la sangre cae de regreso por efectos de la gravedad. Le vena testicular derecha entra directamente al tronco de la vena principal (vena cava inferior) en un ángulo oblicuo y más abajo. Sus válvulas no soportan el mismo peso de sangre que aquellas de la vena testicular izquierda y, por consiguiente, hay menos probabilidades de que fallen.

Un varicocele se siente como una bolsa llena de gusanos en el escroto. Puede producir un dolor incómodo que se soluciona utilizando un suspensorio, pero con frecuencia no presenta síntomas.

De manera tradicional se pensaba que un varicocele podía ocasionar disminución en la cantidad de esperma al mantener la sangre en el escroto en lugar de drenarla. Cualquier incremento en la temperatura escrotal reduce la formación de esperma que necesita, de manera ideal, una temperatura de 4 a 7°C menor a la del cuerpo. Entonces, se dice que los varicoceles están relacionados con 30 o 40% de los casos de infertilidad masculina. En la actualidad, esta creencia es motivo de controversia, pues hay muchos fisiólogos especializados en el aparato reproductor que afirman que los varicoceles tiene poco efecto en la fertilidad. Sin embargo, los varicoceles se operan si la cuenta de esperma es comprometedora para un hombre que desea tener hijos. Una prueba que se ha practicado a los hombres durante un tiempo más largo de lo normal ha mostrado, al final, un resultado satisfactorio a largo plazo. La tasa de embarazos consecutivos fue 30% mayor en un periodo de 31 meses en las parejas de hombres a los que se les había corregido el varicocele de manera quirúrgica, comparado con 18% en un periodo de dieciocho meses en las relacionadas con hombres que mantenían el varicocele intacto. Esta anomalía también se opera cuando hay dolor pero, en otras circunstancias, puede dejarse intacta.

Se ha desarrollado un nuevo dispositivo llamado "varicobuscador" que sirve, como su nombre lo indica, para buscar varicoceles. Es un dispositivo de plástico con forma de anteojos y sensible al calor que se envuelve alrededor del escroto. Puesto que el varicocele incrementa la temperatura del testículo, éste cambiará el color de uno de los lados del buscador a verde, violeta o azul. Si se obtiene un resultado rojo o café en ambos lados significa que no hay varicoceles. La prueba puede descubrirlos antes de que sean clínicamente obvios; algunos médicos en Holanda lo están utilizando ya para revisar a niños entre trece y quince años de edad. Alrededor de uno de cada cincuenta ha resultado afectado.

Algunos cirujanos belgas han desarrollado una técnica que inyecta en el varicocele, a través de un catéter pequeño, una sustancia similar a un pegamento. El pegamento se endurece al contacto con la sangre para sellar la vena afectada y hacer que se contraiga.

Quiste del epidídimo

Un quiste del epidídimo es una tumefacción indolora que surge del epidídimo, tubo recolector que está enrollado y adjunto a la parte trasera de cada testículo. Los quistes epididimales pequeños, del tamaño de un chícharo, son comunes en los hombres de más de cuarenta años de edad y no requieren tratamiento. En raras ocasiones, llegan a crecer hasta el tamaño de una pelota de golf o incluso más, hasta llegar a ser incómodos o sensibles. Con frecuencia, los quistes epididimales son múltiples y pueden afectar ambos lados. Están llenos de un líquido claro e incoloro y, por lo regular, se les deja en el lugar. Si ocasionan molestias, se pueden eliminar fácilmente de manera quirúrgica, normalmente en un solo día. Aunque son indoloros, cualquier protuberancia que surja del escroto debe ser examinada por un médico para descartar la posibilidad de un tumor testicular.

Espermatocele

Un espermatocele es similar a un quiste epididimal, pero en lugar de contener un líquido claro, está lleno de semen lechoso y esperma. Las dos tumefacciones sólo pueden distinguirse si se extrae el líquido para su análisis. Los espermatoceles son inocuos y, por lo regular, se les deja en su sitio. Si presentaron problemas pueden ser extirpados quirúrgicamente.

Torsión de los testículos

Puesto que cada testículo está suspendido en el escroto por un cordón espermático es posible que alguno de ellos gire sobre sí mismo. La sangre de cada testículo llega desde tres arterias que están en el cordón espermático y, al girar, la irrigación se interrumpe de forma instantánea.

Los síntomas incluyen dolor severo en el escroto (debido a la falta de oxígeno en los tejidos testiculares); en ocasiones, se siente más en el abdomen que en el escroto. Los testículos torcidos se inflaman, se ponen sensibles y el escroto pierde color. Pueden presentarse náuseas con cierta frecuencia.

La torsión de los testículos es muy común en los adolescentes en la época de la pubertad pero se puede presentar a cualquier edad. Es más común si hay alguna anomalía anatómica como cuando los testículos yacen invertidos en el escroto, ya sea boca abajo (poco común) o de adelante para atrás (común). Esto hace que los testículos tengan mayor movilidad.

La torsión testicular es una urgencia quirúrgica. Si el abastecimiento sanguíneo no se normaliza en cuatro horas, los testículos se dañan de forma irreparable y mueren. Si hay alguna sospecha de dicha condición, se realiza una operación exploratoria. Se abre el escroto y, si el diagnóstico es correcto, el testículo puede enderezarse de manera fácil. Si se reanuda el abastecimiento normal de sangre, se fija el testículo en su lugar con unos puntos de sutura para evitar que se vuelva a presentar la torsión y, luego, se cierra el escroto.

Si el flujo de sangre no se reanuda, significa que el abastecimiento se ha coagulado y que el testículo está dañado sin posibilidad de reparación. Como consecuencia, debe ser extirpado (oriquidectomía). El testículo restante se fija en su lugar con un punto para evitar una torsión futura. No debe haber ningún problema con la fertilidad, pues el testículo remanente continúa produciendo suficiente cantidad de esperma.

Cáncer testicular

El cáncer de testículo es el más común de los tumores en hombres jóvenes entre veinte y cuarenta años de edad. Es la tercera causa de muerte entre este grupo edad. Por desgracia el número de casos se está incrementando y la incidencia se ha cuadriplicado en los últimos cincuenta años. En el Reino Unido, más de mil nuevos casos se presentan cada año con un promedio de 150 muertes.

La enfermedad puede tener algún componente hereditario. Las investigaciones muestran que un hombre cuyo hermano tiene cáncer testicular tiene diez veces mayor probabilidad de desarrollar también la enfermedad que un individuo sin parientes afectados. Sin embargo, el riesgo sigue siendo pequeño (uno de entre 450); al tener un hermano afectado, el riesgo se eleva sólo a uno de cada cincuenta. Éstos son buenos puntos si se considera que el riesgo de una mujer, a lo largo de la vida, de desarrollar un cáncer de mama es de uno de cada once.

Un hombre nacido con testículos sin descender es 36 veces más propenso a desarrollar cáncer que uno cuyos testículos están en el escroto. En general, 10% de los casos son hombres que han tenido alguna operación previa para bajar un testíclo.

Si algún tumor se desarrolla en estos varones es cuatro veces más probable que lo haga en un testículo que no logró bajar que en uno que estaba presente en el escroto al momento de nacer. Si el testículo no descendido se deja en el interior del abdomen, los riesgos de desarrollar tumores son aún mayores.

Las investigaciones recientes sugieren que hay relación entre tomar leche y el desarrollo del cáncer testicular. Los cuestionarios realizados a 200 varones mostraron que beber una pinta extra de leche cada día durante la adolescencia estaba relacionado con un riesgo 2.5 veces mayor de contraer la enfermedad. No hay ninguna relación con otros productos de consumo diario, ni siquiera con el queso, lo cual sugiere que las sustancias involucradas son las presentes en la leche y no en el queso. La diferencia promedio en el consumo de leche entre hombres con y sin cáncer testicular fue de sólo una quinta parte de un cuarto de litro, por lo que los resultados no son concluyentes. Sin embargo, los estrógenos ambientales, incluyendo aquellos que se encuentran en la leche de vaca están cada vez más implicados en los defectos de nacimiento de los hombres, en la esterilidad masculina y en el cáncer de testículos y próstata.

Explorando sus testículos

Lo único bueno del cáncer testicular es que 95% de los afectados se alivian por completo si el mal se descubre a tiempo. Por consiguiente, es esencial que todos los hombres examinen sus testículos con regularidad en busca de protuberancias anormales. Esto es mejor en el baño (o en la ducha) pues el escroto está cálido y relajado.

Sostenga con suavidad cada testículo entre el pulgar y las yemas de los dedos de ambas manos. Con lentitud junte los dedos de una mano al tiempo que afloja los de la otra. Alterne este movimiento varias veces para que el testículo se deslice con suavidad entre los dedos. Esto le permite evaluar la forma y la textura del testículo.

No presione muy fuerte y tenga cuidado de no torcer el testículo. Cada uno debe sentirse suave y regular —como un huevo hervido sin el cascarón. Debe sentir el epidídimo adjunto a su parte trasera. Lo que está buscando es alguna protuberancia, hinchazón, irregularidad, dureza anormal, sensibilidad o algún cambio en el cuerpo o en el testículo mismo.

Si descubre algo raro, incluso si piensa que pueda ser un hidrocele o un varicocele, es importante tener un diagnóstico bien definido realizado por el médico lo antes posible. Si descubre sangre en la orina o en el esperma, debe pedir una opinión médica sin demora.

Tipos de tumores

Noventa y seis por ciento de los tumores testiculares son seminomas (uno de cada tres tumores) o teratomas (dos de cada tres). El 4% restante está constituido por cánceres de células embrionarias y coriocarcinoma —ambos muy raros.

Los teratomas tienden a afectar a los hombres entre veinte y treinta años de edad, siendo la edad principal los 27. Los seminomas son más comunes en los hombres entre treinta y cuarenta años de edad, con la mayor incidencia a los 35.

Un seminoma está formado por un solo tipo de célula (espermatocitos, los cuales producen esperma), mientras que el teratoma está constituido por diferentes tipos. Puede contener células similares a las de cartílago, huesos, músculos, grasa o, en ocasiones, incluso dientes o cabello.

Ochenta por ciento de los tumores testiculares presenta primero una inflamación en los testículos. En 30-40% de los casos, los hombres perciben también un dolor agudo y una sensibilidad en los testículos similares a los de una orquiepididimitis. Esto puede dificultar el diagnóstico. Otro 40% de los hombres siente una sensación de dolor sordo y de tirantez en el escroto, sobre todo si los testículos se han hinchado de manera significativa. Otros signos incluyen síntomas generales: cansancio, pérdida del apetito y de peso. En ocasiones, hay dolor abdominal, normalmente cuando los ganglios linfáticos (glándulas) dentro del abdomen están siendo afectados por una diseminación secundaria. La inclusión del sistema linfático puede causar también hinchazón en las piernas debido a la obstrucción del drenaje linfático.

Muchos hombres atribuyen los síntomas a alguna lesión, pero esto se considera sólo como un efecto coincidente —la herida atrae la atención al tumor, no lo causa.

Las protuberancias testiculares se examinan mediante un ultrasonido en el que, por lo regular, pueden distinguirse los tumores malignos de los benignos; en ocasiones se practica una biopsia testicular. El otro testículo necesita también una exploración completa pues en 2% de los casos, los tumores están presentes en los dos.

También se hacen análisis de sangre debido a que cuatro de cada cinco tumores secretan sustancias químicas (alfa-fetoproteina, beta-GCH) que pueden detectarse con facilidad y ayudan a dar precisión al diagnóstico.

61

Se llevan a cabo otro tipo de análisis en busca de la extensión del cáncer. Éstos incluyen pruebas de cambio de color en el sistema linfático (linfagiograma) y rastreos del hígado y de los huesos.

Cuando se diagnostica cáncer testicular, se debe extirpar el testículo lo antes posible a través de una incisión en el escroto. De inmediato se examina el tumor bajo el microscopio para confirmar el diagnóstico.

En la actualidad, se considera que los tumores testiculares son curables. Se ha logrado curar 95% de los casos descubiertos en una etapa temprana y es probable que la tasa se incremente con el advenimiento de nuevos medicamentos y tratamientos. Los tumores descubiertos en etapas tardías tienen un porcentaje de curación entre 80 y 90%, lo cual sigue siendo aceptable.

Por desgracia, los tumores han demostrado en ocasiones ser resistentes a los medicamentos. Siguen siendo fundamentales un examen regular de los testículos y un tratamiento temprano.

Los seminomas son curables la mayoría de las veces mediante la pura extirpación del testículo afectado. Si hay alguna evidencia de su diseminación se indica quimioterapia (cisplatin, etoposida). Por desgracia, la quimioterapia produce, como efectos secundarios, náuseas, vómito y pérdida temporal del cabello. Los nuevos medicamentos para tratar la enfermedad muestran una reducción en la severidad de dichos síntomas. Los seminomas son muy sensibles también a los rayos X, y la radioterapia de los ganglios linfáticos pélvicos es un tratamiento alternativo conveniente, en algunos casos, después de una orquidectomía.

En ocasiones, cuando un tumor se diagnostica como teratoma, se inicia de inmediato la aplicación de quimioterapia. Si no hay evidencias de su diseminación hacia los ganglios linfáticos pélvicos, la cirugía será el tratamiento principal dejando la quimioterapia como una opción secundaria.

Siempre y cuando el otro testículo esté sano, ni la radioterapia ni la quimioterapia causarán infertilidad. La cantidad de esperma se reduce durante uno o dos años pero, por lo regular, esta situación se corrige. Muchos hombres optan por congelar muestras de semen antes del tratamiento y almacenarlas para un uso futuro mediante técnicas de inseminación artificial.

El escroto

El escroto es la holgada bolsa de piel que cuelga detrás del pene. Consiste en una capa externa de piel rugosa y con vello escaso, y un revestimiento interior de tejido muscular. En el interior del escroto hay una membrana delgada que lo divide en dos compartimientos separados cada uno de los cuales contiene un testículo.

La piel escrotal es arrugada y más oscura que el resto de la piel del cuerpo y en ocasiones presenta una tonalidad rojiza. Hay muchos elementos que afectan el área, la mayoría de los cuales se presentan también en los demás lugares del cuerpo masculino en donde hay vello.

Folículos de vellos infectados

Los folículos de vello escrotal pueden infectarse al igual que los de las demás partes de la piel. Por lo regular, la causa es una bacteria cutánea muy común llamada *Staphylococcus aureus*. Se desarrolla una pústula pequeña que, en esta área, puede producir molestias. Si hay alguna duda con respecto al diagnóstico, consulte a su médico. Sólo en algunas ocasiones son necesarias las cremas (o tabletas) antibióticas. Por lo regular, una higiene escrupulosa permite el alivio del problema.

Forúnculos

Ocasionalmente, un folículo de vello infectado se desarrolla hasta formar un forúnculo. La ingle es un lugar común debido al calor, a la humedad y a la cantidad de bacterias de piel que están presentes. Los forúnculos inician como una protuberancia roja y dolorosa. Conforme se hincha, se llena de pus y forma una punta amarilla que con el tiempo se revienta y drena por sí sola. No intente forzar el forúnculo con pellizcos —esto podría diseminar la infección. Consulte a su médico para confirmar el diagnóstico y pregunte si es necesario el uso de antibióticos. Con frecuencia éstos se utilizan para reducir el riesgo de una orquiepididimitis (véase el capítulo 2). En ocasiones, los médicos drenan los forúnculos grandes utilizando una aguja esterilizada para drenar el pus, y es conveniente hacerse un análisis de orina para ver los niveles de azúcar (los forúnculos son comunes en pacientes con diabetes [mellitus]).

Quistes sebáceos

La piel con vello se mantiene suave debido al aceite (sebo) que secretan las glándulas sebáceas. Éstas se abren hacia los folículos pilosos y, en caso de que estén bloqueados, se ensanchan por sus propias secreciones. Con el tiempo, se acumula la cantidad necesaria de sebo para formar un quiste sebáceo —un nódulo firme y suave en la piel.

El quiste contiene una sustancia lechosa de color blanco amarillento y, en ocasiones, hay una abertura visible en la piel. La punta de la acumulación grasosa puede verse de color café oscuro o incluso negro (cabeza negra) debido a la presencia de la melanina, el pigmento de la piel —no es suciedad como suele pensarse.

Todas las protuberancias deben ser revisadas por un médico. Si el quiste sebáceo es pequeño y no produce problemas, puede dejársele sin peligro. Los quistes más grandes pueden causar una fricción y pueden tener una apariencia desagradable, de modo que lo más común es quitarlos bajo anestesia local.

Los quistes sebáceos se infectan con frecuencia —sobre todo en la ingle, región en la que hay abundancia de bacterias. Un quiste infectado es de color rojo, se hincha, es doloroso y, algunas veces, despide pus de olor desagradable. La infección se elimina con antibiótico y luego debe extirparse para prevenir infecciones recurrentes en el futuro.

Si se remueve por completo la pared del quiste, no debe haber recurrencia. Por el contrario, si se deja un pedazo pequeño de la pared, continuará secretando sebo y el quiste se vuelve a formar.

Infecciones por hongos

Las infecciones por hongos de la piel son comunes en las áreas donde hay calor y humedad. Entre éstas se incluye el pliegue de piel que se encuentra entre el saco escrotal y la parte superior del muslo. Por lo general, el primer síntoma es comezón, seguida de un salpullido rojo y seco con los bordes bien definidos. Si el área está sujeta a transpiración abundante (por ejemplo, en las personas con obesidad) la piel puede quebrarse para formar un área con la piel en carne viva e irritada, de la que se desprende un líquido de color amarillento. Esto se endurece para formar costras color café claro. El tratamiento consiste en una higiene escrupulosa, mantener el área seca y lo más ventilada posible, además del uso de polvos o cremas fungicidas.

Cáncer de la piel del escroto

El cáncer de la piel del escroto se presenta, por lo regular, después de los cincuenta años de edad. Fue el primer tipo de cáncer que se relacionó con alguna ocupación al vincularlo con la exposición al hollín de las chimeneas, en 1775. Ahora se sabe que las sustancias químicas presentes en el hollín, el alquitrán y el aceite (hidrocarburos) son cancerígenos, es decir que pueden desencadenar la formación de tumores. La piel del escroto y del pene absorben las sustancias aceitosas que se dejan en las manos cuando hay contacto con los genitales. Los hombres (como los ingenieros) que trabajan con sustancias aceitosas deben ser escrupulosos con el lavado de las manos antes (al igual que después) de ir al baño. También hay riesgo con el aceite que penetra a través de la ropa de los mecánicos, maquinistas, etcétera. Cuando haya la posibilidad, deberán utilizarse uniformes a prueba de aceite.

El cáncer del escroto produce una úlcera o una protuberancia en la piel. En ocasiones es indoloro y sin sensibilidad. Comienza como algo pequeño y redondo, pero crece con forma irregular. Con el tiempo, aparecen unas manchas de pus y, cuando la úlcera está escondida en el pliegue entre el escroto y la pierna, esto podría ser lo primero que se detecte. Algunas veces, las protuberancias en la ingle (glándulas hinchadas) son los primeros signos del problema, aunque la lesión en el escroto habrá estado presente por algún tiempo tiempo antes de que el cáncer se disemine hasta estos ganglios linfáticos. El diagnóstico se hace mediante una biopsia y, dependiendo del tamaño, se trata el tumor con una remoción quirúrgica, radioterapia, crioterapia (frío extremo) o quimioterapia.

Senos escrotales

Las enfermedades que afectan los testículos (por ejemplo, el cáncer) o el epidídimo (por ejemplo, infecciones crónicas) pueden atravesar el escroto y formar un pasaje conocido como "seno". Éste se ve como un agujero rojo que gotea un líquido con manchas de pus o de color amarillento. Cualquier protuberancia, úlcera o drenaje en el área genital deben ser consultados con el médico lo antes posible.

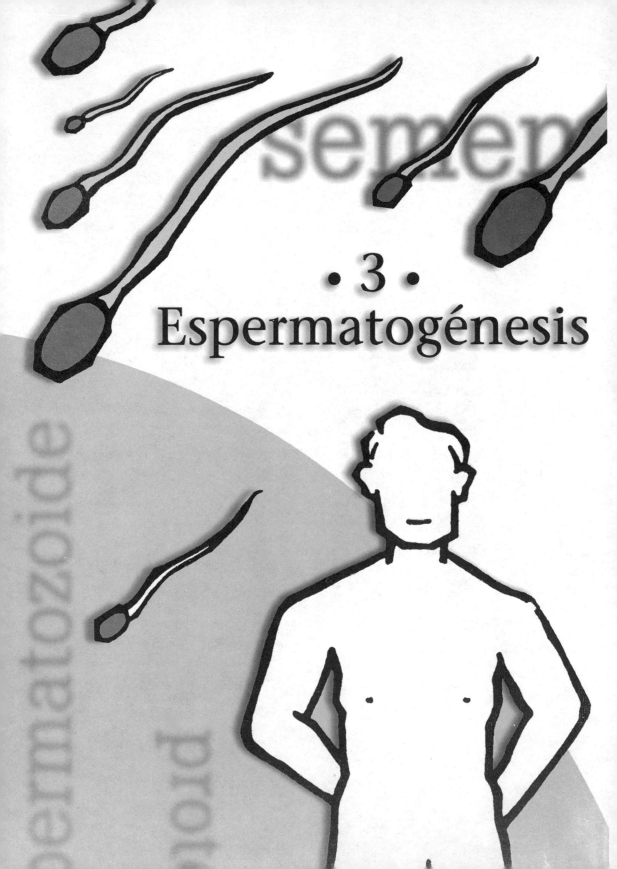

semen

• 3 •
Espermatogénesis

3 Espermatogénesis: La formación del esperma

Cada testículo contiene varios miles de túbulos seminíferos enrollados. Es ahí donde se produce el esperma, mientras que la testosterona se produce entre ellos en unos nidos de células llamados "células intersticiales de Leydig".

Estos túbulos seminíferos están delineados por una pequeñas células llamadas "espermatogonias". A partir de la pubertad, éstas comienzan a dividirse para formar las células que se desarrollarán para formar el esperma. Hay unas células que alternan con las espermatogonias, llamadas "células de Sertoli", que tienen tres funciones importantes:

1. Forman una barrera rígida entre los túbulos seminíferos y los demás tejidos —la barrera sangre-testículo.
2. Secretan fluidos nutrimentos en los túbulos.
3. Funcionan como "unidades de crianza" para el espermatozoide en desarrollo.

La barrera sangre-testículo

Las células de Sertoli están estrechamente interconectadas entre sí con las espermatogonias y con la membrana de base de los túbulos seminíferos para formar la barrera sangre-testículo.

Esta barrera de unión, que más bien funciona como un piso de plástico, evita que las moléculas grandes se filtren de un lado a otro entre el espacio central de los túbulos seminíferos y los tejidos que los rodean, en esto se incluye la corriente sanguínea.

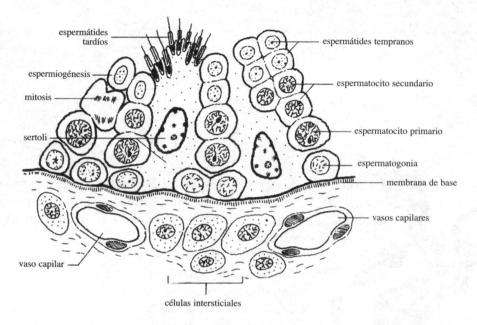

espermátides tardíos
espermátides tempranos
espermiogénesis
espermatocito secundario
mitosis
espermatocito primario
sertoli
espermatogonia
membrana de base
vasos capilares
vaso capilar
células intersticiales

Figura 7. Células de Sertoli se entrelazan para formar la barrera sangre-testículo. Las espermatogonias se dividen para forzar a los espermatocitos a pasar a través de la barrera sangre-testículo.

Durante la pubertad, la presencia de la hormona foliculoestimulante (FSH[*]) y los elevados niveles de testosterona son un motor que pone en acción las células de Sertoli. La testosterona es soluble en grasa y puede esparcirse con facilidad a través de la membrana de la célula de Sertoli. Una vez dentro, se une al receptor androgénico y llega al núcleo de la célula en donde "enciende" ciertos genes.

Las células de Sertoli empiezan a bombear nutrimentos y sales en diferentes direcciones a través de las paredes tubulares. Secretan también una proteína que se liga a los andrógenos en el túbulo que recolecta la testosterona y la mantiene en una concentración local elevada para el desarrollo del esperma.

* Por las siglas en inglés Follicle Stimulating Hormone.

Debido a las acciones de secreción de las células de Sertoli, el fluido que se encuentra en los túbulos es muy diferente del que hay afuera. Es rico en testosterona, en potasio y en aminoácidos, ácido aspártico y ácido glutámico que son necesarios para el desarrollo del esperma.

La barrera sangre-testículo es importante para mantener las diversas concentraciones de las sustancias en el interior de los túbulos. De manera sorprendente, las células de Sertoli pueden bombear el líquido hacia el espacio tubular (lumen) aun en contra de una presión elevada. Si algún bloqueo no permite el paso del fluido desde los túbulos hacia el epidídimo la secreción continúa, de modo que los túbulos se inflan hasta el punto en el que se obstruye el flujo sanguíneo. Esto conduce a un daño en la presión, a una contracción, e incluso a la muerte de las células tubulares.

Quizá la función más importante de la barrera sangre-testículo sea evitar que los fragmentos de espermatozoides que se forman durante el desarrollo entren, de manera accidental, en la circulación y desencadenen la formación de anticuerpos antiespermáticos. Protege también el esperma joven del ataque de infecciones surgidas en la sangre o de moléculas venenosas. Si se rompe la barrera, por ejemplo, por alguna lesión o por la vasectomía, de modo que el esperma y la sangre puedan mezclarse, el sistema inmunológico considera de manera errónea que el espermatozoide es un objeto extraño. Se producen los anticuerpos antiespermáticos y esto conlleva, como es obvio, una disminución en la fertilidad.

Espermatogénesis

La espermatogénesis es un proceso complejo que involucra la proliferación constante de células creadoras (espermatogonias) para formar el conjunto básico, los espermatocitos primarios. Éstos poseen una colección completa de genes idénticos a los que hay en otras células del cuerpo. Luego, los espermatocitos primarios experimentan una división especializada (meiosis) en la que se dividen dos veces para formar una generación de células con medio conjunto de células aleatorias —espermátides. Éstos se desarrollan y maduran para producir el espermatozoide móvil y maduro.

Es interesante que, cuando las espermatogonias se dividen, las células resultantes, conforme maduran, deben pasar a través de la barrera sangre-testículo y viajar hacia el lumen tubular. Esto parecer ocurrir sin que la barrera sufra algún desgarre. Las células de Sertoli adyacentes forman nuevas uniones estrechas debajo de los espermatocitos y espermátides en movimiento mientras, al mismo tiempo, se liberan las conexiones de arriba.

Meiosis

Cada célula normal del cuerpo contiene un conjunto de genes ordenados en 46 cromosomas en el interior del núcleo. Estos cromosomas están acomodados en 23 pares.

El proceso especializado que divide un espermatocito, con una colección completa de genes (46 cromosomas), en espermátides, con sólo la mitad de los genes (23 cromosomas), consta de dos etapas y se llama meiosis.

Durante la primera etapa, los cromosomas que están en el interior del núcleo del espermatocito se duplican (92 cromosomas) y luego se ordenan en pares (figura 8). Los cromosomas intercambian bloques aleatorios de genes en cada par. Ésta es la forma en que la naturaleza combina los genes e introduce las variaciones en la descendencia. Después de intercambiar el material genético, los cromosomas en par se separan y los espermatocitos se dividen otra vez. Cada espermatocito primario ha producido, entonces, dos espermatocitos secundarios que contienen una mezcla de genes diferente, acomodados en un orden diferente en sus 46 cromosomas (23 pares).

La segunda etapa de la meiosis empieza aquí. Los 23 pares de cromosomas en cada núcleo se dividen, la membrana nuclear se desintegra y uno de los cromosomas de cada par migra hacia el extremo opuesto de la célula. Los espermatocitos se dividen otra vez —pero en esta ocasión, cada célula nueva sólo toma un cromosoma de cada par. Como resultado, cada nueva célula, espermátide, sólo contiene medio juego de cromosomas, es decir, 23, mientras que el resto de las células del cuerpo contienen 46.

Como resultado de la meiosis, cada espermatocito primario original se ha dividido en cuatro espermátides de los que cada uno contiene sólo la mitad del material genético que había en el espermatocito primario original. Es aún más importante que cada espermátide contiene un juego único de genes —una selección aleatoria de la mitad de lo contenido por su célula de origen. Algunos espermátides pueden tener una selección de genes similar a la de otros espermátides (que produce similitudes entre futuros hermanos y hermanas), pero las probabilidades de que dos sean idénticos es totalmente nula.

Mecanismo de meiosis

En la meiosis, una célula en un testículo o en un ovario que contiene 46 cromosomas se divide para formar cuatro células germinales (esperma u óvulos), cada una con 23 cromosomas. Las células germinales tienen sólo la mitad del contenido usual de cromosomas debido a que un niño sólo puede recibir la mitad de los genes de cada padre.

1. Los 46 cromosomas de la célula original forman 23 pares (en esta secuencia se muestran sólo cuatro pares). Durante la meiosis hay un intercambio de material entre los miembros de cada par, de modo que cada una de las células germinales formadas recibe una combinación única de los genes paternos.

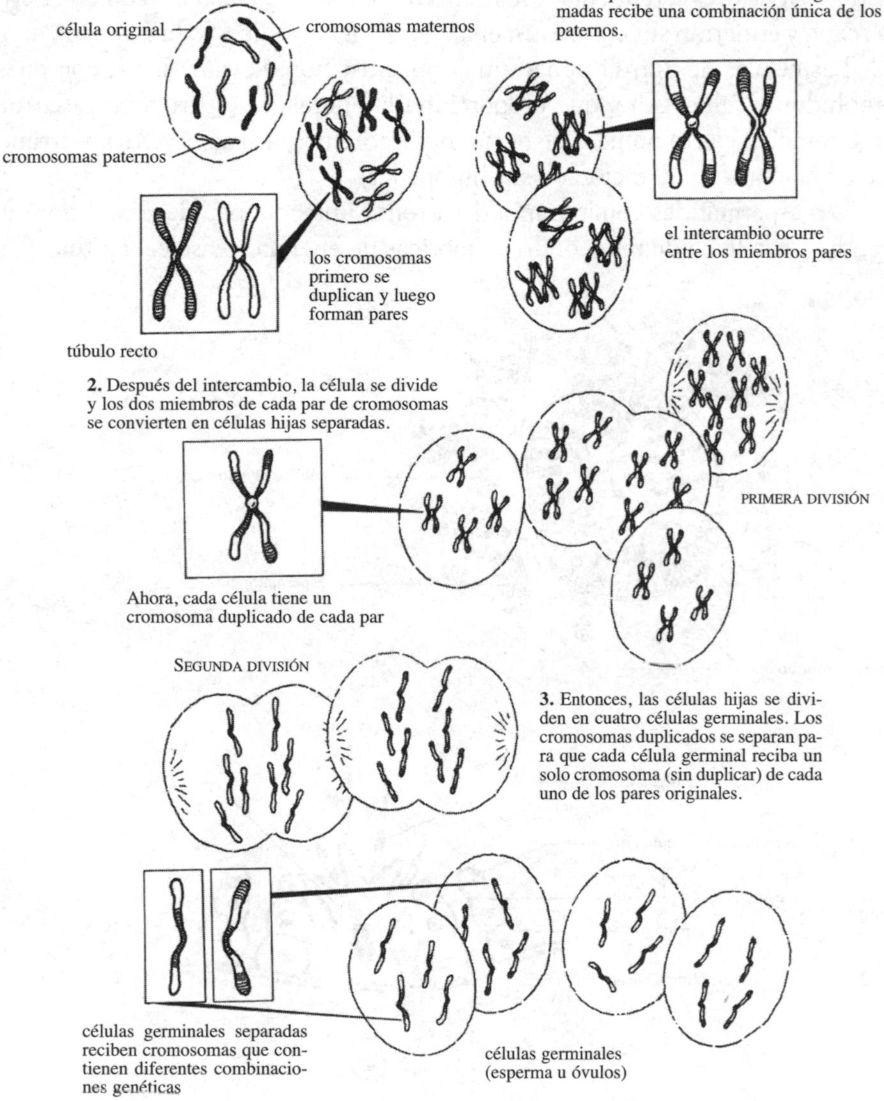

célula original

cromosomas maternos

cromosomas paternos

los cromosomas primero se duplican y luego forman pares

túbulo recto

el intercambio ocurre entre los miembros pares

2. Después del intercambio, la célula se divide y los dos miembros de cada par de cromosomas se convierten en células hijas separadas.

PRIMERA DIVISIÓN

Ahora, cada célula tiene un cromosoma duplicado de cada par

SEGUNDA DIVISIÓN

3. Entonces, las células hijas se dividen en cuatro células germinales. Los cromosomas duplicados se separan para que cada célula germinal reciba un solo cromosoma (sin duplicar) de cada uno de los pares originales.

células germinales separadas reciben cromosomas que contienen diferentes combinaciones genéticas

células germinales (esperma u óvulos)

Figura 8. Meiosis.

Espermátides

Los espermátides no se asemejan en nada a los espermatozoides que producirán en los siguientes setenta días. Se mueven con rapidez hacia la célula de Sertoli más cercana y entierran sus cabezas en ella, como los avestruces lo hacen en la arena.

Las células de Sertoli tienen una concentración elevada de un compuesto de carbohidratos, glucógeno, que proporciona la energía al esperma en desarrollo. Secretan también cierto número de hormonas, proteínas, azúcares y otros nutrimentos que ayudan a la maduración de sus huéspedes.

Los espermátides comienzan a desarrollar una cola para la propulsión, una pieza endurecida llena de mitocondrias (fábricas de energía, véase el capítulo 17), y

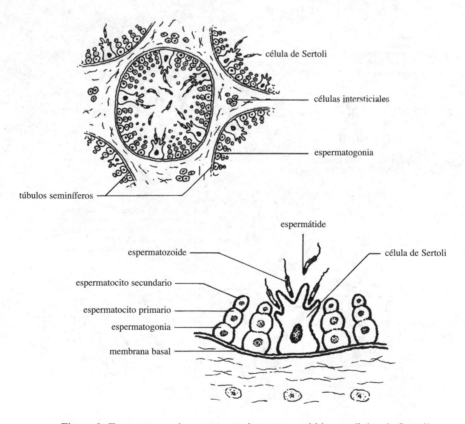

Figura 9. Espermatogonia, espermatocitos, espermátides y células de Sertoli.

un saco de enzimas en la parte frontal (acrosoma). Estas enzimas son necesarias para abrirse paso a través de la capa del óvulo durante la fertilización. Conforme se alarga la cola de cada espermátide, se proyecta hacia la parte central del túbulo, ondeando en los remolinos cual si fuesen cabellos pequeños.

A medida que maduran los espermátides son empujados con lentitud hacia la superficie de la célula de Sertoli. Una vez que sus colas están lo suficientemente desarrolladas, son impulsados hacia el lumen del túbulo seminífero, aunque aún no sean completamente móviles.

El volumen de secreción de fluido que producen las células de Sertoli en los túbulos es tan grande que se forma una corriente. Ésta arrastra los espermatozoides no adheridos a través de los túbulos hacia el epidídimo. Ahí se reabsorbe una parte del fluido para que la concentración de espermatozoides se incremente de cincuenta millones por ml, al entrar al epidídimo, a cinco mil millones por ml, al momento de dejarlo.

Al pasar a través del epidídimo, se agregan proteínas a la membrana exterior del espermatozoide, que termina de madurar y cambia de manera drástica su conducta. Al entrar al epidídimo, los espermatozoides no son capaces más que de la ondulación irregular y si se les recolecta, no son capaces de fertilizar un óvulo. Sin embargo, después de recorrer los seis metros (18 pies) del epidídimo, los espermatozoides tienen una movilidad total y son capaces tanto de adherirse a un óvulo, como de penetrar su capa exterior. Del epidídimo, los espermatozoides se dirigen a la parte superior del conducto deferente en donde se almacenan para terminar con su desarrollo. Juntos, de manera compacta, se mueven por las contracciones musculares de las paredes del conducto deferente.

En total, la producción de un espermatozoide desde el principio hasta el fin tarda alrededor de cien días:

- setenta y cuatro días desde la división de las espermatogonias hasta la producción de un espermatozoide semimóvil;
- veinte días para que el espermatozoide atraviese los seis metros de longitud del tortuoso epidídimo mientras obtiene motilidad;
- por lo menos seis días de almacenaje en el conducto deferente antes de la eyaculación.

Espermatozoides

Los espermatozoides son uno de los tipos de células más especializados del cuerpo. Normalmente hay entre 66 y 100 millones de espermatozoides por ml de

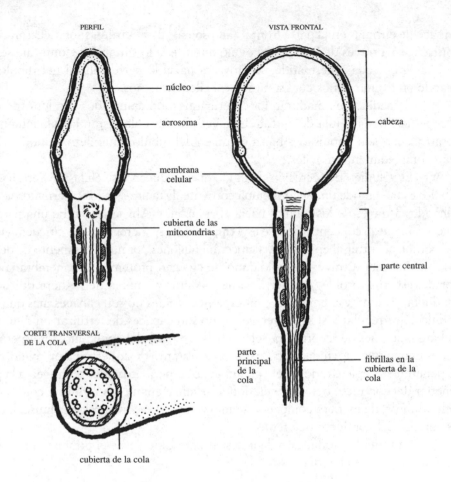

Figura 10. Un espermatozoide.

semen, con un promedio de trescientos millones de espermatozoides por eyaculación. Estas cantidades pueden incrementarse hasta mil millones de espermatozoides por cada eyaculación.

Cada espermatozoide mide 0.05 mm (1/500 pulgadas) de longitud y sus partes son llamadas "cabeza", "cuello" y "cola".

La cabeza del espermatozoide

Tiene la forma de una gota de agua aplanada. En la "trompa" contiene un saco de enzimas llamado "acrosoma". Estas enzimas son esenciales para la fertilización y ayudan al esperma a disolver la cubierta del óvulo para permitir la penetración.

Detrás del acrosoma está el núcleo de la célula que contiene un medio juego distribuido de forma aleatoria del material genético del hombre (ADN) y agrupado estrechamente en 23 cromosomas.

Cada espermatozoide posee una combinación única de información genética que, aunque puede ser similar a la de otro espermatozoide del mismo hombre, nunca será exactamente igual.

El cuello

Área fibrosa en donde la parte media de la cola del espermatozoide se une con la cabeza. El cuello es flexible y permite que la cabeza se sacuda de un lado a otro como parte del movimiento de nado.

La cola

La cola del espermatozoide está formada por veinte filamentos largos —un par central rodeado por dos anillos que contienen nueve fibrillas cada uno. En la parte frontal de la cola hay otro anillo de densas fibras exteriores y una vaina protectora de la cola. La cola se divide en tres secciones: la parte central, la parte principal y la parte final. La parte media es la parte más gruesa de la cola. Su grosor se debe a una capa en espiral adicional que envuelve la cola llena de mitocondrias —unidades de energía— que proporcionan la energía para la motilidad del espermatozoide. Utiliza los dos azúcares, glucosa y fructuosa, como combustible para la producción de energía.

La parte principal consiste en veinte filamentos, además de las densas fibras exteriores y de la vaina de la cola. En la parte final, las densas fibras y la vaina se adelgazan hasta que sólo una delgada membrana celular encierra la parte final de la cola. Este adelgazamiento gradual es lo que produce el movimiento ondulante característico de los espermatozoides.

Información acerca del esperma

- cada espermatogonia que delínea los túbulos se divide con tanta rapidez que cada testículo puede producir entre 300 y 600 espermatozoides por gramo de testículo por segundo;
- los espermas se producen, en promedio, a razón de 1,500 por segundo por testículo;
- los espermatozoides tardan 74 días en formarse y otros 26 en madurar y pasar a través del epidídimo y del conducto deferente;
- los espermatozoides nadan a 3 mm por hora;
- un espermatozoide agita la cola 800 veces para nadar un cm;
- los espermatozoides deben viajar a través 30-40 cm de la "cañería" masculina y femenina para llegar a la trompa de Falopio —esto es equivalente a nadar más de cien mil veces su propia longitud;
- los espermatozoides llegan a las trompas de Falopio entre treinta y sesenta minutos después de la eyaculación en el interior del tracto femenino, con la ayuda de los remolinos;
- por lo regular los espermatozoides sobreviven un máximo de seis horas en la vagina debido a que las secreciones vaginales ácidas son hostiles; sin embargo, una vez que se encuentran en la mucosa alcalina del cuello del útero, pueden sobrevivir durante varios días;
- el tiempo promedio de supervivencia de un espermatozoide en el tracto reproductor femenino es de tres y cuatro días. Se han encontrado espermatozoides vivos hasta después de siete días de la eyaculación, pero aún no se sabe si son capaces o no de la fertilización.

Los mecanismos de la reproducción sexual

Eyaculación

Durante el coito, la fricción entre el glande del pene y las paredes vaginales estimula las terminaciones nerviosas del suave músculo que delínea el tracto reproductor masculino. Cuando la estimulación alcanza un umbral determinado, acciona la eyaculación. (Dicho umbral difiere en cada hombre como resultado de la herencia, la cultura, los tabúes, el entrenamiento, etcétera.)

La eyaculación es un reflejo nervioso controlado por la médula espinal. Esto ocurre en dos partes:

1. Emisión —en la que el semen se mueve a través de los conductos eyaculatorios (al recorrer la glándula prostática) hacia el tubo central del pene, la uretra.
2. La eyaculación —en la que se expulsa el semen fuera de la uretra mediante la contracción de los músculos pélvicos.

La contracción de los músculos del epidídimo y del conducto deferente impulsan el semen hacia el pene. Cada uno de los conductos deferentes tiene el grosor de un lápiz; sin embargo, el canal central que corre en su interior tiene sólo entre 0.25 y 0.33 mm de diámetro —el ancho de un cabello grueso. El resto del grosor del conducto está compuesto de músculo que es necesario, durante la eyaculación, para extraer el esperma desde los testículos con tanta velocidad.

Los espermatozoides siguen una ruta complicada desde los testículos, resultante del descenso de los testículos a través del abdomen durante el desarrollo fetal (véase el capítulo 2). Pasan a través de los dos conductos deferentes que están sobre y detrás de la vejiga y hacia los conductos eyaculatorios. Desde ahí se dirigen hacia la uretra en donde se unen con las secreciones de las vesículas seminales y de la glándula prostática.

Los músculos que rodean la base del pene, los bulboesponjosos (llamados también "bulbocavernosos") y los músculos isquiocavernosos se contraen y ayudan a la propulsión del semen a través del pene. Al mismo tiempo, el esfínter (válvula) interno cierra el cuello de la vejiga para que el esperma se dirija hacia la punta del pene y no hacia la vejiga. La eyaculación retrógrada (cuando el esperma se dirige hacia la vejiga de modo que no sale nada del pene al momento de la eyaculación) es

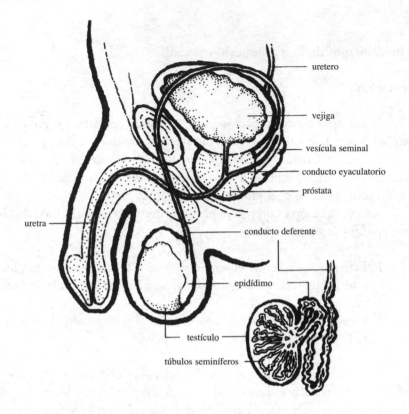

Figura 11. El aparato reproductor masculino.
La ruta que sigue el esperma durante la eyaculación.

común después de operaciones prostáticas en las que, con frecuencia, se destruye uno de los esfínteres de la vejiga.

Orgasmo

La primera etapa del orgasmo, la fase de excitación, se presenta cuando los estímulos de diversos orígenes (psicológicos, táctiles, visuales, olfativos, etcétera) despiertan el interés sexual e inician la erección (para más detalles acerca de la erección véase el capítulo 1).

Durante la relación sexual, las glándulas adrenales liberan cantidades mayores de la hormona adrenalina y de noradrenalina (neurotransmisor). Esto incrementa el ritmo cardiaco y la cantidad de sangre bombeada por el corazón con cada contracción. Se pueden sentir las palpitaciones y se eleva la presión sanguínea. La respiración se acelera y es común que la cara y el pecho se sonrojen y transpiren. Los pezones se erectan y la piel escrotal se endurece y se contrae. Como reflejo, los testículos se elevan hacia la base del pene y pueden incrementar su volumen hasta en 50% debido a la congestión sanguínea. Se incrementa la rigidez del pene en el pliegue de la corona del glande para mejorar la fricción y por la punta del pene salen gotas de líquido lubricante de las glándulas de Cowper. Todos estos cambios se presentan durante la fase plana del orgasmo que puede durar desde algunos segundos hasta varios minutos, incluso hasta una hora si la relación sexual se prolonga deliberadamente. Si el nivel de estimulación no es adecuado, no hay orgasmo y mengua la excitación sexual. Si es adecuada, los efectos físicos de la fase plana se intensifican y culminan en un orgasmo.

La fase orgásmica consiste en una sensación intensamente placentera descrita de varias maneras como una emanación en el cerebro, en el pene, en los testículos o en todas partes. En el varón va acompañada de varias contracciones musculares principales (por lo regular entre tres y ocho) seguidas por varias más pequeñas. Los impulsos nerviosos se distribuyen a través de los nervios pudendos y producen una contracciones rítmicas, similares al movimiento de las olas, en los músculos del piso pélvico y, en ocasiones, también en los del muslo. Las contracciones musculares a lo largo del tracto reproductor impulsan al esperma desde los testículos y hacia fuera a través del pene. Los orgasmos masculinos duran, normalmente, entre tres y diez segundos y en raras ocasiones más de quince segundos.

Durante el orgasmo, se liberan algunas sustancias químicas en el cerebro: hormona prolactina, feniletilamina (presente también en el chocolate) y endorfinas. Las últimas dos producen adicción por lo que la abstinencia puede derivarse en ansiedad y en depresiones ligeras.

Durante el orgasmo se elevan al máximo la velocidad del corazón y la presión sanguínea y es común la hiperventilación. El esfínter rectal puede contraerse y, mientras las sensaciones placenteras recorren el cuerpo, se producen vocalizaciones involuntarias.

Después del orgasmo llega un periodo de resolución en el que el ritmo cardiaco, la presión sanguínea y el flujo de sangre en los genitales regresan de forma gradual a su estado normal. Entran en acción los nervios que desencadenan la relajación y que se encuentran a lo largo del aparato reproductor y se cierran las arterias que llevan la sangre al pene. También se contraen las fibras musculares que limitan los espacios cavernosos en el cuerpo esponjoso y en los cuerpos cavernosos, reduciendo así el volumen de sangre del que es capaz de retener el tejido esponjoso. Esto libera la sangre en las venas exteriores y se maximiza el drenaje de modo que pronto se llega a un estado de flacidez. La fase de resolución se desarrolla con rapidez en pocos minutos, siempre y cuando se haya presentado un orgasmo. Si la fase plana no termina en un orgasmo, la resolución puede tomar varias horas. Esto resulta en una congestión pélvica y en una sensación pesada y molesta en la cintura y los testículos que puede ser incómoda.

Después de un orgasmo masculino exitoso, se observa un periodo refractario absoluto en el que es imposible un nuevo orgasmo. Esto se relaciona, probablemente, con los altos niveles de adrenalina que fluyen en el cuerpo. Se pueden accionar también los centros inhibitorios del cerebro. En lo jóvenes, el periodo refractorio es corto, con frecuencia dura sólo algunos minutos, pero en la mayoría de los hombres en la etapa adulta dura, por lo menos, veinte minutos y, en ocasiones, incluso más. Es interesante resaltar que una nueva pareja sexual puede provocar el interés sexual suficiente para acortar el periodo refractorio habitual.

Al parecer, en las mujeres no hay periodo refractorio, de modo que son posibles múltiples orgasmos. Se ha dicho de orgasmos femeninos con duración hasta de un minuto.

Si durante un tiempo prolongado no se presenta una eyaculación, el esperma comienza a acumularse en el interior del conducto deferente. Algunos espermatozoides se rompen y son reabsorbidos, mientras que otros se escurren por el extremo del conducto, se dirigen a la uretra y son eliminados de manera imperceptible en la orina. Con el tiempo, la naturaleza toma el control de la situación y el esperma que se ha acumulado por algún tiempo se elimina mediante emisiones nocturnas (sueños húmedos).

Semen

El semen está compuesto por una solución de espermatozoides en el líquido seminal. Por lo regular, la eyaculación se hace en un orden determinado. Las primeras gotas suelen provenir de las glándulas lubricantes de Cowper. La siguiente porción consiste en secreciones prostáticas que están libres de esperma y que contienen sustancias que le dan al semen su olor característico. A continuación llegan las secreciones ricas en espermatozoides desde los dos epidídimos que producen la parte media de la eyaculación. Al final, la última porción consiste en las secreciones viscosas y densas de las vesículas seminales.

Sin embargo, el orden de la eyaculación no es invariable; algunos espasmos reflejos en diferentes partes del aparato masculino pueden provocar que el semen se eyacule "fuera de orden". En apariencia, esto no causa ningún problema, ya que las porciones eyaculatorias se mezclan con rapidez una vez que están dentro del tracto femenino.

Por regla general, el volumen de cada eyaculación es, en promedio, entre 2.75 y 9.4 ml, después de una abstinencia de tres días. El volumen varía de manera considerable, tanto entre diferentes individuos como en una misma persona. Después de una abstinencia eyaculatoria prolongada el volumen de eyaculación puede incrementarse hasta llegar a 13 ml. Los estudios muestran que entre 13 y 33% del volumen seminal es derivado de las secreciones prostáticas, entre 46 y 80% de las vesículas seminales y alrededor de 10% de los epidídimos. El volumen entre las secreciones prostáticas y seminales se mantiene constante en cada individuo sin importar la frecuencia de su actividad sexual.

El semen fresco es un fluido de color blanco amarillento, turbio, lechoso y espeso, con cierta opalescencia. Está impregnado de unas fibras pegajosas como cristales y contiene unos gránulos similares al sagú o a la tapioca. Los pigmentos amarillos (flavinos) que se derivan de las vesículas seminales se ven, con frecuencia, como unas líneas de color.

Al principio, el semen es espeso y pegajoso. Se forman grumos casi de inmediato debido a la reacción entre una enzima de las secreciones prostáticas (proteinasa, o enzima de coagulación) al accionar en una proteína pegajosa que se encuentra en las secreciones de la vesícula seminal. Entonces el semen forma un grumo espeso y gelatinoso. Se piensa que esto es un remanente de la evolución. En muchos animales inferiores promiscuos el semen se coagula para formar un tapón cervical que bloquea de manera efectiva el cuello del útero y evita que el semen de otro macho entre en la hembra.

En los humanos, hay otras enzimas prostáticas que de inmediato empiezan a descomponer las proteínas del coágulo seminal en sus constituyentes de aminoácidos. Entre cinco y veinte minutos después de la eyaculación, el semen se vuelve líquido una vez más.

Se han aislado del semen más de 32 sustancias químicas diferentes incluyendo 24 aminoácidos, glucosa, fructuosa, ácido cítrico, vitamina C, vitamina B12, sulfuro, zinc, potasio, magnesio, calcio, cobre y varias hormonas. Después de la eyaculación, las hormonas masculinas son controladas por las enzimas de modo que la mujer no está expuesta a cantidades excesivas.

El semen es rico en unas sustancias químicas similares a las hormonas conocidas como "prostaglandinas". El nombre se deriva de la glándula prostática por ser el lugar en el que se identificaron por primera vez, pero ahora se sabe que son producidas por la mayoría de los tejidos del cuerpo. Las que están presentes en el semen las secretan de forma principal las vesículas seminales.

Las prostaglandinas realizan múltiples acciones y son importantes para controlar la inflamación en el cuerpo. Se piensa que las que están presentes en el semen sirven para abrir y contraer el cuello del útero para que el esperma pueda nadar a través de él con mayor facilidad. También es posible que hagan que el orgasmo sea más intenso al activar contracciones musculares fuertes que ayudan a absorber el esperma en el tracto reproductor femenino.

El esperma y el aparato reproductor femenino

El esperma no puede sobrevivir mucho tiempo en la hostil y ácida vagina —por lo regular, menos de seis horas. Para hacerlo, los espermatozoides necesitan nadar hacia el moco cervical alcalino que los protege para sobrevivir. Sólo 1% lo logra, el restante 99% del semen lo expulsa la vagina mediante un goteo.

De manera excepcional, el moco cervical recibe bien al esperma en la mitad del ciclo menstrual de la mujer, durante la fase fértil. Entonces las moléculas se alínean de forma paralela para que el espermatozoide pueda nadar con facilidad y formar una reserva con el moco, brillante y semilíquida.

Durante los primeros días después del coito, hay una corriente constante de espermatozoides que nadan desde la mucosa cervical hacia las trompas de Falopio y hacia un posible óvulo en descenso. Durante los estudios de fertilización in vitro, se ha encontrado esperma en las trompas de Falopio entre treinta y sesenta minutos después de la eyaculación. Algunos espermatozoides se encuentran pocos minutos después, pero con frecuencia están muertos, probablemente exhaustos.

Durante la segunda mitad del ciclo menstrual, y cuando la mujer utiliza algún método anticonceptivo hormonal, la mucosa cervical no acepta al espermatozoides. Las moléculas que están ahí se enredan y la mucosa es espesa, pegajosa y escasa. Los espermatozoides quedan atrapados y es muy difícil que puedan nadar o formar alguna reserva.

Capacitación del espermatozoide

Para el momento en el que se eyaculan los espermatozoides, la mayoría es completamente móvil. Sin embargo, los espermatozoides maduros que se recuperan durante la eyaculación son, al parecer, incapaces de fertilizar un óvulo, y si logran hacerlo tardan muchas horas. Por el contrario, los espermatozoides tomados del útero o de las trompas de Falopio están, al parecer, dispuestos a realizar una fertilización en el momento en que perciben un óvulo.

Mientras más tiempo permanece el esperma en el tracto femenino, más pegajoso se vuelve, de modo que es más probable que se pegue en la parte exterior del óvulo. Este proceso de maduración se conoce con el nombre de capacitación y es posible que se deba a las secreciones femeninas. Los espermatozoides pueden capacitarse también mediante una incubación con fluidos de tejido —una técnica que incrementa las posibilidades de una inseminación artificial exitosa. Durante la capacitación, se eliminan las proteínas y el zinc que cubren el espermatozoide incrementando así el poder fertilizador.

Fertilización

Una vez que el espermatozoide percibe un óvulo, se activa. Hay tres situaciones que se presentan durante la activación. Primero, el saco de enzimas que está en la cabeza del espermatozoide (acrosoma) se hincha y se abre para exponer las enzimas que tiene en el interior. Esto se conoce como la reacción acrosomática. Dichas enzimas de la cabeza absorben la capa del óvulo y permiten que el espermatozoide taladre un agujero hacia el interior.

Como segunda etapa, los movimientos de la cola del espermatozoide cambian de ser un movimiento ondulatorio, regular, similar al de las olas, a ser un latigazo vigoroso que impulsa al espermatozoide hacia delante con sacudidas desiguales. Al parecer, esto ayuda a la penetración de la capa externa del óvulo.

Como tercer elemento, se presentan unos cambios en la membrana que rodea la cabeza del espermatozoide. Dichos cambios le permiten adherirse a la membrana del óvulo y fusionarse una vez que ha disuelto la concha externa para hacer un camino.

El proceso de la activación del espermatozoide debe presentarse cerca del óvulo, ya que la activación reduce de manera considerable su tiempo de vida. Ahora se piensa que el óvulo libera unas sustancias químicas que atraen al espermatozoide.

Hay otras sustancias químicas del óvulo que desencadenan la activación del espermatozoide. Por consiguiente, el encuentro entre el espermatozoide y el óvulo no depende tanto de la suerte como se pensaba con anterioridad.

Inmediatamente después de que la cabeza de un espermatozoide ha penetrado con éxito la célula del óvulo, se presenta una diminuta carga eléctrica en la membrana del óvulo produciendo una reacción en cadena. Esto endurece de forma instantánea la membrana ovular para evitar que otro espermatozoide se adhiera o penetre.

En total, el tiempo que necesita un espermatozoide para adherirse a la capa externa del óvulo, penetrar e iniciar la reacción en cadena de la membrana interna es alrededor de diez y veinte minutos. Una vez que el espermatozoide ha fertilizado el óvulo, pierde su cola dejándola fuera de la concha. El núcleo del espermatozoide sale de la cabeza y se dirige al óvulo y con el tiempo se fusiona con su núcleo. Ahora hay un nuevo individuo en el largo camino hacia la implantación y el desarrollo. Sin embargo, no es sino hasta que el óvulo fertilizado se ha implantado con éxito en el revestimiento de la matriz y comenzado a crear una placenta, cuando se puede decir que ha iniciado el embarazo.

El esperma y el género de la descendencia

Cuando la cantidad de cromosomas de cada espermatocito primario se separa durante la meiosis (véase el capítulo 3), de modo que los espermátides sólo reciben la mitad de la cantidad habitual de cromosomas (23 en lugar de 46), uno de los pares de cromosomas que se separa es diferente. Este par, conocido como "el par del sexo", consiste en un cromosoma gordo X (femenino) y uno más pequeño Y (masculino). Como resultado de su división, la mitad de los espermatozoides del hombre tendrán un cromosoma de sexo Y (pero no X) y la otra mitad contendrán uno Y (pero no uno Y).

En las mujeres, el par del sexo es igual y consiste en dos cromosomas X. Por consiguiente, durante la meiosis en la mujer, todos los óvulos terminan con un cromosoma de tipo X.

El cromosoma Y proporciona toda la información genética necesaria para el desarrollo de las características sexuales masculinas. Sin cromosomas Y, el feto se desarrollará como mujer. Por lo tanto, si un espermatozoide con cromosoma X fertiliza un óvulo, la descendencia resultante tendrá un par de sexo XX y se desarrollará en mujer. Si el óvulo se fertiliza con un espermatozoide con cromosoma Y, la descendencia tendrá un par de sexo XY y resultará en un hombre.

Siempre es el espermatozoide el que determina el sexo de la descendencia y no el óvulo.

El espermatozoide con el cromosoma X es ligeramente más pesado y nada con mayor lentitud que el que contiene cromosoma Y. Puesto que el cromosoma Y es más ligero en comparación, el espermatozoide puede nadar más rápido. Esta diferencia entre los espermatozoides con cromosoma X y con cromosoma Y, aunque pequeña, es de suma importancia para el hecho de que por cada cien mujeres nacen 105 hombres.

Los métodos científicos diseñados para separar el espermatozoide en fracciones de X y de Y se basan en la diferencia en peso y velocidad. El espermatozoide puede filtrase mediante un tubo de ensayo con una solución viscosa de proteína albúmina humana. El espermatozoide masculino, más ligero y pequeño, tiende a hundirse hacia el fondo del tubo con mayor rapidez que el femenino, que es más pesado y grande. Entonces las porciones de esperma ricas en espermatozoides X o Y pueden separarse y utilizarse en la inseminación artificial para reducir, por ejemplo, el riesgo de desórdenes relacionados con el sexo en la descendencia. La ética de utilizar dichas porciones para determinar el sexo de un niño con fines estéticos o de balance familiar permanece en duda.

Algunos métodos más recientes de separación de esperma implican una marca con tinta fluorescente. Este proceso se conoce con el nombre de HFIS (hibridación fluorescente in situ). Luego se agita el semen para convertirlo en gotas cada una con un solo espermatozoide. Las gotas con el espermatozoide femenino brillan más que aquellas con espermatozoide masculino. Luego se carga cada gota eléctricamente, positivo con el masculino, negativo con el femenino, y se separan utilizando plantillas cargadas eléctricamente. Este método de enriquecimiento espermático puede producir muestras que contengan 85% de espermatozoides femeninos X y 75% de espermatozoides masculinos Y, esto en comparación con la combinación habitual de 50-50.

En la actualidad, esta técnica sólo está permitida para usos médicos —por ejemplo, reducir el riesgo de tener un hijo con desórdenes hereditarios relacionados con el sexo tales como la distrofia muscular que sólo afecta a niños— y no por razones cosméticas (sociales).

Un punto interesante es que al parecer hay más probabilidades de que los buzos tengan hijas en vez de hijos. Se ha descubierto recientemente que las cámaras hiperbáricas reducen de manera significativa los niveles de testosterona en la sangre y es probable que esto favorezca al esperma femenino X. Los estudios realizados con buzos australianos recolectores de oreja marina y con buzos de la marina sueca han mostrado una preponderancia de descendencia femenina.

87

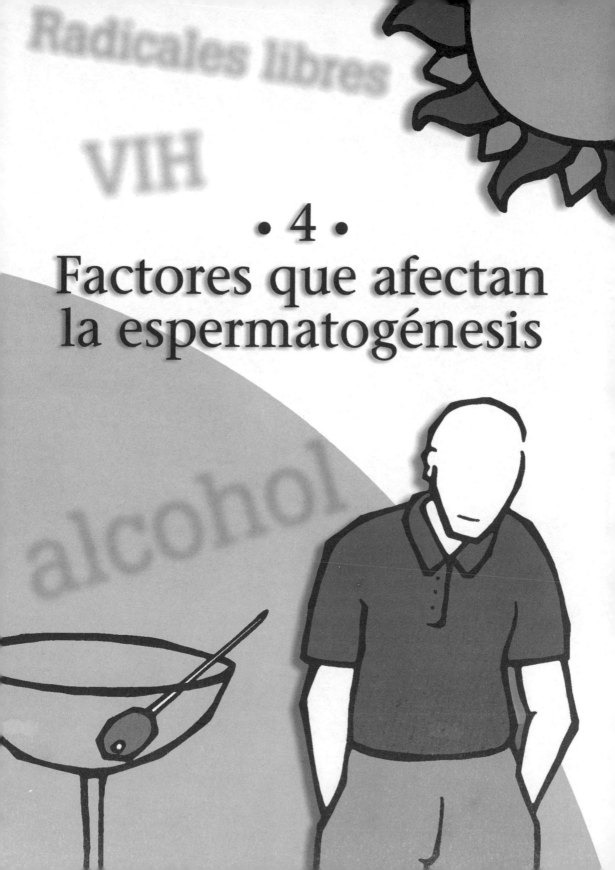

Radicales libres

VIH

• 4 •

Factores que afectan la espermatogénesis

alcohol

4 Factores que afectan la espermatogénesis

Es fácil dañar los espermatozoides y para tener un desarrollo normal necesitan un ambiente controlado con mucho cuidado. Cualquier elemento que afecta de manera adversa a la espermatogénesis reducirá la cantidad de espermatozoides y tendrá efectos importantes en la fertilidad.

Hay muchas cosas muy sencillas que puede hacer un hombre para optimizar la calidad y la cantidad de su esperma. Esto es en particular importante en los seis meses previos al intento de concepción de un bebé.

La creación de un espermatozoide, de principio a fin, tarda alrededor de cien días:

- setenta y cuatro días para la división y crecimiento en el interior de los testículos;
- veinte días para pasar a través del epidídimo;
- seis días para viajar a través del conducto deferente antes de la eyaculación.

Son cien días en los que los espermatozoides son vulnerables a muchos elementos ambientales y alimenticios.

La temperatura y el esperma

Para una espermatogénesis normal es esencial tener una temperatura ambiente baja. La temperatura testicular debe ser entre 4 y 7°C más fría que la del resto del cuerpo. Por ello los testículos están diseñados para no estar en el interior del abdomen sino en el saco escrotal. Hay tres mecanismos que mantienen el escroto más fresco que el resto del cuerpo:

- la piel del escroto es delgada, de modo que es fácil que, con el ambiente que los rodea, los testículos pierdan calor;
- el aire que circula alrededor del escroto puede enfriar la piel;
- las arterias que llevan la sangre al escroto corren paralelas a la venas que la retiran para formar un sofisticado mecanismo de intercambio de calor. Similar a dos tuberías, una de agua caliente y la otra de agua fría, que corren juntas, la sangre arterial caliente (llega desde el abdomen) pierde calor con la sangre fría de las venas (que regresa de los testículos) de modo que la sangre ya se ha enfriado un poco antes de entrar en el escroto.

Si la temperatura de los testículos se eleva aunque sea dos grados, la formación del esperma se ve afectada de manera adversa. La cantidad de espermatozoides se reduce, el número de espermatozoides normales baja y se incrementa el de los anormales.

En comparación, la calidad del semen es más baja en verano que en invierno. Aunque el volumen de semen no se altera demasiado, la cantidad total de espermatozoides por eyaculación en 131 voluntarios disminuyó de 320 millones en invierno a 250 millones durante julio y agosto. Probablemente se deba a la temperatura.

Incluso tomar un baño caliente (43-45°C) durante media hora, todos los días, puede reducir de manera significativa la cantidad de espermatozoides —al igual que puede hacerlo utilizar pantalones ajustados o soportes escrotales atléticos. Esto se demostró en un experimento reciente en el que se investigó el efecto de la ropa interior de un hombre en la espermatogénesis.

Durante tres meses, dos hombres solteros de alrededor de treinta años utilizaron calzones tipo trusa ajustados que oprimían el escroto. Luego, durante los siguientes tres meses, cambiaron a calzones holgados que se extendían 14 cm por abajo del escroto. Esta secuencia ajustado-holgado se repitió una vez más con cada hombre de modo que cada uno fue investigado durante un año.

El semen se analizaba con regularidad y se demostró que la cantidad de espermatozoides y su motilidad declinaban de manera gradual durante los periodos en los que los hombres utilizaban la ropa interior ajustada y se incrementaba cuan-

variable	Primer varón			Segundo varón		
	ajustada	holgada	% cambio	ajustada	holgada	% cambio
Total de espermatozoides/ eyaculación (*millones*)	242	301	+20	411	475	+13
Densidad en espermatozoides (*millones/ml*)	77	86	+10	148	177	+16
Motilidad total (*millones*)	193	239	+21	291	343	+15
Volumen (*ml*)	3.1	3.5	+12	2.5	2.7	+7

Fuente: Sanger & Friman, *Reproductive Toxicology*, vol. 4, 1990, pp. 229-232.

do utilizaban la holgada. Los cambios en la cantidad de espermatozoides y en su motilidad eran claros dos semanas después de haber cambiado a un nuevo estilo ropa interior.

Aunque la cantidad de espermatozoides se mantuvo en niveles fértiles a lo largo de este experimento, es posible que el tipo de ropa interior escogido por un hombre con una cantidad reducida de espermatozoides signifique la diferencia entre la fertilidad y la infertilidad. Los efectos de la temperatura son, tal vez, más importantes, pero la electricidad electrostática también desempeña un papel importante.

La electricidad electrostática y el esperma

La ropa interior ajustada hecha a base de fibras sintéticas (por ejemplo, el poliéster) genera electricidad electrostática por la fricción entre la piel escrotal y el material sintético. Esto crea un campo electrostático en el escroto: la piel que cubre la parte inferior adquiere una carga positiva y la que cubre la parte superior una negativa. Los testículos yacen entre dos polos eléctricos y la espermatogénesis se ve afectada de manera adversa.

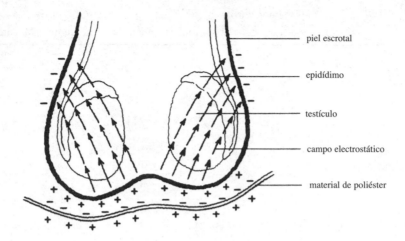

piel escrotal

epidídimo

testículo

campo electrostático

material de poliéster

Figura 12. Campo electrostático a través del escroto.

Varios estudios han buscado los potenciales electrostáticos que se generan en el escroto a partir de diferentes materiales. Los hombres que utilizan ropa interior 100% poliéster generan el mayor campo electrostático alrededor de los testículos. Los hombres que utilizan una mezcla de 50% algodón y 50% poliéster generan un campo con la mitad de la fuerza, mientras que los que utilizan algodón puro están libres de un potencial electrostático de importancia. Cuando los voluntarios utilizaron durante 18 meses un tipo particular de ropa interior:

- cuatro de cada once de los que utilizaban poliéster dieron evidencias de una reducción importante en la cantidad de espermatozoides, además de una degeneración testicular en el mes 14. Los cambios fueron reversibles al descartar el tipo de prenda;
- sólo uno de cada once de los que utilizaban una mezcla de poliéster-algodón presentó una cantidad de espermatozoides reducida después de dieciséis meses. Este cambio fue reversible también;
- ninguno de los once que utilizaron prendas de puro algodón presentó cambios significativos en la calidad o la cantidad de los espermatozoides.

La investigación mostró que los cambios estaban directamente relacionados con los campos electrostáticos generados y no se encontraron cambios importantes en la temperatura testicular o en los niveles hormonales de la sangre.

La temperatura y las fuerzas electrostáticas combinadas

Médicos egipcios han diseñado un método de anticoncepción masculina basado en la combinación de una elevación de la temperatura escrotal y la electricidad electrostática.

Diseñaron un sostén escrotal de poliéster a la medida —un suspensorio— para sostener con firmeza los testículos al tiempo que se deja salir el pene. El sostén se fija a un cinturón diseñado para jalar los testículos hacia el abdomen. Esto elevaba automáticamente la temperatura testicular debido a los efectos del incremento en el calor corporal. Durante un año se sujetó, día y noche, el sostén a catorce voluntarios, cambiándolo sólo cuando se ensuciaba.

Durante el experimento, la cantidad de espermatozoides de los catorce voluntarios disminuyó de manera impresionante a cero y permaneció así en promedio 140 días después de retirar el sostén. Sus testículos redujeron su tamaño de un promedio de 22.2 ml a 18.6 ml y el volumen de producción seminal presentó también una reducción importante. Las biopsias practicadas a los testículos mostraron que después de utilizar el suspensorio durante seis meses, hubo degeneración y pérdida de las células que delinean los túbulos seminíferos.

Al final del doceavo mes del experimento, se descartaron los suspensorios y, en un promedio de 157 días, la cantidad de espermatozoides se incrementó con lentitud hasta llegar a los niveles normales previos.

Estos experimentos mostraron los peligros relativos a la fertilidad al utilizar ropa interior tipo trusa de poliéster y ajustada o suspensorios durante periodos prolongados.

Si se considera que puede existir una relación entre los testículos expuestos a mayor temperatura, la degeneración testicular y el posible desarrollo de cáncer (como se ha explicado con respecto a los testículos sin descender, véase el capítulo 2), sería conveniente, para todos los hombres, utilizar ropa interior tipo calzoncillo holgada hecha de 100% algodón en lugar de tipo trusa de fibras artificiales.

Los radicales libres y el esperma

Los investigadores estiman que 40% de los daños a los espermatozoides se debe a la colisión con fragmentos moleculares conocidos como radicales libres (véase el capítulo 2). Durante la división, cuando los mecanismos de pares del gen normal están apagados, las células son muy vulnerables a los daños causados por los radicales libres. Puesto que se necesitan alrededor de 380 divisiones celulares para producir un espermatozoide, los espermatocitos y los espermatogonias que se encuentran en los túbulos seminíferos se dividen de forma constante. Esto los convierte en presas fáciles ante el ataque de los radicales libres. El daño causado durante este tiempo al ADN puede resultar en una copia errónea del material genético de modo que pueden presentarse mutaciones. Los espermatozoides pueden contener algún defecto genético mortal y morir, o pueden desarrollar anormalidades estructurales tales como dos cabezas o dos colas, la falta de un acrosoma o estar incapacitados para el impulso hacia delante. Si se afecta un alto porcentaje de espermatozoides puede ocasionarse una infertilidad.

Sin embargo, como resultado del ataque de los radicales libres, los espermatozoides pueden adquirir tan sólo algún defecto genético poco significativo. Incluso, si se logra la fertilización, es posible que se transfiera a la descendencia ocasionando un elevado riesgo de cáncer en la infancia. Esto ya se ha observado en hijos de varones fumadores (véase el capítulo 17).

Hay muchas maneras en las que un hombre puede protegerse a sí mismo del ataque de los radicales libres. Esto es importante para todos lo hombres, no sólo para aquellos que esperan procrear un hijo. Hoy en día, se sabe que los radicales libres están relacionados con las enfermedades coronarias y con el cáncer. Al eliminar y al neutralizar los radicales libres, un hombre puede incrementar la calidad de su esperma y reducir dichos riesgos (véanse los capítulos 5, 6, 11 y 21).

Los antioxidantes y el esperma

La vitamina C y el esperma

Los antioxidantes de la dieta son la protección principal contra los radicales libres. La vitamina C es un antioxidante soluble en agua que se secreta de manera activa en el semen para alcanzar un nivel ocho veces mayor a los que se encuentran en la corriente sanguínea.

Fumar genera cantidades excesivas de radicales libres de modo que en particular los fumadores son vulnerables al daño del esperma. Necesitan, por lo menos, el doble de vitamina C que los no fumadores. Los hombres que fuman veinte o más cigarrillos al día tienen los niveles de vitamina C 40% más bajos que los no fumadores. Su cuenta espermática es 17% más baja, tienen espermatozoides con motilidad reducida y con alto porcentaje de anormalidades.

La cantidad de daños producidos a los espermatozoides por los radicales libres se ha evaluado mediante la medición de los niveles de pérdida genética en el semen. Se dio a unos fumadores una dieta con 250 mg de vitamina C diarios y se analizó el semen. Luego se redujo en forma drástica su consumo de la vitamina a 5 mg por día. Se duplicó el nivel de sustancias químicas resultantes del daño en el ADN. No fue sino hasta que se elevó de nuevo el consumo de la vitamina a 250 mg por día cuando regreso el efecto del antioxidante protector.

Esto podría indicar que un buen comienzo para los hombres que desean proteger su esperma del efecto de los radicales libres sería consumir cada día 250 mg de vitamina C (el equivalente a cuatro naranjas o cuatro kiwis grandes).

Se ha demostrado que los fumadores que consumen 200 mg de vitamina C por día pueden mejorar la cantidad de espermatozoides en 24%, la motilidad espermática en 18% y el número de espermatozoides vivos 24 horas después de la eyaculación en 23%. Al parecer se empiezan a ver resultados después de una semana del incremento en el consumo de vitamina C.

Se ha descubierto que los fumadores que consumen dosis masivas de 1,000 mg de vitamina C diarios mejoran la cantidad de espermatozoides en 34%, la motilidad espermática en 5% y la viabilidad en 34%. Otros de los puntos en los que la vitamina C ayuda a la calidad del esperma es que evita que éstos se adhieran entre sí.

El semen contiene un complejo proteínico de vitamina E llamado "aglutinina espermática no específica" (AENE). La AENE existe en dos formas. Una oxidada, que no puede unirse a los espermatozoides y otra no oxidada (reducida), que se une a los espermatozoides para actuar como una capa que evita que se peguen. Esto evita la acumulación de los espermatozoides e incrementa su motilidad.

Cuando se oxida la AENE y no puede unirse a los espermatozoides, éstos se pegan unos con otros y se acumulan. Esto los detiene automáticamente, y si se acumula 20% o más de los espermatozoides, se presenta baja fertilidad.

La vitamina C tiene un efecto antioxidante en la AENE para mantenerla en su forma reducida de modo que puede unirse a los espematozoides y evitar que se peguen.

Los estudios muestran que los hombres con infertilidad causada por acumulación espermática pueden solucionar el problema con vitamina C. Tomar complementos de vitamina C 500 mg dos veces al día puede reducir la acumulación espermática de 37% a 14% en sólo una semana. Después de cuatro semanas, puede reducirse hasta 11%. Las investigaciones muestran que se mejora la calidad general del esperma —incluyendo el número de espermatozoides normales presente, la motilidad y la esperanza de vida.

Cuando se consumen complementos de vitamina C, es recomendable consumir también otros antioxidantes como la vitamina E, betacaroteno y zinc. Todos trabajan en conjunto para producir un efecto sinérgico.

La vitamina E y el esperma

La vitamina E es una vitamina antioxidante soluble en grasa. Puede penetrar las membranas de las células y en la grasa del cuerpo para protegerlos de la oxidación por ataques de radicales libres (véase el capítulo 19).

Se han probado dosis elevadas de vitamina E como tratamiento de la infertilidad en varones. Dosis elevadas de 600 mg diarios han mostrado beneficios significativos en la cantidad de espermatozoides ya que elimina el superóxido de los radicales libres. Esto deja la vitamina E en una forma inactiva que la vitamina C reactiva con rapidez. Por lo tanto, es importante que los hombres ingieran un complemento vitamínico adecuado de ambas.

La vitamina E es un componente de la aglutinina espermática no específica (AENE) y, junto con la vitamina C, desempeñan un papel importante para evitar la aglomeración de los espermatozoides y para mejorar su movilidad. Tiene también un efecto benéfico en la flexibilidad de las paredes de las células espermáticas.

Los complementos que contienen hasta 100 mg de vitamina E son útiles para la salud general del esperma. En los casos de infertilidad, los andrólogos sugieren un consumo de 600 mg. La vitamina E no es tóxica y, al parecer, segura en dosis incluso mayores a los 1,000 mg diarios.

El betacaroteno y el esperma

El betacaroteno es un antioxidante soluble en grasa que sirve para proteger al esperma de los radicales libres de manera similar a las vitaminas C y E.

El betacaroteno es también una provitamina —se convierte en vitamina A cuando hay poca almacenada. Puesto que demasiada vitamina A es venenosa, la manera más segura de tener un abastecimiento óptimo es asegurar un consumo adecuado de betacaroteno.

Se piensa que la vitamina A es importante para la maduración del esperma al momento de pasar a través del epidídimo. La vitamina A puede unirse al esperma en sitios receptores especiales y, al parecer, entra en el óvulo al momento de la fertilización. La vitamina A del esperma puede ser importante durante las primeras etapas del desarrollo fetal.

EL zinc y el esperma

El zinc es un antioxidante mineral que también es importante para la protección de las espermatozoides contra el ataque de los radicales libres. El semen es rico en zinc, cada eyaculación contiene 5 mg —un tercio de la recomendación diaria en su consumo. Esto implica que desempeña un papel importante en la salud espermática. Se han descubierto tres funciones adicionales del zinc además de la de antioxidante.

1. El material genético (cromatina del ADN) en el núcleo del esperma se envuelve con firmeza con proteínas especiales para formar un complejo estable e insoluble. Esta estructura condensada es importante para una fertilización exitosa. El zinc es importante para esta estructura y evita su pérdida.
2. La elevada concentración de zinc en el semen reduce la actividad de los espermatozoides, manteniéndolos en un estado de relativa calma. Esto reduce el consumo de oxígeno y conserva la energía de los espermatozoides. Una vez que están en el tracto femenino, que contiene muy poco zinc, las concentraciones de este elemento se diluyen con rapidez. Esto provoca un incremento de la actividad de los espermatozoides, los acelera y actúa como un propulsor mineral.
3. Durante la fertilización, el espermatozoide expone unas enzimas contenidas en un saco en la cabeza para hacer un agujero en la capa externa del óvulo a través del cual pasará. Esto es conocido como la reacción de acrosoma. Es posible que, en muchos casos de infertilidad, los espermatozoides suelten las enzimas, de manera espontánea, antes o inmediatamente después de la eyaculación. Para el momento en que llegan al óvulo ya no son capaces de penetrarlo. Esta descarga antes de tiempo está relacionada con una falta de zinc.

Una concentración elevada de zinc en el semen ayuda a detener la reacción del acrosoma en una forma reversible. Una vez que las concentraciones de zinc se diluyen en el tracto femenino puede presentarse de nuevo la reacción del acrosoma.

Otro descubrimiento reciente es que una deficiencia de zinc cambia la secuencia de las secreciones seminales en la eyaculación. Las secreciones de la vesícula seminal que, por lo regular son las últimas, se liberan junto con los espermatozoides.

Hay varias teorías que explican esto. Una falta de zinc puede causar una inflamación de la glándula prostática, la cual reducirá la velocidad de los espermatozoides desde los testículos. Esta inflamación reducirá también la velocidad de las secreciones prostáticas que son, por lo regular, los primeros fluidos en ser eyaculados.

Es posible que esta alteración en la secuencia eyaculatoria sea una respuesta de supervivencia a las bajas concentraciones de zinc en el esperma. Al mezclarse rápidamente los espermatozoides y las secreciones de las vesículas seminales, que son relativamente ricas en zinc, se maximizan los efectos protectores del zinc (estabilización del ADN, retraso en la reacción del acrosoma, conservación de la energía).

Muchos hombres no consumen el zinc necesario. Aquellos que son sexualmente hiperactivos podrían perder más zinc diario en el semen (5 mg por eyaculación) que el que pueden obtener en la alimentación. Los hombres necesitan una alimentación con, por lo menos, 15 mg de zinc diarios (véase el capítulo 20).

El alcohol y el esperma

Cuarenta por ciento de la infertilidad masculina ha sido atribuida al consumo moderado de alcohol. Éste reduce la secreción de testosterona y también apresura su conversión a estrógenos en el hígado. Esto puede conducir a una cantidad reducida de esperma y a un menor impulso sexual.

Las investigaciones muestran que en 50% de los casos de hombres infértiles, la abstinencia de alcohol permite que la cantidad de espermatozoides vuelva a la normalidad en tres meses. También mejora la movilidad espermática.

En un estudio, 26 hombres entre 67 (39%) que asistían a una clínica de infertilidad tenían baja la cuenta espermática. Se analizó a todos y no se encontró ninguna causa específica relacionada con su infertilidad. A los 26 se les recomendó dejar de beber alcohol y en trece de ellos la cuenta regresó a la normalidad en tres meses. El número de espermatozoides móviles se incrementó de forma significativa y la cantidad de formas anormales se redujo. Como resultado, por lo menos diez (78% de aquellos cuya cuenta espermática había mejorado) engendró a un hijo.

El ejercicio y el esperma

Es bien sabido que el exceso de ejercicio puede afectar a la fertilidad de las mujeres atletas al detener el ciclo menstrual normal (condición conocida como la "amenorrea de las corredoras"). Las nuevas investigaciones muestran que un entrenamiento excesivo puede reducir también la fertilidad masculina.

A un grupo de hombres que realizaban de forma rutinaria algún entrenamiento de resistencia (por ejemplo: atletismo, natación, ciclismo) por más de cuatro días por semana se les pidió duplicar su entrenamiento promedio semanal durante un periodo de dos semanas.

El semen y los niveles de hormonas en la sangre se analizaron durante seis meses antes del periodo de sobrentrenamiento, inmediatamente después y tres meses más tarde.

De inmediato, la cuenta espermática bajó en 43%. Tres meses después, la cuenta se había reducido 52% en comparación con la que tenían antes del estudio. El número de espermatozoides inmaduros o de corta vida se había incrementado. Sin embargo, todas las muestras de semen se mantuvieron en el rango fértil aceptado y no se piensa que esto pueda afectar su fertilidad a excepción de los casos que ya presentaban una cuenta baja.

Los niveles sanguíneos de la hormona testosterona también bajaron un importante 36% inmediatamente después del entrenamiento excesivo, pero regresaron a la normalidad en tres meses. Por el contrario, los niveles de una hormona esteroide, cortisol, se incrementaron casi en 50%.

El cortisol es un esteroide que se secreta en momentos de tensión. Promueve la relajación muscular y está relacionada con el desgaste muscular que se presenta con el entrenamiento excesivo durante periodos prolongados. El cortisol reduce también la secreción de testosterona que realizan las células de Leydig en los testículos y es la causa probable de esta disminución en la cuenta espermática. Esto puede relacionarse también con algunos descubrimientos factuales como el hecho de que la gente con mucho estrés es menos fértil. Sin embargo, es importante considerar que, en este estudio, el sobrentrenamiento sólo se llevó a cabo durante un periodo de dos semanas. Es probable que los efectos sean más acentuados con periodos de entrenamiento más prolongados.

Los estrógenos ambientales y el esperma

Investigaciones recientes han relacionado la disminución en la cuenta espermática con la exposición a niveles elevados de una hormona femenina, estrógeno.

Esto se basa en los efectos de un estrógeno sintético (dietil-etil-bestrol) prescrito a millones de mujeres embarazadas entre los años de 1945 y 1971 para prevenir un posible aborto. La descendencia masculina de estos embarazos, expuestos al dietil-etil-bestrol en la matriz, incrementó el riesgo de presentar testículos sin descender, desarrollo anormal del pene y cáncer testicular a futuro. Como adultos, produjeron también volúmenes bajos de semen y menor cantidad de espermatozoides.

En los últimos 30-50 años, estos mismos defectos de nacimiento se han vuelto más comunes en hombres que no fueron expuestos de manera directa a estrógenos sintéticos en la matriz. Al mismo tiempo, el volumen de semen y la cuenta espermática en los adultos se ha reducido de manera dramática (véase el capítulo 5). Los científicos sugieren que los hombres están expuestos a estrógenos ambientales débiles provenientes de muchas fuentes incluyendo:

- alimentos:
  - hormonas de plantas y hongos (fitoestrógenos) tales como los extractos de soya o de centeno;
  - uso de estrógenos anabólicos en el ganado. Esto se prohibió en Europa en 1981, pero entre los años cincuenta y setenta era una fuente importante de exposición;
  - incremento en la ingestión de productos lácteos. Las vacas siguen lactando durante el embarazo, de modo que su leche contiene cantidades elevadas de estrógeno;
- dietas bajas en fibra, que promueven una mayor absorción de los estrógenos alimenticios en el estómago y en los intestinos;
- la grasa corporal, que puede convertir otras hormonas esteroideas en estrógenos; 45% de los hombres británicos presentan exceso de peso; 8% son obesos;
- contaminantes como los PCB, dioxinas y dicloro-difenil tricloretano; gases expulsados por los motores de gasolina;
- restos de medicamentos (por ejemplo, de píldoras anticonceptivas, de terapias de remplazo hormonal) en el agua potable.

Estos estrógenos ambientales débiles pueden tener efectos en el desarrollo del feto masculino y en la rápida maduración de los testículos en la pubertad. Se piensa que inhiben la división de las células de Sertoli en los testículos y el desarrollo de las células testiculares de Leydig (véase el capítulo 4).

Las células de Sertoli son esenciales para la maduración de los espermatozoides pero cada una puede apoyar sólo a cierta cantidad de ellos. Si hay menos células de Sertoli es inevitable una cantidad espermática menor. Las células de Leydig producen la testosterona por lo que menos células significa menos niveles de andrógenos circulantes. Esto incrementa el riesgo de testículos sin descender y de cuentas espermáticas bajas en el futuro. La teoría de los estrógeneos ambientales necesita una mayor investigación, pero la observación de los animales silvestres parece apoyarla. Las investigaciones recientes muestran también que los hombres que beben más leche de lo habitual —por consiguiente, más expuestos a los estrógenos de la vaca— tienen un riesgo mayor de un cáncer en los testículos (véase el capítulo 2).

La diabetes y el esperma

Hasta épocas recientes se pensaba que los hombres diabéticos eran menos fértiles que los demás. Estudios más nuevos sugieren que lo contrario podría ser cierto: los espermatozoides de los varones diabéticos podrían ser más eficaces. Al parecer, nadan en línea más recta y llegan al óvulo con mayor rapidez. Todavía no se comprende adecuadamente el significado de esto.

La clamidia y el esperma

La clamidia es una de las enfermedades de transmisión sexual más comunes en el mundo occidental (véase el capítulo 10). Es la causante de la enfermedad inflamatoria pélvica (EIP) en las mujeres y de infertilidad debido a que "forra" las trompas de Falopio. Algunas investigaciones sugieren que la infección por clamidia puede reducir también los niveles de fertilidad en los hombres al producir una disminución en la cuenta espermática y en la movilidad, y a un porcentaje de desarrollo anormal de espermatozoides más alto que el que pueden presentar los hombres sin tal infección. Estos problemas son reversibles mediante el uso de antibióticos.

El VIH y el esperma

Los hombres que son VIH positivos tienen ahora mayores oportunidades de engendrar un hijo sano sin incrementar el riesgo de infectar a su pareja con VIH negativo.

Se ha perfeccionado una técnica para lavar el semen y separar los espermatozoides de los líquidos infectados. Se aíslan los espermas móviles y se utilizan para la inseminación artificial. Se estima que esta técnica presenta sólo 4% de riesgo de inseminar a la madre con espermatozoides infectados.

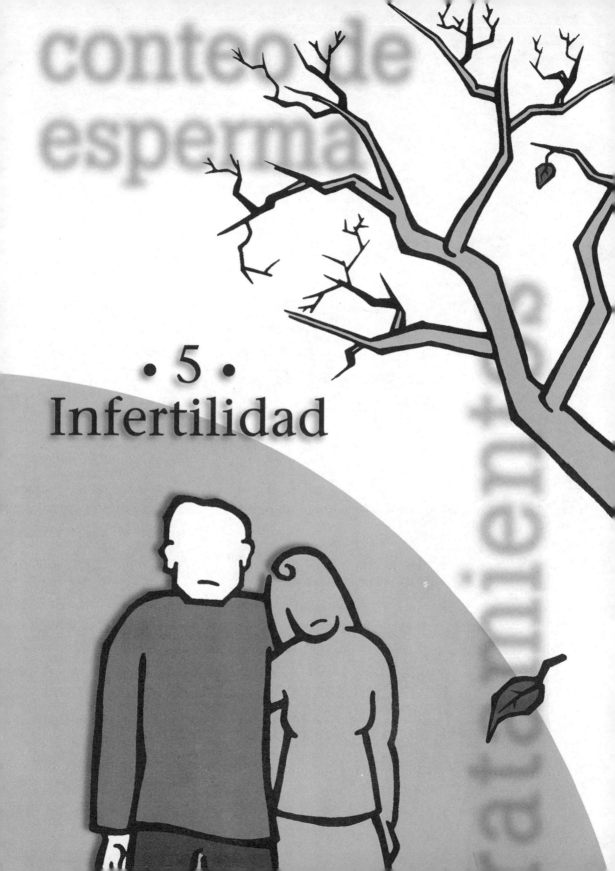

• 5 •
Infertilidad

5 Infertilidad

El varón tiene una de las tasas de producción espermática más pobres entre todos los animales del planeta. Mientras que la mayoría de los animales produce de veinte a veinticinco millones de espermatozoides por gramo de testículo al día, los humanos producen sólo cuatro millones. En los gorilas esto es todavía peor, y su pene y su escroto son tan pequeños que apenas son visibles. Éste puede ser un factor de la evolución derivado del hecho de que los gorilas y los humanos son monógamos y hay poca competencia entre los machos para inseminar a una hembra. Esto suprime los procesos evolutivos normales relativos a la supervivencia del más apto en los que la descendencia de los machos con la mayor producción espermática tienden a ser los elegidos.

Para que un macho sea fértil, debe producir cantidades normales de espermatozoides móviles, transportarlos a través del epidídimo y el conducto deferente y ser capaz de tener una erección y una eyaculación durante la que se depositen los espermatozoides en la vagina de una hembra fértil. Los espermatozoides deben ser capaces de nadar a través de la mucosa cervical hacia las trompas de Falopio de la mujer para encontrarse con un óvulo recién producido. Los espermatozoides deben ser capaces de identificar el óvulo, adherirse a su recubrimiento exterior, exponer las enzimas que pueden disolver la capa externa (reacción del acrosoma) e introducirse a través de ella para fertilizar el óvulo. Una vez que ha ocurrido la fusión, el ADN del espermatozoide debe ser completamente normal para permitir el desarrollo del embrión.

Por consiguiente, la infertilidad masculina puede ser el resultado de una anormalidad en la espermatogénesis, la motilidad de los espermatozoides, la erec-

107

ción, la eyaculación o de una falla para lograr la interacción entre el esperma y el óvulo. Estos procesos son tan complejos que es sorprendente que no existan problemas con mayor frecuencia.

La infertilidad se define como la imposibilidad de concebir a un hijo después de un año de coito regular y sin protección.

La infertilidad afecta, en algún momento, a una de cada seis parejas. En 30% de las parejas que acuden a un tratamiento, el problema es la infertilidad masculina; y contribuye en 20% de los casos. En conjunto, hay alrededor de un millón de hombres infértiles en el Reino Unido.

En un estudio en el que se investigaron 472 parejas infértiles se identificó la causa como sigue:

- doce por ciento, una cantidad reducida de espermatozoides;
- dieciséis por ciento, ausencia total de espermatozoides;
- dieciocho por ciento, anticuerpos antiespermatozoide;
- dieciséis por ciento, falta de relaciones sexuales adecuadas.

Una espermatogénesis normal requiere de la hormona foliculoestimulante, (HFE), la hormona luteinizante (HL) y testosterona. La HFE y la HL las secreta la glándula pituitaria en el cerebro, cuando el hipotálamo, en otra parte del cerebro, secreta un activador: hormona liberadora de gonadotropina (HLGn).

Las cantidades de HFE y de HL que se secretan son controladas por un mecanismo de retroalimentación inteligente que involucra a la testosterona. La testosterona regresa a la glándula pituitaria y al hipotálamo para reducir las cantidades producidas de HLGn y HL. Otra hormona, inhibidora, es producida por células de Sertoli y también tiene un mecanismo de retroalimentación para controlar las cantidades de HLGn y HL que se liberan.

Este sistema de hormonas interrelacionadas es complejo y un desequilibrio hormonal —como una cantidad mayor de hormona inhibidora, una falla pituitaria o alguna anormalidad de los receptores hormonales en cualquiera de los órganos involucrados— puede resultar en una falla de la espermatogénesis —ya sea produciendo cantidades bajas de espermas (oligospermia) o ausencia de estos (azoospermia).

Otras causas de la infertilidad masculina incluyen:

- calor excesivo o electricidad electrostática alrededor de los testículos;

- problemas relativos al estilo de vida tales como alcoholismo, tabaquismo y estrés;
- alguna orquiepididimitis previa;
- alguna orquitis bilateral previa producida por el virus de las paperas;
- infecciones de bajo grado no tratadas (por ejemplo la clamidia) con células inflamatorias en el semen;
- algún problema testicular previo (por ejemplo, la torsión) o los testículos no descendidos;
- malformaciones congénitas tales como la ausencia de los conductos eyaculadores o de los conductos deferentes;
- obstrucción de los epidídimos o de los conductos deferentes ocasionada por una cicatrización, por ejemplo, después de una infección por gonorrea o clamidia;
- presencia de anticuerpos inmovilizadores de los espermatozoides;
- eyaculación retrograda (véase el capítulo 3);
- anormalidades genéticas;
- impotencia;
- quimioterapia antineoplásica;
- enfermedades graves como insuficiencia hepática o renal.

Durante los últimos cincuenta años, la cantidad de espermatozoides se ha reducido de un promedio de 113 millones por ml a 66 y 76 millones por ml. El volumen de semen se ha reducido de un promedio de 3.4 ml a 2.75 ml y la motilidad espermática ha disminuido. En los últimos quince años se ha triplicado el número de hombres con bajas cantidades de espermatozoides, mientras que el número de hombres con baja motilidad espermática se ha duplicado pasando de 21% a 43%. Los investigadores han encontrado también que la cantidad de espermatozoides anormales (por ejemplo, con dos cabezas o dos colas, o espermatozoides pegados) se ha multiplicado por doce. Ahora es muy normal encontrar hasta 40% de espermatozoides anormales en un análisis de semen.

Por regla general, 50% de los hombres con cantidades de espermatozoides que varían entre veinte y cuarenta millones por ml tienen fertilidad deficiente, mientras que aquéllos con cuentas inferiores a los veinte millones son considerados estériles. Sin embargo, esto no es estrictamente cierto —niveles bajos de espermatozoides con motilidad están relacionados, con mayor certeza, con un incremento en el tiempo necesario para lograr la fertilización.

Cantidad de espermatozoides móviles (*millones/ml*)	Promedio de ciclos femeninos para la concepción
<5	11
5-20	9
20-60	8
>60	6

Hay un caso documentado en el cual un hombre con una cuenta espermática tan baja como cinco mil espermatozoides móviles por ml de semen engendró a un hijo por medios naturales. Los análisis de ADN le dan 99.99% de probabilidades de que él sea el padre biológico.

Los estudios sugieren que un hombre que produce entre cinco y diez millones de espermatozoides móviles por ml tiene 30% de probabilidades de engendrar a un hijo después de cierto tiempo. Cuando la cuenta de espermatozoides móviles asciende por arriba de cien millones por ml, la oportunidad de éxito se incrementa a 70%.

Relación de la cantidad de espermatozoides móviles con la tasa de embarazos entre parejas infértiles tratadas

Cantidad de espermatozoides móviles (*millones por ml*)	Tasa de embarazos
<5	33%
5.1-10	28%
10.1-20	53%
20.1-40	57%
40.1-60	60%
60.1-100	63%
>100	70%

Una abstinencia de eyaculación de siete a diez días antes de la fase más fértil de la mujer (entre doce y diecinueve días antes de su siguiente periodo) puede incrementar las posibilidades de concebir. Las investigaciones muestran que esto incrementa la cantidad de esperma sin tener ningún efecto significativo sobre la motilidad o la viabilidad.

Un estudio reciente encontró niveles anormalmente elevados de radicales libres en muestras de semen en más de la mitad de los hombres infértiles investigados. Se pensaba que eran los restos de alguna infección no reconocida (subclínica) de larga evolución y que no había producido ningún síntoma. Por lo común, un organismo responsable es el ureoplasma que sólo hasta hace poco fue descubierto en el tracto masculino debido a la dificultad para cultivarlo. Se tiene la esperanza de que al tratar con antibióticos y vitamina E a los hombres con esta infección (para eliminar los radicales libres) se elevarán sus oportunidades de engendrar un niño.

Consejos para mejorar la cantidad de esperma

Las siguientes recomendaciones ayudarán a optimizar la cantidad de espermatozoides masculinos. Unos cambios pequeños en el estilo de vida son, con frecuencia, suficientes para cruzar la línea entre la fertilidad y la infertilidad —en especial cuando la frontera la marca la cantidad de espermatozoides móviles.

- evitar los baños calientes y saunas (véase el capítulo 4);
- utilizar ropa interior holgada y de algodón (véase el capítulo 4);
- mojar con regularidad los testículos con agua fría;
- reducir el consumo de alcohol —de preferencia a cero; 40% de la infertilidad masculina está relacionada con la ingestión diaria de cuatro unidades de alcohol (véase el capítulo 4);
- reducir el consumo de cafeína a no más de tres tazas de café/té y refrescos de cola por día;
- dejar de fumar reduce la cantidad de radicales libres que se generaron (véase el capítulo 4);
- perder el exceso de peso que tiende a causar desequilibrios de testosterona/estrógenos;
- reducir los niveles de estrés aprendiendo técnicas de relajación.

Obtenga cantidades adecuadas de antioxidantes en su alimentación. Éstos ayudan a eliminar los radicales libres que producen más de 40% de los daños en el esperma. De manera ideal necesita:

- por lo menos 250 mg de vitamina C diarios. Los fumadores necesitan entre 500 y 1,000 mg por día;

- por lo menos entre 50 y 100 mg de vitamina E diarios;
- 15 mg de betacarotenos diarios;
- 10 mg de zinc al día.

Esto significa, de hecho, tomar complementos alimenticios.

El tratamiento de la infertilidad masculina

Hasta muy recientemente, el único tratamiento disponible para ayudar a las parejas en las que el hombre infértil tenía una cantidad inferior de espermatozoides móviles era la inseminación artificial con esperma de un donador. Su futuro en la actualidad tiene un mejor pronóstico.

Se pueden llevar a cabo varias investigaciones incluyendo análisis de espermatozoides pegados con alteraciones en su motilidad, pruebas de tintura para establecer una disfunción en el epidídimo y en los conductos deferentes, biopsias testiculares para establecer si la espermatogénesis se lleva a cabo en forma normal o no.

Existen evidencias de que si un hombre produce anticuerpos antiespermatozoides, éstos podrían ser eliminados con esteroides (por ejemplo, la prednisolona) que suprimen el sistema inmunológico, pero pueden producir efectos secundarios indeseables por lo que no se utilizan con frecuencia.

Al parecer, el uso de hormonas masculinas para mejorar la cantidad de espermatozoides no funciona a menos que se haya identificado un problema hormonal específico. También han fallado las píldoras para mejorar la fertilidad, equivalentes a las que se da a las mujeres (por ejemplo, el clomifeno).

Se han utilizado nuevas técnicas que permiten hacer permeable un epidídimo que ha sido bloqueado, entre las que se encuentran cortar el conducto deferente en el lado afectado y unirlo de manera directa con el túbulo colector de esperma en la cabeza del epidídimo con cinco o seis puntos. La técnica se conoce con el nombre de vasoepididimostomía y de manera exitosa conduce al embarazo en 72% de los casos. Al parecer, la fertilidad depende más de la motilidad de los espermatozoides (es decir, de su madurez) que de la cantidad.

Otro paso adelante en el tratamiento de la infertilidad masculina fue el entendimiento de que algunos hombres producen espermatozoides incapaces de exponer las enzimas presentes en el saco del acrosoma. Estas enzimas son esenciales para que el espermatozoide penetre al óvulo. La ausencia de reacción del acrosoma puede solucionarse tratando el esperma con un medicamento antioxidante, la pentoxifilina, antes de una inseminación artificial. Este medicamento, derivado de la cafeína, actúa también como un propulsor de los espermatozoides lentos y aunque su efecto es de corta duración, con frecuencia es suficiente para una fertilización in vitro.

Los niveles inadecuados de zinc disparan antes de tiempo la reacción del acrosoma, de modo que también es importante tener cantidades adecuadas de zinc en la alimentación (véase el capítulo 20).

Se han perfeccionado otros descubrimientos recientes utilizando técnicas de fertilidad en tubos de ensayo. Cuando la cantidad de espermatozoides es muy baja o cuando tienen un tiempo de supervivencia muy pobre, éstos pueden concentrarse congelando múltiples muestras, separando los móviles de los inmóviles y utilizando tratamientos químicos para incrementar su capacidad de fertilización. Una técnica implica hacer girar el semen a fuerzas G de dos mil revoluciones por minuto y luego separar los espermatozoides más fuertes y rápidos. Esto es particularmente útil para los hombres que se han sometido a la reversión de una vasectomía con el resultado de cantidades reducidas de espermatozoides debido a la estrechez de los conductos deferentes.

La tasa promedio de embarazos logrados mediante la fertilización in vitro y con técnicas de transferencia de embrión es un importante 17% por ciclo de tratamiento. Sin embargo, las tasas de éxito varían de un hospital a otro, como es de esperarse.

Otra técnica es la inseminación intrauterina en la que se inyecta semen preparado, directamente en el interior del útero. Al parecer esto eleva a más del doble las posibilidades de engendrar un hijo en los hombres cuya infertilidad se debe a una cantidad reducida de esperma.

Cuando el número de espermatozoides es muy bajo y cuando el espermatozoide da la impresión de ser incapaz de penetrar un óvulo (por ejemplo: cuando falla la reacción del acrosoma), hay nuevas posibilidades de fertilización que permiten que la capa del óvulo se adelgace (zona de disección parcial) o que se le haga un agujero (perforación), ya sea mediante rayo láser o con enzimas bombeadas mediante diminutas pipetas. De manera alternativa, se puede inyectar esperma directamente bajo la capa del óvulo al utilizar una aguja que es siete veces más delgada que un cabello humano. Esta técnica, conocida como INSZ (inseminación subzonal), hace el trabajo en un solo intento.

Tasa de fertilización después de INSZ

Cantidad de espermatozoides móviles (*millones*)	Óvulos fertilizados
<1	8%
1-20	20%
>20	30%

Un refinamiento de INSZ permite que el esperma se inyecte de forma directa en la parte blanca del óvulo o citoplasma. Esto se conoce como IDECO (inyección directa de esperma dentro del citoplasma del ovocito) o como IEIC (inyección de esperma intracitoplásmica). Estas técnicas son particularmente útiles para los espermatozoides sin movilidad y para los de cabeza redonda que carecen del saco de enzimas (acrosoma), necesario para perforar la capa del óvulo.

Un estudio sugiere que la fertilización IDECO/IEIC es exitosa en 60% de los casos, lo cual es mayor a la tasa de éxito del INSZ (hasta 30%). Luego, los embriones previos deben ser transferidos a la matriz de la madre y lograr la implantación para que el procedimiento resulte en un embarazo. Todavía puede haber problemas con la implantación, de modo que el éxito general tanto de INSZ como de IDECO es en realidad de 5%, pero estos resultados mejoran día con día conforme las nuevas técnicas continúan perfeccionándose.

Recuperación de esperma

Si hay un bloqueo físico que evita que el esperma sea eyaculado (por ejemplo, la vasectomía) o un problema de disfunción eréctil, se puede aspirar el esperma directamente desde los epidídimos (el tubo enrollado que se localiza entre los testículos y los conductos deferentes) utilizando una aguja delgada. Luego se procesan los espermatozoides mediante una agitación, un lavado y un filtrado para concentrar y aislar los que son sanos. Éstos pueden ser utilizados para la inseminación artificial en tubos de ensayo o para efectuar alguna de las técnicas antes descritas. Esta técnica ha permitido que hombres con severos daños de la médula espinal (parálisis e impotencia) engendren hijos de manera exitosa.

La estimulación eléctrica puede utilizarse para producir un orgasmo si el problema es disfunción eréctil o imposibilidad para eyacular, y en el caso de la eyaculación retrógrada (en la que, durante el orgasmo, el esperma se regresa hacia la vejiga en lugar de dirigirse hacia la punta del pene), el esperma puede recuperarse desde la vejiga inmediatamente después de la eyaculación.

Medicamentos e infertilidad masculina

Los medicamentos que pueden afectar la espermatogénesis y disminuir la cantidad de espermatozoides en algunos hombres incluyen:

- los tratamientos contra el cáncer (en particular mustargeno, ciclofosfamida, clorambucil), que deprimen la producción espermática y reducen el número de células por dividir;
- la sulfasalazina, utilizada para el tratamiento de la colitis ulcerativa: reduce la motilidad y la densidad espermáticas;
- el ketoconazol, un agente fungicida que al ser tomado por vía oral puede interferir con la acción de la testosterona;
- la cimetidina, medicamento antiulceroso que puede interferir con la acción de la testosterona;
- la espironolactona, un diurético que también puede interferir con la acción de la testosterona;
- los esteroides anabólicos (véase el capítulo 16) y los corticoesteroides, que pueden reducir de manera significativa las cantidades de espermatozoides —los efectos negativos pueden revertirse si el hombre deja de consumirlos, pero después de su uso habitual, el daño suele ser permanente;
- los medicamentos contra la malaria, que pueden suprimir la espermatogénesis;
- los medicamentos para controlar la hipertensión (bloqueadores beta, diuréticos tiazida), que pueden causar impotencia y reducir la cantidad de esperma;
- los medicamentos antidepresivos tricíclicos y algunos sedantes, que pueden causar impotencia;
- drogas ilícitas —por ejemplo el opio y la marihuana—, que pueden disminuir la espermatogénesis e interferir con la acción de la HLGn y la testosterona;

Si padece infertilidad y consume alguno de los medicamentos anteriores, consulte a su médico para cambiarlos o dejar de tomarlos.

115

Si está a punto de recibir quimioterapia como tratamiento para el cáncer y aún no se ha iniciado como padre o no ha terminado de tener hijos, es conveniente congelar algunas muestras de espermatozoides en un banco de esperma antes del tratamiento, como un seguro para el futuro.

prostatitis

función

cáncer

fecciones

lor
al orinar

• 6 •
La glándula prostática

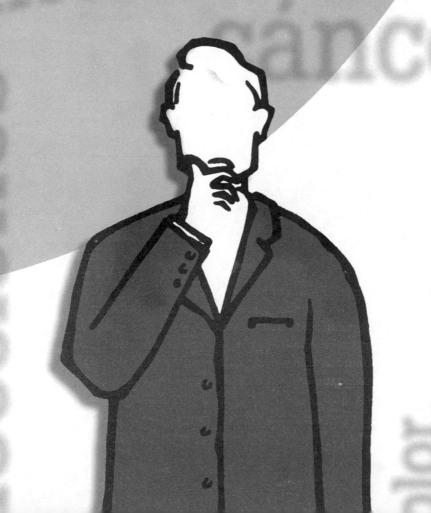

6 La glándula prostática

La próstata es como una bomba de tiempo que se encuentra en lo profundo de la "tubería" de cada hombre. La Organización Mundial de la Salud (OMS) estima que 80% de los hombres necesitará, en algún momento de su vida adulta, un tratamiento relacionado con problemas de próstata. Uno de cada tres necesitará una operación.

A pesar de estas estadísticas desalentadoras, pocos hombres conocen el lugar donde se encuentra la glándula próstatica, sus funciones o los síntomas que se presentan cuando comienza a tener problemas. Aún más importante es el hecho de que pocos hombres se percatan de que une dieta conveniente para la próstata puede reducir el riesgo de desarrollar las tres enfermedades principales de la próstata: hiperplasia prostática benigna, prostatitis y cáncer.

La próstata saludable

Una glándula prostática saludable pesa alrededor de 20 g y tiene la forma y el tamaño de una castaña grande. Está constituida por millones de glándulas diminutas que secretan un fluido ácido, lechoso y ligero. La próstata contiene también músculo y fibras que le ayudan a contraerse.

La próstata está escondida entre la vejiga y el pene, alrededor de la uretra —el tubo por el que fluye la orina desde la vejiga. Éste es un defecto de origen importante: con la edad la próstata comienza a crecer de forma natural, oprime la uretra e interfiere en el flujo urinario.

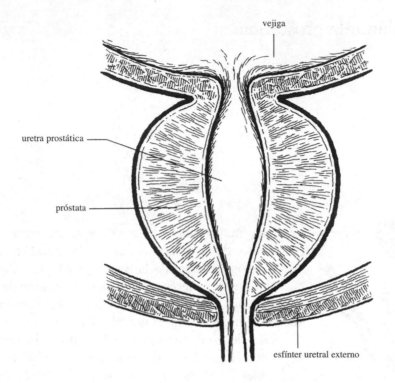

Figura 13. Una próstata saludable.

¿Qué hace la glándula próstata?

La función de la glándula prostática no se ha comprendido del todo. Lo que se sabe es que:

- secreta fluidos que constituyen entre 30 y 40% del volumen seminal;
- secreta nutrimentos como el zinc, aminoácidos, ácido cítrico, vitaminas y azúcares que, según se piensa, mantienen un esperma sano pero no son esenciales para la reproducción. Aunque el esperma no haya tenido contacto con el fluido prostático, puede fertilizar un óvulo;
- ayuda a dirigir el semen hacia fuera durante la eyaculación para que no refluya hacia la vejiga;

- contiene sustancias que dan al semen su olor característico;
- secreta enzimas como la fosfatasa ácida y antígenos prostáticos específicos (APE) que ayudan a incrementar la fluidez seminal para que los espermatozoides puedan nadar lejos;
- secreta unas sustancias químicas similares a las hormonas (prostaglandinas), cuyos efectos se presentan en el tracto genital femenino, como hacer que el cuello uterino se "abra" ligeramente para que el semen pueda entrar con mayor facilidad; tal vez haga también que el tracto femenino se contraiga. En teoría, esto puede ayudar a absorber el esperma hacia el óvulo y puede hacer que el orgasmo femenino sea más intenso. Puesto que las secreciones prostáticas son las primeras en salir durante la eyaculación, estos efectos pueden ser importantes.

Hay tres cosas en particular que tienden a fallar en la glándula próstatica; cada una se presenta en una etapa diferente de la vida del hombre.

1. Prostatitis, cuando la glándula se infecta o se inflama. Es más común entre los 25 y los 45 años.
2. Hiperplasia prostática benigna (HPB) en la que la glándula crece lentamente. Esto produce síntomas, por lo regular, después de los 45 años.
3. Cáncer de próstata, que tiende a presentarse después de los 55 años —aunque puede presentarse mucho antes.

Prostatitis

Cuando se mira bajo el microscopio, la glándula prostática contiene más canales y pasajes ocultos que Venecia. Éstos pueden infectarse, inflamarse u obstruirse —ya sea con secreciones espesas o con diminutas piedras similares a la grava— y producir una prostatitis. Se estima que uno de cada tres hombres sufrirá de prostatitis en algún momento entre los veinte y los cincuenta años.

Hay cuatro tipos principales de prostatitis:

1. Infección bacteriana aguda (de inicio reciente).
2. Infección crónica de uno de dos tipos:
   a) infección bacteriana (a largo plazo)
   b) inflamación no bacteriana (a largo plazo).

3. Prostatodinia —síntomas de dolor prostático sin signos evidentes de inflamación o de infección.

Prostatitis bacteriana aguda

Por lo regular es causada por bacterias que pasan desde los intestinos hacia el sistema urinario, ya sea a través de la uretra o viajando en la corriente sanguínea o en los fluidos linfáticos.

En ocasiones están involucrados los organismos que provocan enfermedades de transmisión sexual (por ejemplo gonorrea, clamidia). Otras veces son también responsables los hongos que causan comezón (candida).

Los síntomas llegan de repente y pueden incluir:

- malestar general;
- escalofríos o fiebre;
- dolor en la parte baja de la espalda;
- comezón alrededor de los muslos y los genitales;
- dolor profundo entre el escroto y el ano;
- dolor y dificultad al orinar;
- orinar con frecuencia;
- dolor durante la eyaculación.

Por lo regular, la próstata se encontrará caliente, inflamada y sensible cuando el médico la examine (introduciendo con suavidad un dedo en el recto).

Algunas veces, a pesar del tratamiento, la infección persiste en las hendiduras de la próstata. Cuando esto ocurre, el resultado es una prostatitis crónica.

Prostatitis crónica

La prostatitis crónica es común en los países desarrollados. Estudios en cadáveres muestran que uno de cada cinco hombres menores de cuarenta años y tres de cada cinco en mayores han presentado esta condición. Esto sugiere que, a veces, la inflamación crónica (progresiva) de la próstata se presenta sin producir síntomas.

Los estudios muestran que hay dos tipos principales de prostatitis crónicas: las que se deben a infecciones microbianas y en las que la inflamación se presenta sin datos de infección.

Prostatitis bacteriana crónica

Los microorganismos pueden entrar en la próstata para desarrollar una infección con pus e incluso con abscesos diminutos. La inflamación se presenta inmediatamente y eso atrapa las bacterias en la glándula, ya que los canales de drenaje habituales están bloqueados.

En algunos casos, las bacterias se cubren de las secreciones prostáticas que las endurecen y forman cristales o cálculos pequeños. Esto las protege del ataque del sistema inmunológico del cuerpo y de los antibióticos y es causa de las inflamaciones repetidas, comunes en la prostatitis bacteriana.

Los síntomas varían, pero pueden incluir:

- dolor y malestar en la próstata, el escroto, los testículos, el recto o el extremo del pene;
- dolor en la espalda baja, en la parte baja del abdomen o en la parte interna de los muslos;
- descargas acuosas del pene;
- problemas urinarios como urgencia, orina nocturna, dolor al orinar;
- dolor durante la eyaculación;
- eyaculación precoz;
- sangre en el semen;
- infección e hinchazón de los testículos.

Por desgracia, esta condición puede ser difícil de erradicar. Algunos hombres sufren síntomas recurrentes a lo largo de su vida.

Prostatitis crónica no bacteriana

Puede presentarse en cualquier momento después de la pubertad, pero es más común entre los treinta y cincuenta años de edad. Es una condición inflamatoria en la que las secreciones prostáticas contienen células de pus pero sin bacterias.

Una de las teorías más populares señala que la prostatitis no bacteriana se debe al vaciamiento anormal de la vejiga. Esto fuerza a la orina a dirigirse hacia los canales y conductos de la próstata causando irritación e inflamación. En ocasiones, esta situación se activa o se empeora cuando el hombre corre o realiza un deporte activo con la vejiga llena.

Otra teoría dice que algunos hombres producen secreciones prostáticas más espesas y, quizá, más ácidas de lo normal. No pueden drenarse con facilidad a través de los delgados conductos y se acumulan produciendo inflamación e irritación.

Los síntomas más comunes de la prostatitis crónica no bacteriana son:

- dolor en los testículos, el pene o el recto;
- dolor en la parte baja de la espalda, sobre todo después del coito;
- ardor al orinar;
- frecuencia urinaria;
- descargas de la uretra, sobre todo después del coito.

Prostatodinia o prostatalgia

La prostatodinia se caracteriza por la presencia de dolor y síntomas de los problemas de próstata, pero sin evidencia de inflamación o de infección en la glándula. Las secreciones prostáticas parecen normales y no contienen células de pus.

Algo sorprendente es que la prostatodinia es común; afecta a un tercio de los casos en los que los hombres experimentan síntomas prostáticos crónicos.

Estos síntomas incluyen, con frecuencia, problemas sexuales tales como:

- dolor durante la erección o la eyaculación;
- potencia sexual baja;
- volumen seminal disminuido;
- impotencia.

Algunos médicos la han clasificado como un problema psicosexual. Sin embargo, hay probabilidades de que se deba a causas físicas como los espasmos en los músculos pélvicos —quizá ocasionados por el estrés y la ansiedad. A menudo, los síntomas empeoran cuando la eyaculación no es frecuente, lo cual sugiere que el dolor puede ser causado por un ensanchamiento de la glándula prostática, probablemente con secreciones que son más espesas de lo normal.

Tanto la prostatitis no bacteriana y la prostatodinia se solucionan con un incremento en la frecuencia de la eyaculación, ya sea mediante relaciones sexuales o masturbación. Esto drena la glándula eliminando el exceso de secreciones y aumenta de forma temporal el abastecimiento sanguíneo. Los dos efectos ayudan a expulsar las toxinas. Sin embargo, en algunos casos el incremento en la frecuencia de la eyaculación sólo empeora la condición.

Otra posibilidad es que la prostatodinia se deba a la irritación o al mal funcionamiento de los nervios de la próstata.

Cómo investigar la prostatitis

Con frecuencia es difícil dar un diagnóstico certero de prostatitis. Lo ideal es que lo realice un médico especialista en urología o en medicina genitourinaria.

Es posible que su médico lo envíe a una clínica especializada (en vías urinarias o en enfermedades venéreas) pero esto no significa que piense que pueda tener alguna enfermedad de transmisión sexual. Es sólo que las clínicas urológicas tienen los equipos y la experiencia para analizar y tratar los síntomas con sensibilidad y en confianza. Las pruebas que pueden ser practicadas incluyen:

- un examen rectal y genital completo;
- asepsia desde el orificio del pene;
- cultivos urinarios y una prueba de "tres cristales" (véase más adelante);
- masaje prostático;
- análisis de sangre para buscar datos de alguna infección (conteo de los glóbulos blancos);
- auscultación de rutina en busca de enfermedades de transmisión sexual, como la clamidia.

Durante el examen, el médico puede buscar alguna descarga por el orificio del pene y datos que revelen inflamación, tales como enrojecimiento o ardor. Los testículos pueden examinarse con delicadeza para buscar protuberancias o sensibilidad.

A menudo se lleva a cabo un examen rectal para evaluar el tamaño y la textura de la glándula pero no siempre es de utilidad. Cuando hay una prostatitis aguda, la próstata está caliente, hinchada o sensible. En una prostatitis crónica puede sentirse suave, pero con frecuencia puede palparse normal.

Las asepsias se hacen introduciendo con suavidad un cotonete esterilizado en el extremo del pene. Esto recolecta la descarga fresca, que se examina bajo el microscopio antes de enviar al paciente a hacerse un cultivo bacteriano.

Se realiza una segunda limpieza para hacer un análisis especial y detectar signos de una infección por clamidia. A diferencia de las bacterias normales, la clamidia es muy pequeña para verla bajo el microscopio y no puede desarrollarse en un medio de cultivo.

Pruebas de orina para la prostatitis

Se le pedirán muestras de orina en dos recipientes de cristal. Éstas se analizan para revisar densidad, huellas de proteínas, de sangre o de filamentos de material celular. Los filamentos se separan para ser analizados bajo el microscopio, pues la presencia de células de pus o de bacterias puede ayudar al diagnóstico. La orina restante se envía a cultivo para ver si se desarrolla alguna bacteria.

Por lo regular, se realiza una prueba de "tres tubos". Después de orinar en el segundo recipiente, se le pide que detenga el flujo y que retenga la orina. El médico inserta un dedo cubierto con un guante en el recto y da un masaje suave a la próstata.

El masaje libera secreciones que fluyen por el orificio del pene y pueden recolectarse. Si no aparece ningún líquido, se le pedirá una tercera muestra para que los líquidos prostáticos fluyan.

El análisis de los tres tubos

La prueba de los tres tubos busca distinguir la infección en las diferentes partes del tracto urogenital masculino. Los resultados no siempre son del todo claros pero, por lo general, pueden resumirse como sigue:

- si se encuentran bacterias en el primer recipiente de cristal, la prueba sugiere que hay una infección en la uretra (el tubo que conduce de la vejiga al extremo del pene);
- si se encuentran las bacterias en la segunda muestra, esto sugiere que puede haber una infección en la vejiga (cistitis);
- si se encuentran más bacterias en el tercer recipiente de cristal que en el primero, esto sugiere una prostatitis;
- si hay células de pus presentes, pero no se encuentra una cantidad importante de bacterias, puede surgir una prostatitis no bacteriana;
- si no hay bacterias y hay muy pocas células de pus, el diagnóstico puede ser una prostatodinia.

Tratamiento de la prostatitis

Prostatitis aguda

Una vez que se tiene el diagnóstico, se prescribe un tratamiento prolongado con antibióticos, por lo regular, durante al menos cuatro semanas. Los síntomas deben empezar a mejorar en pocos días.

En ocasiones, la infección hace que la glándula se inflame lo suficiente para comprimir el flujo a través de la uretra. Esto produce una obstrucción al flujo de salida de la orina y es necesaria una hospitalización. Bajo anestesia local se inserta un catéter en la vejiga para facilitar el flujo urinario.

Prostatitis crónica

La infección crónica puede ser difícil de tratar, ya que la inflamación y la hinchazón dejan la infección atrapada en el interior de la glándula. Una vez que se hace el diagnóstico, se prescriben antibióticos durante al menos seis semanas. Algunas veces son necesarios durante tres meses o más.

Los analgésicos antinflamatorios como el ibuprofeno también ayudan a reducir la hinchazón, la inflamación y el dolor.

La prostatitis crónica no bacteriana puede ser tratada con complementos alimenticios naturales derivados de extractos de polen de centeno. Esto resulta útil para reducir la inflamación, la irritación y la hinchazón. Los primeros signos de mejoría se muestran, por lo regular, en los primeros tres meses y luego hay una mejoría progresiva en un periodo de seis meses.

Prostatodinia

Puede ser difícil de tratar. Por lo regular los analgésicos no son de mucha ayuda y algunos pacientes terminan utilizando tranquilizantes para reducir el espasmo muscular en la glándula. No es buena idea su uso prolongado, ya que pueden causar adicción.

Los estudios recientes sugieren que el dolor de la próstata se resuelve con una hipertermia por microondas. La próstata se calienta llevándola de 37 a 42.5°C mediante un instrumento especial que se inserta por el recto. Esto incrementa el flujo sanguíneo y acelera las reacciones naturales de alivio del cuerpo. Se da una hora de tratamiento para un periodo de seis semanas.

127

Un alivio similar puede obtenerse con un baño de asiento caliente durante media hora. Otros tratamientos que se han probado para la prostatodinia incluyen:

- acupuntura;
- terapia con láser;
- medicamentos relajantes musculares (por ejemplo, el diazepán);
- medicamentos antiespasmódicos;
- psicoterapia y consejería;
- técnicas de relajación.

Para los hombres con prostatodinia es importante el ejercicio regular y una alimentación rica en fibra para mantener el buen funcionamiento de los intestinos, sobre todo si los afectados permanecen sentados ante un escritorio la mayor parte del día. Tanto estar sentado como el estreñimiento incrementan la congestión de la próstata.

La nicotina de los cigarrillos produce espasmos de los músculos y puede exacerbar los síntomas de la prostatodinia. También el alcohol o la cafeína pueden activar los ataques de dolor de la próstata. Es recomendable ver a un especialista en alergias para identificar los alimentos que deben evitarse.

La prostatitis y el sexo

Si sufre de prostatitis es mejor evitar el sexo mientras se tengan síntomas o se esté bajo tratamiento. Si el problema se debe a una infección, es posible, en teoría, transmitirla a la pareja femenina ocasionando una cistitis o una infección vaginal. Su médico le informará el momento en el que puede reanudar su actividad sexual normal.

El crecimiento benigno de la próstata

La próstata crece de manera natural con la edad. Este proceso se conoce con el nombre de hiperplasia prostática benigna y por lo regular se le designa con la abreviatura HPB.

Aproximadamente uno de cada tres hombres mayores de cincuenta años de edad presenta síntomas de prostatismo. Se vuelve más frecuente con la edad (de modo que a los sesenta años, 60% de los hombres tiene síntomas clínicos; a los setenta años, 70%, y así sucesivamente).

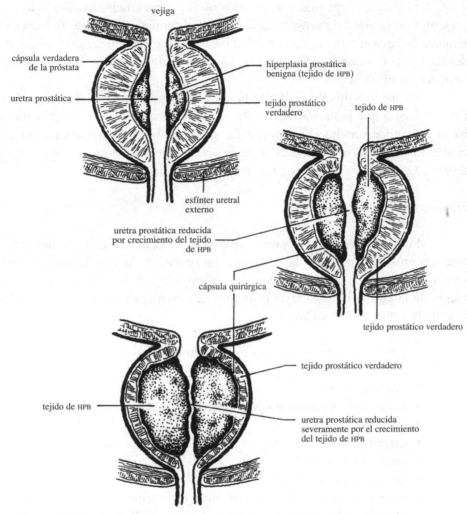

Figura 14. La próstata y la uretra. Se muestra un crecimiento en el área central como en el caso de *a*) una HPB leve, *b*) una HPB moderada y *c*) una HPB severa.

Por desgracia (como ya se ha dicho con anterioridad), puesto que los síntomas tienden a incrementarse de manera gradual, muchos hombres los asumen como parte del envejecimiento y no buscan una revisión o un tratamiento.

129

El término hiperplasia se refiere a un incremento en el número de células presentes en la glándula prostática. Conforme el número de células se incrementa, también lo hace el tamaño de la glándula. Puesto que ésta encierra el tubo a través del cual pasa la orina hacia el exterior (uretra), la HPB produce diversos grados de obstrucción urinaria.

En algunos hombres, la próstata crece sin ocasionar problemas al orinar. Esto se debe a que la uretra es más gruesa de lo normal, o a que la próstata crece hacia el exterior y no hacia el interior. En otros hombres, un crecimiento menor de la glándula implica una compresión de la uretra y se presentan síntomas urinarios severos. Los médicos llaman a estos síntomas "prostatismo".

Síntomas del prostatismo

Puesto que la vejiga se estira y se contrae al intentar librar a la fuerza la obstrucción prostática para que la orina pase, los síntomas clásicos del prostatismo son una combinación de la obstrucción del flujo urinario y de los que se deben a la irritación de la vejiga. Los síntomas (síntomas de obstrucción= *; síntomas de irritación de la vejiga = **) incluyen:

- dificultad para comenzar a orinar (titubeo)*;
- chorro débil*;
- orinar por pausas*;
- necesidad de pujar para poder orinar*;
- orina por gotas*;
- incontinencia*;
- retención urinaria*;
- incomodidad al orinar**;
- necesidad de ir con urgencia al baño para orinar**;
- necesidad de orinar con mayor frecuencia de lo normal**;
- necesidad de levantarse a orinar durante la noche**;
- sensación de no haber vaciado por completo la vejiga**.

Nota: la presencia de sangre en la orina o en el semen no es, por lo general, síntoma de una HPB. Si observa cualquiera de las dos, debe consultar a su médico tan pronto como sea posible, ya que será necesaria una revisión inmediata.

¿Qué produce la HPB?

La hiperplasia prostática benigna (HPB) puede deberse principalmente a una disminución de hormona sexual masculina: la testosterona. Ésta se transforma en el interior de la glándula próstata en otra hormona, la dihidro-testosterona (DHT). Esta conversión es controlada por la enzima prostática 5-alfa-reductasa.

Los hombres que no tienen la enzima 5-alfa-reductasa no se desarrollan de manera normal. Sus genitales son pequeños y, por lo regular, se les confunde con niñas hasta que llegan a la pubertad. Luego, el pene y el escroto crecen de manera repentina y la voz se hace más profunda, lo cual es, de forma evidente, traumático para el niño, los padres y la gente cercana.

Algo interesante es que estos hombres:

- sólo desarrollan una glándula prostática pequeña;
- no presentan calvicie;
- nunca sufren de acné.

Debido a que el crecimiento prostático benigno se debe a una producción reducida de la hormona testosterona, los problemas de próstata pueden tratarse inhibiendo la enzima 5-alfa-reductasa que, por lo regular, desencadena la disminución.

Si se deja sin tratamiento, la HPB puede tener consecuencias serias. La orina atrapada puede regresar desde la vejiga y ejercer presión en los riñones. Con el tiempo, la cicatrización o el daño pueden resultar en una insuficiencia renal. Aunque esto no es común, sirve para ilustrar la necesidad de tomar con seriedad la HPB y no sólo aceptarla como una parte inevitable del envejecimiento.

Puntuación internacional de los síntomas de próstata

Recientemente, como parte de su trabajo, la Organización Mundial de la Salud (OMS) elaboró una "puntuación de los síntomas de próstata". Es un avance importante, ya que proporciona un método objetivo (en lugar de subjetivo) para evaluar la severidad de los síntomas prostáticos.

Observe la tabla siguiente y elabore su propia puntuación de síntomas de próstata.

Figura 15. Puntuación internacional de los síntomas de próstata.

	Nunca	Menos de una vez	Menos de la mitad del tiempo	Alrededor de la mitad del tiempo	Más de la mitad del tiempo	Casi siempre
En el último mes, con qué frecuencia usted ha: ¿Tenido la sensación de no haber vaciado por completo la vejiga después de orinar?	0	1	2	3	4	5
¿Necesitado orinar otra vez después de dos horas de haber terminado de orinar?	0	1	2	3	4	5
¿Tenido varias pausas al orinar?	0	1	2	3	4	5
¿Tenido dificultad para posponer la orina?	0	1	2	3	4	5
¿Tenido un chorro urinario débil?	0	1	2	3	4	5
¿Ha tenido que pujar para comenzar a orinar?	0	1	2	3	4	5
¿Ha tenido que levantarse a orinar desde el momento de acostarse al momento de levantarse?	0	1	2	3	4	5

Como guía general, si la puntuación es:

- menor a 9: puede no necesitar tratamiento, pero debe ser revisado con frecuencia por su médico para observar si progresan sus síntomas. Pueden ser de mucha ayuda el uso de una dieta conveniente para la próstata o los extractos de polen de centeno;

- 9-17: tiene síntomas moderados de HPB. Su médico puede prescribir un tratamiento con medicamentos —siempre y cuando los niveles sanguíneos del antígeno prostático específico (APE) —ver más adelante)— y el examen rectal digital sean normales;
- mayor a 17 (o el APE o la examinación rectal sean anormales): usted necesitará ser remitido a un especialista para una evaluación y un tratamiento más a fondo.

Retención aguda de orina

Al final, conforme la próstata crece, la uretra puede bloquearse también. Esto lo desencadena, por lo regular, un espasmo de la vejiga o de los músculos pélvicos que rodean la uretra. La incomodidad y la preocupación por no poder orinar hacen que el espasmo empeore. Conforme la orina se acumula en la vejiga, el dolor por la distensión se vuelve insoportable y es necesario ser internado en un hospital.

Se inserta un tubo (catéter) en la vejiga a través del pene (bajo anestesia local) para drenar la orina atrapada y producir un alivio inmediato. En muy raras ocasiones hay alguna imposibilidad para introducir el catéter a través de la uretra debido a la inflamación de la próstata. Si esto ocurre, la uretra puede dilatarse con suavidad con unas varillas especiales. Si esto no funciona, puede introducirse en la vejiga un catéter suprapúbico a través de la pared abdominal.

Se tiene la esperanza de que con el conocimiento creciente sobre los problemas de próstata haya menos hombres que lleguen a esta etapa final de retención urinaria —condición que es muy embarazosa, incómoda y dolorosa.

La HPB y el estilo de vida

Los síntomas de la HPB pueden tener efectos drásticos en el estilo de vida. Las quejas comunes son:

- necesidad de evitar beber en ciertas ocasiones, por ejemplo, antes de un paseo o antes de dormir;
- reducir el consumo total de líquidos;
- siempre tener que ubicar dónde se encuentra el baño más cercano;
- no participar en actividades sociales o recreativas por miedo a pasar una vergüenza;
- sentirse deprimido, con baja autoestima.

En una encuesta realizada entre cerca de mil hombres mayores de cincuenta años se encontró que 27% tenían que levantarse a orinar a la mitad de la noche. De éstos, 13% habían convivido con el problema durante más de diez años; 20% tenía dificultades para comenzar a orinar, y 15% lo realizaba con frecuencia. Muchos hombres sufren limitaciones en sus actividades sociales, de recreación y sexuales debido a los síntomas.

Una encuesta realizada por MORI en 800 hombres de cincuenta años de edad mostró que:

- casi la mitad de los hombres sexualmente activos con síntomas de prostatismo experimentan una disminución en su potencia sexual, dificultad para sostener una erección y problemas eyaculatorios;
- veinte por ciento de los hombres con síntomas de HPB tenía sexo por lo menos una vez por semana, comparado con 40% de aquellos que no tenían los síntomas;
- los hombres con dos o más síntomas de prostatismo decían que les gustaría tener sexo con mayor frecuencia de la que les permitían sus síntomas.

Qué hacer si usted sospecha que tiene una HPB

Si sospecha que tiene síntomas de prostatismo es importante consultar a su médico de inmediato. No espere hasta que los síntomas empiecen a interferir con su vida. Una exploración temprana ayudará a prevenir problemas futuros con los riñones —también incrementará la posibilidad de descubrir y tratar a tiempo el problema más serio: el cáncer de próstata.

Examen rectal

Algunos hombres admiten que no acuden al médico con síntomas de próstata debido al temor de un examen rectal.

El tamaño, la forma, la textura y la sensibilidad de la próstata puede evaluarlas el médico introduciendo con suavidad un dedo en el recto. Esto se llama Examen Rectal Digital, por lo regular abreviado ERD, y no es tan incómodo como muchos hombres piensan. La mayoría de los que han acudido a ese examen describe la sensación como similar a un estreñimiento ligero.

El médico utiliza, por lo regular, un gel incoloro, inodoro y con una base de agua como lubricante. Sólo se inserta el dedo índice —el cual, si lo analiza bien, es mucho más delgado que el promedio de los productos del intestino.

Condición	Resultados del ERD
Prostatitis	Suave, sensible y blando
HPB	Más grande, suave y pueden sentirse unas estrías anatómicas firmes
Cáncer de próstata	Con imperfecciones, áspero por la pérdida de las estrías anatómicas normales, nódulos duros

Investigación de una glándula prostática agrandada o crecida

Análisis sanguíneos

- análisis sanguíneo total para buscar alguna anemia o infección;
- urea y electrolitos —para revisar el funcionamiento de los riñones;
- antígeno prostático específico (APE) —que puede encontrarse si hay algún tumor prostático oculto (véase más adelante);
- fosfatasa ácida prostática (FAP) —que puede encontrarse en el cáncer de próstata cuando el cáncer se ha diseminado hacia los huesos

Pruebas de orina

- prueba general de orina —verifica la presencia de azúcar y proteínas;
- examen de orina de chorro medio (OCM) —para buscar una infección bacteriana (cistitis), glóbulos rojos, células de pus y diminutas celulas del tejido de los riñones;
- medición del volumen urinario —evalúa cuánto ha sido afectado el flujo. Esto implica orinar en una botella con una desviación especial, o en un recipiente con un dispositivo electrónico adjunto. La velocidad con la que se orina y la cantidad total de líquido se muestran en una gráfica. Esto indicará el nivel de obstrucción del flujo urinario.

Ultrasonido

Una ultrasonografía transmite por el cuerpo ondas sonoras de alta frecuencia, inaudibles. Éstas regresan con planos del tejido y se analizan en una computadora que produce una imagen en pantalla. El ultrasonido puede analizar:

- el tamaño de la glándula prostática;
- el tamaño de los riñones;
- la cantidad de orina residual que permanece en la vejiga después de vaciarla;
- una ultrasonografía transrectal, en la que se introduce por el recto una sonda con forma de dedo y lubricada, puede proporcionar una mejor evaluación de la uretra, la vejiga y el grado de la obstrucción prostática.

Cistoscopia

Un cistoscopio se introduce a través del pene hasta la vejiga, bajo anestesia general. Con este estudio se explora la uretra, la vejiga y el grado de obstrucción prostática.

Pielograma intravenoso (PIV, UE, urografía excretora)

Esta prueba, utilizada sólo en pocas ocasiones, implica la inyección de yodo en su forma radio-opaca en las venas, que luego se concentra en los riñones. Se toman rayos x que delinean el trato urinario y revelan las anormalidades.

Tratamiento de la HPB

El tratamiento depende de la severidad de los síntomas y de cuánto interfieren en su vida. La puntuación de los síntomas de próstata de la OMS (véase la figura 15) permiten, hoy en día, una evaluación objetiva.

Síntomas leves

Si el crecimiento prostático es leve, lo conveniente es esperar y observar hasta que la evaluación haya descartado malignidad. En algunos casos los síntomas no empeoran de manera dramática. Una dieta conveniente para la próstata, así como los extractos de polen de centeno pueden ayudar.

Síntomas moderados

Medicamentos antiespasmódicos

Estos medicamentos (por ejemplo, oxybutinina, flavoxato, propantelina) reducen la irritación y los espasmos de la vejiga y ayudan a controlar algunos síntomas como la micción frecuente, la urgencia de orinar y la incontinencia. Sin embargo, no deben utilizarse si la próstata ha crecido mucho, por lo que tienen un valor limitado en el tratamiento de la HPB.

Medicamentos alfa-bloqueadores

Éstos (por ejemplo, prazosina, terazosina, indoramina) reducen la actividad del sistema nervioso que, por lo regular, activa la contracción de las fibras musculares en la próstata y en la uretra. Al relajar los músculos, se amplía el espacio uretral y se mejoran los síntomas.

Inhibidores de la 5-alfa-reductasa

Estos medicamentos (por ejemplo, finasterida) bloquean la enzima que convierte la hormona masculina, testosterona, en dihidro-testosterona —la hormona responsable de la HPB (véase el capítulo 6). Esto puede ayudar a que una glándula prostática crecida se comprima en 20% y es de modo particular benéfico en los hombres con síntomas severos. El tratamiento necesita tomarse de manera continua, ya que la próstata puede comenzar a crecer pocas semanas después de haber dejado de ingerir las tabletas. Mientras se tomen estos medicamentos debe utilizarse condón durante el coito para proteger a la pareja sexual femenina, ya que la sustancia puede estar presente en el semen.

Hormonas

Los factores hormonales que influyen en los síntomas prostáticos no se han entendido por completo. El tratamiento con un progestágeno sintético (gestronol)

137

puede administrarse mediante una inyección cada cinco o siete días. Sin embargo, no es muy utilizado debido a que, por lo regular, hay pocos hombres que aceptan las inyecciones. Otras preparaciones hormonales (por ejemplo, la flutamida, la ciproterona) han demostrado reducir la próstata en 25% pero sin mejorar de manera significativa el flujo urinario o reducir la cantidad de orina residual en la vejiga después de vaciarla. Los expertos consideran que es poco probable que un tratamiento con una sola hormona pueda ayudar a la HPB.

Tratamientos naturales

Hay muchos productos de plantas naturales, conocidos como "fitoterapia", que se utilizan en el tratamiento de la HPB. Al igual que los medicamentos convencionales, tienen diferentes acciones en la glándula prostática para mejorar los síntomas. Algunos reducen o reblandecen la glándula para abrir el flujo de orina hacia la uretra; otros relajan las fibras musculares y reducen los espasmos de la próstata y la vejiga.

Los europeos llevan la delantera en el campo de los tratamientos prostáticos naturales. En Alemania, se prescribe la fitoterapia en 95% de los pacientes sometidos a un tratamiento médico para HPB. En Francia y en Italia, los extractos de plantas naturales se utilizan en alrededor de 40% de los hombres que presentan los síntomas y que autorizan la intervención.

Los tratamientos naturales incluyen preparaciones de:

- césped sudafricano —Harzol;
- varilla dorada (*Solidago*);
- ciruela africana (*Pygeum africanum*) —Tadenan;
- palmera enana americana (*Serenoa repens*) —Permixon;
- extractos de polen de centeno —Cernilton, ProstaBrit.

Los últimos dos extractos de plantas son interesantes, pues se piensa que inhiben la enzima 5-alfa-reductasa y reducen la inflamación. Sesenta y nueve por ciento de los hombres que utilizan extractos de polen de centeno encuentran mejoría en los síntomas y su volumen prostático se reduce hasta en 30%.

Palmera de la Sierra: tratamiento de hierbas
para la glándula prostática crecida

Las nuevas investigaciones confirman que los extractos de la fruta de la palmera de la sierra (*Sabal serrulata* o *Serenoa repens*) son efectivos en el tratamiento de los síntomas derivados del crecimiento benigno de la próstata (hiperplasia prostática benigna —HPB). La palmera de la sierra contrae el cuello de la vejiga, disminuye la glándula prostática crecida y ayuda a mejorar el flujo urinario y el vaciamiento de la vejiga. Se piensa que trabaja de múltiples maneras:

- bloquea las dos enzimas prostáticas: la 5-alfa-reductasa y la 3-cetosteroide reductasa;
- interfiere con los receptores hormonales de la glándula, de modo que se reduce la actividad de la dihidro-testosterona y del estrógeno;
- relaja las células musculares delgadas en la glándula y en el cuello de la vejiga.

Estas acciones ayudan a que la glándula disminuya y se relaje, de modo que se mejora el flujo urinario. Los estudios muestran una mejoría importante en la frecuencia urinaria tanto diurna como nocturna, además de un incremento significativo en el flujo urinario en los hombres que consumen extractos de palmera de la sierra durante sesenta días. Una prueba controlada y aleatoria, en la que se comparó el consumo de palmera de la sierra y el de un medicamento controlado (finasteride) utilizado en el tratamiento de la HPB, mostró que ambos lograron una reducción de 38% en los síntomas en un periodo de seis meses. Sin embargo, es interesante mencionar que el funcionamiento sexual del hombre que consumía el tratamiento natural no se alteró y, por el contrario, se deterioró bastante en el que utilizó el medicamento prescrito. Por lo tanto, los extractos de palmera de la sierra tienen, al parecer, la misma eficacia que los medicamentos prescritos para controlar los síntomas de una HPB, pero sin los efectos secundarios no deseados de baja potencia sexual o impotencia.

Dosis

Extractos de frutas: 150 mg-3 g diarios en dosis divididas.
Productos estandarizados para 85-95% de esteroles liposolubles: 320 mg diarios.

Un efecto benéfico comienza, por lo regular, después de dos semanas. No se han encontrado efectos secundarios.

Aceite de Hierba del asno

El aceite de hierba del asno (AHA) es una fuente rica de un ácido graso esencial, el ácido gammalinolénico (AGL) que puede ayudar en un amplio rango de problemas que incluyen piel reseca y con comezón, acné, el síndrome de intestino irritable, artritis reumatoide y el síndrome de la fatiga posviral. También es conveniente para la hiperplasia prostática benigna (HPB). Al igual que la palmera de la sierra, puede inhibir una enzima (5-alpha-reductase) relacionada con el crecimiento de la próstata y reducir el crecimiento del tejido fibroso. Ahora puede conseguirse un complemento que combine el aceite de hierba del asno con la palmera de la sierra y el beta-sitosterol (sustancia similar a las hormonas que se extrae de las plantas), el efaprost.

Síntomas severos

De manera tradicional, la cirugía es el estándar de oro en el tratamiento para la hiperplasia prostática benigna, de moderada a severa. La remoción total o parcial de la glándula próstata se ha practicado durante cientos de años.

El cateterismo

El cateterismo es la inserción de un tubo flexible en la vejiga para liberar la orina retenida. Puede dejarse en el lugar para proporcionar un drenaje continuo hacia una bolsa unida a la pierna. Esta opción es útil para el tratamiento de la incontinencia, pero muchos hombres sólo lo aceptan como una medida temporal. El cateterismo se utiliza también como un procedimiento de emergencia para liberar la orina retenida cuando la uretra se bloquea por completo.

Resección transuretral de la próstata (RTUP)

Más de 45 mil hombres en el Reino Unido son sometidos a una RTUP cada año. En Estados Unidos, más de 400 mil se llevan a cabo cada año con un costo anual de cuatro billones de dólares.

Durante una RTUP se inserta un instrumento (resectoscopio) en el pene mientras el paciente está bajo el efecto de una anestesia general. Una luz de fibra óptica y un sistema de lentes permiten al cirujano ver la uretra y la superficie crecida de la próstata. Un arco eléctrico de alta frecuencia se utiliza para cortar el exceso de tejido y cauterizar los puntos sangrantes al mismo tiempo. El cirujano corta de adentro hacia fuera la parte central crecida de la próstata. A continuación, el sistema de irrigación de líquidos arrastra hacia fuera los cortes y permite que algunos se recolecten para su análisis bajo el microscopio. La histología revela un tumor oculto en alrededor de 5% de los casos.

El último avance en el RTUP es el uso de una fibra láser angulada. Ésta permite que el cirujano tenga más claro el objetivo del tejido prostático para una remoción más certera, reduciendo así el riesgo de complicaciones tales como absorción del líquido de irrigación, sangrado, incontinencia y eyaculación retrógrada (véase más abajo). La ablación endoscópica con láser, como se conoce este procedimiento, es sometida a pruebas permanentes y podría, con el tiempo, remplazar a la clásica RTUP.

Después de una RTUP

Por lo regular, toma varias semanas para que los síntomas del prostatismo se reduzcan después de la operación. Hasta 20% de los hombres tendrá problemas postoperatorios incluyendo una incontinencia urinaria intermitente. En alrededor de 5% de los casos, el problema continúa. Sin embargo, la incontinencia después de la operación no es siempre irreversible o permanente. Por lo general, mejora con el tiempo y a menudo con medicamentos. De ser necesario, pueden implantarse válvulas artificiales para solucionar el problema.

La próstata puede seguir creciendo después de la operación, de modo que los síntomas pueden reaparecer. Alrededor de 15% de los hombres necesitan una segunda RTUP durante los ocho años siguientes a la operación.

La RTUP y el sexo

Es importante saber que por lo menos un tercio de los hombres a los que se les ha practicado una RTUP padecen eyaculación retrógrada después de la operación. Algunos estudios sugieren cifras hasta de 90%. Con la eyaculación retrógrada, el esperma, durante el orgasmo, se regresa hacia la vejiga y es muy poco lo que se eyacula desde el pene. Sin embargo, esto no es en sí mismo doloroso y el esperma saldrá en la próxima vez que se vacíe la vejiga. Lo que sí es muy probable es que se presente infertilidad. Aunque es posible aspirar los espermas desde la vejiga y utilizarlos para métodos de inseminación artificial, es más recomendable, si piensa que podría querer tener más hijos en el futuro, congelar algunas muestras y almacenarlas en un banco de esperma antes de la operación.

No hay ninguna razón aparente por la que un RTUP pueda afectar la potencia sexual de un hombre o en capacidad para mantener una erección. Sin embargo, algunos sí presentan problemas sexuales después de la operación; 50% afirma haber tenido modificaciones en la intensidad de los orgasmos y esto puede producir, por supuesto, una reducción en el interés sexual.

Sin embargo, por regla general, no debe tener problemas de erección después de una operación de próstata. De haber alguno, se le dará un tratamiento como si no hubiese tenido ninguna operación —es decir, se buscarán otras causas.

Prostatectomía abierta

La prostatectomía abierta, en la que la glándula próstata queda expuesta mediante una incisión por arriba del pubis, era la operación de próstata más común hasta que se perfeccionó la RTUP. Ahora se utiliza más en Estados Unidos que en el Reino Unido, donde ésta sólo representa 4% de las prostatectomías.

Todavía se practica:

- si la próstata está muy grande;
- si las articulaciones de la cadera presentan una afección significativa de artritis y no pueden colocarse sobre los estribos como se necesita para un RTUP;
- si un tumor temprano del que se tiene sospecha puede ser aliviado con la remoción de la glándula completa;
- si se necesita practicar también la remoción de piedras grandes en la vejiga.

El riesgo de una eyaculación retrógrada con una prostatectomía abierta es de 80%.

Otras opciones

Se han desarrollado otros muchos procedimientos para el tratamiento de la HPB. No todos están del todo disponibles, algunos están aún en periodo de pruebas:

PTLU

Prostatectomía transuretral inducida con láser y guiada por ultrasonido. Se inserta una sonda láser en la uretra hasta la glándula próstata. Se infla un globo lleno de agua para fijarlo en el lugar y ayudar a drenar la sangre fuera de la glándula. La próstata sin sangre se corta y se sella utilizando el láser, que detiene aún más el flujo sanguíneo, ocasionando que la glándula se reduzca. El procedimiento produce un sangrado relativamente pequeño. Sólo 5% de los hombres a los que se les ha practicado el tratamiento sufre de eyaculación retrógrada después de la operación.

Implantes de dispositivos

En la uretra prostática se implanta una malla tubular de metal y se expande para mantener las paredes uretrales abiertas. La implantación es un procedimiento menor que toma menos de quince minutos. Hay dos dispositivos disponibles:

1. Una malla de alambre tubular delgada (dispositivo de pared) que se deja adentro.
2. Una espiral de metal con recubrimiento de plata o de oro (uroespiral de Fabian) que se remplaza cada determinados años.

Dilatación con globos

Se inserta un globo en la uretra y se infla para dilatar el paso a través de la próstata. Los resultados iniciales parecen promisorios, pero recientemente se han planteado algunas dudas con respecto a la efectividad del procedimiento.

Hipertermia por microondas (prostatrón)

Para esta técnica se inserta en la uretra una espiral de microondas en el interior de un catéter y se calienta a una temperatura de 42°C. Hay un sistema de enfriamiento que protege los tejidos. El procedimiento se lleva a cabo bajo anestesia general y toma entre una y dos horas. Mejora los síntomas de una HPB en dos terceras partes y reduce a la mitad el número de veces que el paciente debe levantarse a orinar durante la noche.

Hipertermia transrectal (prostathermo)

En el recto se introduce una sonda para calentar la próstata a una temperatura de 42°C utilizando microondas. Este procedimiento debe repetirse en seis ocasiones para que sea efectivo.

Thermex

Es un dispositivo de radiofrecuencia que está aún a prueba. Sólo necesita utilizarse una vez y puede curar a dos pacientes de forma simultánea.

ATA: ablación transuretral con agujas

Se insertan agujas en la próstata (bajo anestesia local) para lograr una mayor precisión y mayores temperaturas durante el tratamiento térmico para contraer la próstata.

Sonoblato

Dispositivo que se inserta a través del recto para dirigir ondas ultrasónicas hacia la próstata. Se producen temperaturas lo suficientemente elevadas como para contraer la glándula.

Crioterapia

Tratamiento por congelamiento intenso. Se inserta una criosonda en el pene hasta la próstata. Luego se congela el extremo del instrumento utilizando nitrógeno líquido. Esto forma una bola de hielo que envuelve y congela la glándula. Después de cinco a diez minutos, la sonda se calienta eléctricamente y el contenido acuoso de la glándula se mezcla y es expulsado. Esto produce una contracción dramática.

Cáncer de la glándula prostática

El cáncer de próstata mata tres veces más hombres que el cáncer cervico-uterino en mujeres —sin embargo, hay una mucho menor preocupación de este padecimiento tan común.

En el Reino Unido, se diagnostican 11,500 casos nuevos cada año. En Estados Unidos es la enfermedad masculina más comúnmente diagnosticada (excluyendo al cáncer de piel) con 122,000 nuevos casos cada año. Es un tumor fatal que ocupa el segundo lugar en frecuencia y es la causa principal de muertes por cáncer en los hombres de más de 55 años de edad.

Se estima que uno de cada once hombres blancos estadunidenses desarrollará un cáncer de próstata clínicamente importante en alguna etapa de su vida. El riesgo en los hombres de color es incluso mayor, con un promedio de uno de cada diez.

Los estudios en autopsias muestran que un impresionante 10-30% de los hombres entre los cincuenta y los sesenta años de edad y 50-70% de los que tienen entre setenta y ochenta años presentan evidencias de cáncer de próstata cuando las glándulas se examinan bajo el microscopio. La mayoría de estos cánceres permanece silencioso y nunca se diagnostica. Sus propietarios mueren con ellos en lugar de a causa de ellos.

La incidencia de cáncer de próstata encontrada en las autopsias es idéntica entre los estadunidenses, los japoneses y los chinos pero, por alguna razón, hay mayores probabilidades de que se desarrolle hasta producir síntomas en los hombres occidentales. La incidencia de la enfermedad declarada es 26 veces más baja en los chinos y diez veces más baja en los japoneses. Cuando los japoneses emigran a Estados Unidos, su riesgo de desarrollar un cáncer de próstata de importancia clínica se iguala al de los estadunidenses en dos generaciones. Esto sugiere que hay algún factor ambiental involucrado en el paso de un cáncer de próstata oculto al de importancia clínica. El culpable más probable es la alimentación occidental.

Una enfermedad hereditaria

El cáncer de próstata parece circular entre familiares. Si un pariente en primer grado (padre o hermano) está afectado, el factor de riesgo de un hombre es tres veces mayor de lo normal. Si un pariente en segundo grado (tío o abuelo) también tiene cáncer de próstata el riesgo para ese hombre es seis veces mayor que el que tiene un sujeto sin parientes afectados.

145

Síntomas del cáncer de próstata

Desafortunadamente por lo regular no hay síntomas en las primeras etapas del cáncer de próstata. Esto se debe a que 90% de los tumores se desarrolla en la parte exterior de la glándula y no obstruye el flujo urinario. El cáncer de próstata crece de forma lenta y puede tardar hasta cuatro años en duplicar su tamaño. Algunas veces se descubre un tumor a tiempo por la presencia coincidente de los síntomas de una hiperplasia prostática benigna (HPB, véase el capítulo 6).

En una etapa más avanzada de la enfermedad, un hombre puede tener síntomas de obstrucción similares a los de la hiperplasia prostática benigna. Si la enfermedad se disemina (metástasis) hacia otras partes del cuerpo —por lo regular hacia el hueso— se desarrollan síntomas y signos como los siguientes:

- cansancio
- pérdida del apetito

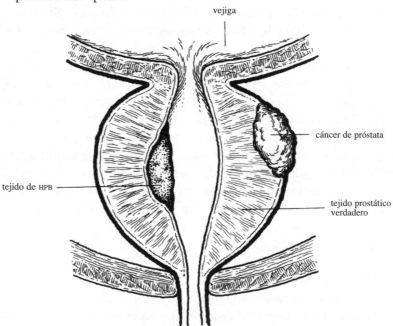

Figura 16, Glándula prostática con una HPB y un tumor.

- pérdida de peso
- dolor de huesos
- anemia
- sangre en la orina o en el esperma
- glándulas inflamadas

En el Reino Unido, sólo 15% de los cánceres de próstata curables se descubren en las primeras etapas, comparado con 50% en Estados Unidos donde se practican métodos de búsqueda anual. La búsqueda puede tener la forma de:

- análisis sanguíneos de rutina para medir el antígeno prostático específico (APE);
- exámenes rectales digitales de rutina;
- ultrasonido transrectal (USTR) de rutina, examen de la próstata —ver más abajo.

Diagnóstico

En 90% de los casos, el cáncer crece en la parte exterior de la próstata que, durante el examen rectal digital, se siente como una protuberancia o irregularidad dura y pequeña. Si el médico encuentra una protuberancia, no se preocupe. En la mitad de los casos referidos para una investigación urgente no se ha encontrado cáncer —el bulto puede deberse a una piedra u otro crecimiento benigno. Incluso si hay cáncer, y se ha descubierto a tiempo, es curable.

Si hay una sospecha de cáncer, deben practicarse varias pruebas de sangre para buscar una anemia y para evaluar el funcionamiento de los riñones. Para indicar si el tumor de la próstata se ha diseminado para formar cánceres de hueso secundarios es útil medir el nivel sanguíneo de una enzima llamada "fosfatasa ácida prostática" (FAP).

El antígeno prostático específico (APE) es una proteína que se crea sólo en las células de la próstata. Si el nivel de APE en la sangre es superior a los 10 ng/ml hay 60% de probabilidades de que haya la presencia de un cáncer de próstata.

Si el nivel es moderadamente elevado (entre 4 y 10 ng/ml) hay 20% de probabilidades. Esto se debe a otras condiciones como el hecho de que un crecimiento benigno o incluso el examen rectal digital elevan, en ocasiones, el nivel. La única forma de distinguirlo es mediante una biopsia.

Si el APE es normal (menos de 4 ng/ml) hay sólo 2.5% de probabilidades de que un hombre tenga cáncer de próstata.

Otras pruebas

Ultrasonido Transrectal (USTR)

Éste involucra la introducción de una sonda lubricada con forma de dedo en el recto. Se transmiten ondas sonoras a través de la glándula prostática y se obtienen planos del tejido para formar una imagen interpretada por la computadora. Los tumores muestran, por lo regular, ecos anormales. Por desgracia, esto no es de mucha ayuda si el cáncer tiene las mismas cualidades de eco que los tejidos normales que lo rodean. Por consiguiente, se pierde en alguna medida el diagnóstico de los tumores.

Biopsia

Una biopsia es la mejor forma de determinar si el nódulo en la próstata es benigno o maligno. Se utiliza una aguja fina para remover una pequeña muestra del tejido del tumor (bajo anestesia local). Si se inserta la aguja a través del recto, se recetan antibióticos para prevenir una infección. Algunas veces, se guía la aguja hacia la protuberancia utilizando ultrasonido. El tejido obtenido durante la biopsia se examina bajo el microscopio para buscar las células cancerosas.

Escáner corporal

(TAC O RM) son útiles para ver cuán lejos se ha infiltrado un tumor en los tejidos aledaños y para ver si se ha diseminado hacia los ganglios linfáticos pélvicos.

Exploración de huesos con isótopos

Puesto que a menudo los tumores de próstata en etapa avanzada se diseminan hacia el hueso, una vez que se diagnostica el cáncer, se lleva a cabo una exploración de hueso con radioisótopos. Los cánceres secundarios de hueso pueden verse también con rayos X. En ocasiones, se sospecha de la enfermedad, ya en etapa avanzada, sólo después de alguna fractura o dolor de huesos.

Tratamiento

El tratamiento varía de un paciente a otro y de un especialista a otro. Depende de lo avanzado que esté el cáncer y si hay o no una diseminación más allá de la próstata. Una vez que la enfermedad se ha diseminado, el tratamiento se dirige más a controlar que a curar.

Tratamiento médico

Con frecuencia, los cánceres de próstata se contraen si se les cambia el ambiente hormonal. Las hormonas sintéticas que bloquean la testosterona (por ejemplo, el acetato de ciproterona, la flutamida) o que imitan un ambiente femenino (por ejemplo, los derivados de estrógenos) se utilizan para reducir la enfermedad. Desafortunadamente las hormonas femeninas pueden producir un crecimiento de los pechos masculinos y reducir la potencia sexual del hombre.

La hormona masculina, testosterona, sólo es producida por los testículos si reciben una señal hormonal del cerebro. Los últimos tratamientos hormonales (los agonistas LHRH, por ejemplo, buserelina, goserelina, leuprorelina) actúan de manera directa sobre el cerebro —con frecuencia mediante un atomizador nasal— para evitar que se dé la señal. Esto resulta en la llamada "castración química", ya que los testículos dejan de producir testosterona. Por desgracia, los efectos secundarios, bochornos, baja potencia sexual e impotencia, son inevitables. Un tercio de los pacientes sufre una elevación repentina de los síntomas de la enfermedad en las primeras semanas del tratamiento debido a que, de manera inicial, los niveles de testosterona se elevan antes de precipitarse.

Se puede utilizar la radioterapia para reducir la próstata o para aminorar el dolor si hay diseminación hacia los huesos. Esto se hace bajo la forma de radiaciones externas o de semillas de yodo radiactivas que se colocan en la glándula misma. Las sustancias radiactivas que funcionan en los huesos (por ejemplo, el estroncio) son benéficas en los hombres con metástasis en huesos. Desafortunadamente la quimioterapia con medicamentos contra el cáncer por lo general es de poca ayuda.

Tratamiento quirúrgico

La remoción de los testículos (orquidectomía) se lleva a cabo en ocasiones como un intento drástico de disminuir los niveles de testosterona. Si se piensa que la castración quirúrgica es necesaria, pueden insertarse en el escroto unos implantes con forma oval que se ven y se sienten como los testículos reales.

Los efectos secundarios de la operación incluyen bochornos (similares a los de las mujeres menopáusicas), impotencia, pérdida de la libido y efectos psicológicos adversos. Muchos hombres prefieren una castración química (hormonal) a una quirúrgica.

Si el tumor en la próstata es pequeño y está localizado, se extirpa, en ocasiones la glándula completa (prostatectomía radical) con la esperanza de curar la enfermedad. Esta operación se hace con mayor frecuencia en Estados Unidos que en el Reino Unido. Una modificación reciente de la intervención implica dejar algunos nervios cercanos a la glándula próstata. Esto reduce el riesgo de una disfunción sexual o de incontinencia.

Un nuevo procedimiento quirúrgico que utiliza el láser YAG para remover una próstata maligna ha presentado resultados promisorios.

Otros tratamientos que, por el momento, están en periodo de investigación incluyen la crioterapia (congelación de la glándula) y la hipertermia por microondas (véase el capítulo 10).

El futuro

Las nuevas investigaciones han descubierto sustancias llamadas "factores de apoyo contra el crecimiento de tumores" en el interior de la próstata. Son sustancias naturales producidas por las células prostáticas como parte de los mecanismos de defensa del cuerpo contra los tumores. Aunque un tratamiento con dichos factores está todavía lejos de ser utilizado, ofrecen una importante posibilidad de manipular el cáncer de próstata con éxito.

Otra ruta posible en la curación del cáncer de próstata es alterar los genes del cáncer mediante una terapia génica, aunque faltan por lo menos diez años para que este tratamiento pueda ser utilizado.

La alimentación y las enfermedades de la próstata

Hoy en día se acepta médicamente la idea de una buena alimentación como instrumento para tener un corazón sano; pero el concepto de una buena alimentación para tener una próstata saludable es revolucionario.

Los estudios recientes sugieren que no sólo es posible sino que hay un factor importante en la baja incidencia de enfermedades de la próstata en ciertas partes del mundo.

Los hombres en China y Japón tienen menos probabilidades de desarrollar un cáncer, un crecimiento prostático benigno o una prostatitis que los hombres occidentales. Esto no parece ser un rasgo hereditario, pues las autopsias muestran que hay en ellos la misma incidencia de cánceres de próstata ocultos que en los hombres estadunidenses. Al parecer, hay algo en el estilo de vida oriental que reduce las condiciones prostáticas, de modo que éstas no se desarrollan hasta convertirse en una enfermedad clínica de importancia.

Si los hombres orientales se mudan a Occidente pierden su protección de la próstata. También es evidente que los japoneses que no emigran, pero que adoptan una alimentación más occidental, pierden su tradicional protección prostática.

Una teoría que está ganando popularidad dice que la alimentación oriental protege contra las enfermedades de próstata, mientras que la dieta occidental tiende a desencadenarlas.

Dieta y los estrógenos de las plantas

La dieta tradicional japonesa es baja en grasas, en particular grasas saturadas, y consiste en arroz, productos de soya (por ejemplo, frijoles de soya, carne de soya, tofu) y pescado, así como legumbres, granos y plantas crucíferas. Estas últimas incluyen parientes exóticos de la col y de la familia del nabo (por ejemplo, el rábano; hojas chinas). Todos son ricos en hormonas débiles (isoflavonoides, fitoestrógenos) que se liberan durante la digestión —con probabilidad durante la fermentación bacteriana en el tracto intestinal— y son absorbidas hacia la circulación. Se piensa que éstas interactúan con las hormonas masculinas naturales para proteger contra la hiperplasia prostática benigna e incluso contra el cáncer de próstata.

Esta teoría está respaldada por los descubrimientos recientes de que el nivel sanguíneo de estrógenos de origen alimenticio es ciento diez veces mayor en las razas orientales comparado con el de los habitantes occidentales.

Sin embargo, parece una paradoja. Los estrógenos ambientales provenientes de otras fuentes (por ejemplo PCB, dioxinas, restos de HRT femenino y de píldoras anticonceptivas orales en el agua potable, estrógenos bovinos en la leche de vacas preñadas) están involucrados, por lo regular, en la elevada incidencia de cáncer de próstata y en la rápida reducción en la cantidad de espermatozoides que se ha observado en los hombres occidentales (véase el capítulo 4).

151

¿A qué se debe que los estrógenos ambientales protejan contra el cáncer de próstata a los hombres japoneses y que lo provoque en los occidentales?

La respuesta parece ser que los estrógenos de plantas (a diferencia de los sintéticos) tienen la suficiente similitud con los de los humanos como para activar la producción de una proteína llamada "globulina sujetadora de la hormona sexual" (GSHS). Esta proteína limpia los estrógenos de la alimentación y las hormonas endógenas masculinas. Una vez que las hormonas están unidas a la GSHS quedan efectivamente inactivas. Esto reduce la exposición general de la próstata a las hormonas y, por consiguiente, reduce el riesgo de problemas de próstata.

Los estrógenos de origen vegetal pueden tener también efectos directos en la producción hormonal masculina y en el metabolismo, además de un efecto en el crecimiento del tumor.

Antioxidantes de origen alimenticio

Los hombres orientales comen mucho más vegetales verdes, rojos, anaranjados y amarillos (por ejemplo, pimientos verdes, amarillos y rojos; brócoli; espinacas, etcétera) que los occidentales. Estos productos son ricos en vitaminas antioxidantes E, C y betacaroteno. Al eliminar los radicales libres que se forman en el cuerpo durante los procesos normales del metabolismo, reducen el riesgo de una enfermedad coronaria y de cáncer.

Al igual que en la política, los radicales libres son una entidad muy inestable que deambula buscando pleitos y ocasionando daños.

La versión molecular tiene una carga negativa. Intenta con desesperación neutralizar esa carga oponiéndose a los componentes de las células y robando la carga positiva o dejando su propia carga negativa. Cada célula del cuerpo es bombardeada por una cantidad aproximada de cien mil reacciones a la oxidación diarias —la cantidad se duplica en los fumadores.

Si el ADN molecular se daña por las oxidaciones, pueden presentarse errores en las secuencias genéticas o pueden activarse los genes que producen el cáncer. Esto incrementa el riesgo de todos los tipos de cáncer, incluyendo el de próstata.

Una alimentación rica en vitaminas y minerales antioxidantes da protección contra el cáncer (y contra las enfermedades coronarias) al donar o aceptar un electrón sin par para neutralizar la carga negativa de los radicales libres antes de que puedan dañar las células.

Los orientales obtienen, de manera natural, cantidades mucho mayores de estas importantes vitaminas antioxidantes que los occidentales.

El Instituto Nacional del Cáncer (Estados Unidos) recomienda un consumo diario de, por lo menos, 6 mg de betacaroteno para reducir el riesgo de cáncer. Un consumo de 15 mg diarios es deseable —pero sólo es posible tomando complementos alimenticios y prestando mucha atención a la alimentación. Algunos expertos en el Reino Unido sugieren también tomar complementos de 150 mg de vitamina C y 30-40 mg de vitamina E.

Fibra

Los vegetales son ricos en fibra dietética insoluble que permanece en el tracto intestinal y absorbe el exceso de hormonas masculinas secretadas en la bilis. Esto ayuda a eliminarlas a través de los intestinos, de modo que no puedan ser reabsorbidas para producir un desequilibrio.

Zinc

Los vegetales también son ricos en zinc, mineral importante para la salud de la próstata. El zinc forma parte de una enzima que se modifica en algunos genes como respuesta a las actividades hormonales y controla la sensibilidad de los tejidos prostáticos ante las hormonas sexuales. Se necesita un consumo de, por lo menos, 10 mg de zinc diarios para mantener la próstata sana. (Véase el capítulo 20 para una lista de alimentos ricos en zinc.)

Grasa saturada de origen alimenticio

Las últimas investigaciones muestran que los hombres que tienen una dieta occidental típica rica en grasas animales (saturadas) tienen un riesgo elevado de cáncer de próstata.

Cuanto más grasas come un hombre, mayor es el riesgo de desarrollar un cáncer prostático avanzado. La grasa saturada de la carne roja, de la mayonesa, de los aderezos cremosos de las ensaladas y de la mantequilla es, al parecer, la más peligrosa. No hay un riesgo tal en los demás productos de uso diario como la leche o el queso.

La carne roja es el alimento más relacionado con las enfermedades de próstata avanzadas. Los investigadores han llegado incluso a recomendar a los hombres que reduzcan su consumo de carne roja si desean reducir el riesgo de cáncer prostático.

En su lugar, se deben obtener ácidos grasos esenciales vitales para la salud de la próstata, tales como los ácidos linolénicos y linoleicos. Las fuentes naturales de éstos incluyen las nueces (por ejemplo, las castañas) y las semillas (calabaza, girasol, linaza). La Organización Mundial de la Salud (OMS) sugiere que todos deberían comer por lo menos 30 g de nueces/semillas por día.

Consejos alimenticios para reducir el riesgo de cáncer de próstata:

- reducir el exceso de peso —los tejidos grasos secretan hormonas y pueden desencadenar desequilibrios hormonales significativos;
- comer cantidades mucho menores de grasa, sobre todo de grasa saturada. Cambiar a leche, queso, aderezos, etcétera, bajos en grasa. El consumo ideal de grasa está entre 25-30% del consumo energético;
- eliminar la carne roja —o comerla sólo en ocasiones. Comer más pollo sin piel y pescado en su lugar. El aceite de pescado presenta beneficios contra el cáncer;
- comer por lo menos medio kilo de fruta fresca o de verduras (sin incluir la papa) diarios. Deben ser crudas o ligeramente hervidas. La OMS recomienda un mínimo de cinco porciones de fruta fresca o de vegetales diarios;
- intentar comer más comidas al estilo japonés —soya, arroz, nabo, hojas chinas, etcétera;
- comer muchos granos, sobre todo productos de centeno;
- comer más nueces y semillas —por lo menos 30 g diarios;
- comer más fibra —30-40 g diarios;
- incrementar el consumo de carbohidratos no refinados (almidones) a 50-70% del consumo energético, según las recomendaciones de la OMS;
- quizá tomar complementos alimenticios para mejorar la alimentación en:
  - vitamina E (30-40 mg);
  - vitamina C (alrededor de 150 mg);
  - betacaroteno (alrededor de 15 mg);
- quizá consumir extractos de polen de centeno;
- quizá consumir complementos de zinc —hasta 10 mg diarios.

La testosterona y la conducta sexual masculina

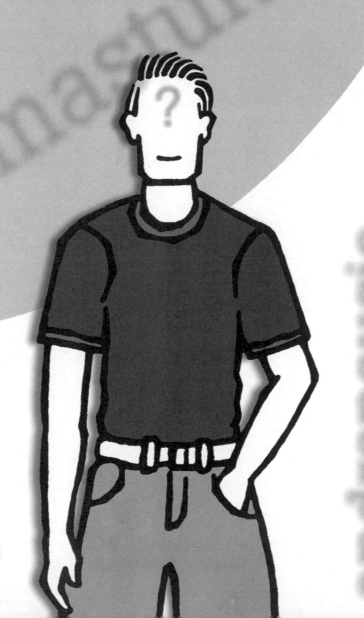

7 La testosterona y la conducta sexual masculina

La pubertad

La pubertad es el periodo que se encuentra entre la niñez y la edad adulta y es cuando se desarrollan las características sexuales secundarias, los órganos sexuales maduran y la reproducción se vuelve posible. Además, se presentan cambios emocionales que junto con los cambios físicos de la pubertad se les llama "adolescencia".

En los hombres, la pubertad comienza, por lo regular, entre los diez y los catorce años de edad (aunque antes de ese momento puede haber diversos cambios hormonales sin ser detectados) y se termina entre los quince y los diecisiete años. En las niñas empieza por lo general un año antes (entre los nueve y los trece años) y uno de las signos más claros del comienzo es el primer sangrado menstrual. En los varones, se presenta un momento similar con la primera eyaculación. Por lo regular, ocurre durante la noche, en lo que se llama "sueño húmedo". Esto no significa fertilidad y no es más que un indicador de que los testículos se han despertado y que, en conjunto con las vesículas seminales y la próstata, están empezando su función secretadora.

Todavía no se tiene una idea clara de qué es lo que desencadena la pubertad. Puede deberse a la retracción de los nervios inhibidores que cubren una parte del cerebro llamada hipotálamo. Una vez que se remueve dicha inhibición, el hipotálamo libera impulsos de una sustancia iniciadora llamada hormona luteinizante-hormona liberadora (HLHL). Estos impulsos de HLHL llegan a las terminaciones nerviosas para estimular la glándula pituitaria que está justo abajo del hipotálamo, en la base del cerebro.

La pituitaria estimulada comienza a secretar dos hormonas más que son esenciales para la reproducción. Éstas son la hormona estimuladora del folículo (HEF) y la hormona luteinizante (HL). HEF y HL entran en la corriente sanguínea y viajan a través del cuerpo para activar los ovarios en las mujeres, o los testículos en los hombres. La HEF desencadena la producción y el desarrollo del esperma, y la HL, la producción de la hormona masculina, la testosterona.

La testosterona y su importancia

La testosterona es el andrógeno u hormona sexual masculina más importante. En los hombres, 95% de ésta es secretada por los testículos y una pequeña cantidad (5%) proviene de las glándulas adrenales. Un hombre maduro secreta entre 4 y 10 mg de testosterona diarios. En las mujeres, las glándulas adrenales y los ovarios producen pequeñas cantidades de testosterona.

En cada testículo, los espacios entre los enrollados túbulos seminíferos (véase el capítulo 3) están llenos de nidos de células llamadas células intersticiales de Leydig. Éstas contienen gránulos grasos ricos en colesterol, el cual se convierte en testosterona mediante una serie de reacciones químicas. La testosterona se libera en la corriente sanguínea para estimular el crecimiento de los huesos y los músculos, el agrandamiento de los genitales y los testículos y el desarrollo sexual. Es la responsable de las características sexuales secundarias que se presentan en la pubertad y de la producción del esperma.

Los efectos de la hormona testosterona

La testosterona es responsable del:

- mantenimiento de la potencia sexual masculina;
- crecimiento de la laringe y del engrosamiento de la voz;
- crecimiento del pene, de los testículos y del escroto;
- desarrollo de los pliegues rugosos (rugae) de la piel escrotal;
- crecimiento de las vesículas seminales y de la secreción de fluidos ricos en fructuosa;
- crecimiento de la glándula prostática;

- secreción de los fluidos prostáticos;
- estimulación de la producción espermática;
- mantenimiento de la función eréctil/eyaculatoria;
- fusión de los extremos óseos (epífisis);
- mantenimiento de la masa muscular.

La testosterona se transforma en la próstata y en los folículos capilares para formar otra hormona llamada "dihidro-testosterona". Ésta es dos veces más potente que la testosterona y se piensa que sea la responsable de:

- el crecimiento del vello facial, axilar y de las extremidades;
- mantenimiento de vello púbico masculino;
- la calvicie masculina;
- el acné;
- el crecimiento benigno de la glándula prostática.

La conversión de la testosterona en dihidro-testosterona se controla con la enzima 5-alfa-reductasa. Los hombres que carecen de esta enzima son varones genéticamente, tienen un funcionamiento testicular normal, pero hasta la pubertad se les sigue confundiendo con niñas. Esto se debe a que sus genitales externos son tan pequeños o rudimentarios como para asemejarse a los femeninos. Una vez que comienza la pubertad, lo que se pensaba era un clítoris comienza a crecer rápidamente hasta convertirse en un pene y los labios se desdoblan para formar el escroto en el que, de manera repentina, descienden los testículos.

Este defecto es relativamente común en una parte de la población de la República Dominicana, en donde se acepta como normal que unas niñas que jugaban en la calle crezcan y se conviertan en hombres. A los afectados se les conoce como "güevedoces" es decir "pene a los doce".

Estos hombres adoptan, al parecer, su identidad psicosexual sin dificultad y, a pesar de ser criados como mujeres, comienzan a comportarse como hombres. Es interesante que no desarrollan acné, calvicie ni crecimiento prostático benigno en ningún momento de su vida.

Estos descubrimientos han ayudado a los investigadores a entender que es la dihidro-testosterona y no la testosterona la que puede ser responsable de la calvicie (véase el capítulo 15) y de la hiperplasia prostática benigna (véase el capítulo 6).

Explosión de crecimiento puberal

En los niños, el mayor crecimiento en la pubertad se presenta entre los doce y los diecisiete años de edad. Esto depende tanto de la testosterona como de la hormona del crecimiento y prácticamente cada uno de los músculos y huesos del cuerpo se ve afectado. El crecimiento diferencial en los varones significa que el área de los hombros se ensancha más que las caderas.

Los cambios también se presentan en la composición del cuerpo, de modo que la masa corporal magra (músculo) crece mientras que el porcentaje graso se reduce para que los niños en la pubertad pierdan su gordura. A continuación, se describen las cinco etapas del desarrollo genital. Las edades indicadas son el promedio para el inicio de cada una.

Etapa 1, preadolescencia —pene, testículos y escroto de tamaño y proporciones similares al igual que en la niñez temprana.

Etapa 2, crecen el escroto y los testículos; por lo regular el izquierdo cuelga más bajo que el derecho; el escroto se hace más holgado, ligeramente arrugado (rugoso) y rojizo; comienza la espermatogénesis (edades: 10-13).

Etapa 3, los testículos y el escroto crecen; el pene se alarga primero y luego se ensancha; se desarrolla vello púbico escaso; aparece el vello facial en el labio superior y las mejillas; el vello corporal comienza a aparecer en las extremidades y el tronco (edades: 11-14).

Etapa 4, mayor crecimiento de los testículos y del escroto; el escroto se oscurece y se arruga más; el pene continúa creciendo y se empieza a desarrollar el glande; el vello corporal y púbico se hace más profuso y comienza a crecer alrededor de la base del pene; se presenta un mayor crecimiento del cuerpo (edades: 13-17).

Etapa 5, etapa adulta, con genitales maduros en su totalidad; el vello púbico se extiende hacia la parte media del abdomen; el vello facial se extiende hacia el labio inferior y la barbilla.

El cambio de la voz

La testosterona produce un crecimiento de la caja de voz (laringe) del hombre y un alargamiento y endurecimiento de las cuerdas vocales. Esto hace que el tono de la voz baje de forma repentina; este engrosamiento de la voz se conoce como el "rompimiento" de la voz. Tiende a presentarse alrededor de los catorce años, pero la mayoría de los niños no se percata de los cambios que ocurren de modo gradual. Alguno niños perciben una sensación de rigidez en la garganta que se pasa después de algunas semanas y que puede estar acompañada por algunos saltos en la voz. No es nada de lo que uno deba preocuparse.

La conducta sexual masculina

En los varones humanos, la conducta sexual depende de la hormona testosterona. Ésta produce un interés y una potencia sexuales elevados e intensifica los patrones innatos de la conducta sexual. Dar testosterona a los heterosexuales incrementa su interés por el sexo opuesto y su administración en homosexuales intensifica su potencia homosexual —no los convierte en heterosexuales.

En un estudio realizado en más de cuatro mil hombres estadunidenses se encontró que los maridos con niveles altos de testosterona tenían 43% más de probabilidades de divorciarse y 38% más de tener relaciones extramaritales que los varones con niveles bajos. Era también 50% menos probable que contrajeran matrimonio.

Los individuos con niveles bajos de testosterona tenían más probabilidades de casarse y de tener un matrimonio exitoso. Esto puede deberse a que los bajos niveles de testosterona hacen a los hombres más dóciles, menos agresivos, con mejor humor y más amantes del hogar.

Es interesante que, al parecer, los niveles de testosterona afectan la carrera que seguirá el hombre. Aquéllos con niveles altos suelen convertirse en atletas, actores y animadores —profesiones que están asociadas con una conducta competitiva, agresiva y extrovertida.

Hay algunas sustancias químicas que desempeñan una acción contra la testosterona, se les llama antiandrogénicas. La administración de acetato de ciproterona o acetato de medroxiprogesterona puede reducir la potencia sexual masculina e interferir en la capacidad para producir una erección. Estos medicamentos se utilizan, en ocasiones, para dar tratamiento a delincuentes sexuales.

La castración (remoción de los testículos) suele resultar en una reducción de la actividad sexual, pero no por muchos años. En varios casos, la actividad sexual no disminuye del todo. Esto puede deberse a una producción de testosterona elevada en las glándulas adrenales que, por lo regular, producen sólo 5% de los niveles de testosterona en circulación.

En los hombres que pierden su potencia sexual y su capacidad para producir una erección, el tratamiento con testosterona revierte de manera efectiva esos cambios y devuelve a la actividad sexual sus niveles anteriores.

¿Qué es una potencia sexual normal?

De acuerdo con diversas encuestas, 40% de las parejas británicas hacen el amor más de tres veces por semana, 35% lo hace una o dos veces por semana y 15% lo hace dos o tres veces al mes; 9% de las parejas lo hace con una frecuencia menor o no lo hace.

La encuesta nacional sobre actitudes sexuales y estilos de vida en el Reino Unido (publicada en 1994) encontró que los hombres entre los 25 y 34 años de edad hacían el amor alrededor de cinco veces al mes. Al llegar a los 55 y 59 años los niveles de actividad se reducen a la mitad cada mes.

De acuerdo con una encuesta de la revista *Esquire* (1992) entre 800 hombres, 2% tenía relaciones sexuales una o más veces al día y 11% las tenía entre 4 y seis veces a la semana. La frecuencia más común parece ser de entre dos y tres veces a la semana. Sólo 5% de los hombres no vírgenes no tenía actividad sexual.

La duración de una relación es importante también. Otras encuestas han encontrado que más de 50% de las parejas que estaban juntas desde hace menos de tres años hacían el amor más de tres veces a la semana. Después de cuatro años, sólo 25% mantenía la frecuencia.

Los afrodisiacos

Ciertos afrodisiacos han demostrado ser populares durante años. La mayoría se deriva de artículos fálicos obvios. La asociación del poderoso cuerno de rinoceronte y de los plátanos con la dureza y la virilidad es fácil de ver, pero festejar en torno al cerebro todavía tibio de los criminales recién decapitados parece excéntrico —hasta que uno se percata de que la erección es un efecto secundario común de un trauma espinal repentino. Esto se conoce con crueldad como "El último contacto de Custer". Hay afrodisiacos famosos más seguros como los ostiones, la champaña, el gingseng, los eleuterococos (gingseng siberiano) y, sorprendentemente, las frambuesas.

Las feromonas

Las feromonas son unas sustancias químicas volátiles que secretan en cantidades muy pequeñas los aceites de la piel. En su mayoría son indetectables de manera consciente, pero tienen efectos poderosos sobre el estado de ánimo. Se piensa que las feromonas son la clave de la atracción sexual humana y, recientemente, se ha estudiado la primera feromona aislada (tomada de fragmentos de piel en un yeso ortopédico descartado) para saber sus efectos. Se probaron concentrados líquidos de esta hormona en cuarenta voluntarios y las sensaciones descritas como "elevadas" pusieron a los receptores en un ánimo amistoso y sensible. Los extractos podrían agregarse en un futuro cercano a las lociones para después de afeitar y a los perfumes para la piel, tal vez con efectos devastadores.

La andropausia

Ahora parece algo definitivo que algunos hombres experimentan una forma de menopausia masculina o andropausia. La testosterona se secreta de manera continua en el hombre y, a diferencia de la hormona sexual femenina, el estrógeno, no sube y baja con un ciclo mensual. Los niveles sanguíneos más altos se presentan en la adolescencia y luego bajan de manera gradual.

Durante la madurez, los niveles de circulación de la testosterona bajan ligeramente y en algunos hombres se desencadenan síntomas de cansancio, irritabilidad, libido reducida, comezón en las articulaciones, resequedad en la piel, insomnio, sudor excesivo, bochornos y depresión. A largo plazo, puede presentarse un adelgazamiento de los huesos (osteoporosis) de una manera similar a la que afecta a las mujeres en la etapa posmenopáusica. Entre los cuarenta y los setenta años de edad, la densidad ósea de los hombres se reduce 15% y se pierde también un promedio de entre 5 y 10 kg de peso muscular. La cuenta espermática tiende a bajar y las fallas en la erección se presentan con mayor frecuencia —todo esto es evidencia de que la hormona testosterona está dejando de hacer su trabajo.

Sin embargo, mucho hombres con estos síntomas tienen los niveles de testosterona dentro del rango normal. Entonces, sus síntomas pueden deberse a un problema de interacción entre la testosterona y sus receptores, o a un consumo excesivo de alcohol (véase el capítulo 17) o a los niveles de estrés (véase el capítulo 17), los cuales incrementan la tasa de trastornos de testosterona. Otra posibilidad es que los niveles de circulación de la globulina retenedora de la hormona sexual

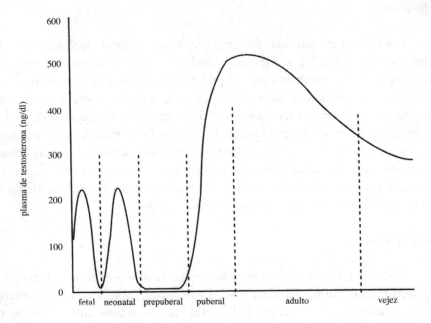

Figura 17. Los niveles de testosterona.

(GRHS) estén elevados. Esta proteína cubre la testosterona libre y la retiene en una forma inactiva. Esto podría explicar la presencia de la testosterona en la sangre sin ejercer sus efectos habituales.

La terapia de remplazo hormonal (TRH) para los síntomas de la menopausia masculina implica la administración de píldoras de testosterona tres veces al día durante seis meses. De manera alternativa, se inserta un implante en la nalga que liberará con lentitud la testosterona durante un periodo de seis meses.

El tratamiento intenta elevar los niveles de testosterona a la normalidad —no a niveles excesivamente elevados— y no convertir a un hombre en un dínamo sexual. Simplemente restaura el nivel normal de libido de un hombre. Aquellos a quienes se ha practicado el tratamiento afirman haberse sentido mejor en dos semanas, con más energía, mejor ánimo y un renovado interés sexual.

El TRH masculino sigue siendo motivo de controversia y no muchos médicos lo prescriben. Se ha relacionado los niveles elevados de testosterona con el cáncer en la glándula próstata. Si siente la necesidad de una mayor evaluación, muchos médicos lo referirán con un especialista en hormonas (endocrinólogo).

Las formas no hormonales de abatir la menopausia masculina incluyen:

- dejar de fumar;
- beber menos alcohol;
- perder el exceso de peso;
- hacer más ejercicio;
- eliminar el consumo de cafeína;
- tomar un complemento alimenticio (las deficiencias de vitaminas y minerales pueden exacerbar los desequilibrios hormonales);
- asegurarse de que los síntomas no están causados por otros medicamentos;
- pedir consejo sobre sus relaciones o dificultades sexuales.

La masturbación

La masturbación se acepta ahora como una actividad natural y saludable. Las encuestas revelan que 80% de los hombres se masturba con regularidad: 13% lo hace más de tres veces por semana, 25% lo hace de una a tres veces por semana y 15% se masturba dos o tres veces al mes. Los hombres sexualmente inactivos y que no se masturban experimentarán, con el tiempo, un "sueño húmedo" —emisión seminal nocturna.

La masturbación es dañina sólo si produce sentimientos de culpa y estimula a hacerlo de manera furtiva. Los cuentos con respecto a que la masturbación produce efectos negativos como exceso de cabello, ceguera o deformidades físicas son producto de las mentes reprimidas y no tienen ningún fundamento en la realidad.

La homosexualidad

La evolución de la conducta sexual humana es compleja. Involucra el instinto, los factores de desarrollo, posiblemente algún elemento genético, presión social y la disponibilidad de parejas del sexo preferido.

Con frecuencia se afirma que 10% de los hombres tiene tendencias homosexuales, pero con probabilidad es una estimación reducida. Si se incluyera a aquellos que tienen experiencias homosexuales durante la adolescencia el número sería mayor.

Kinsey, uno de los primeros sexólogos, encontró que 37% de los hombres en sus estudios admitía haber experimentado, por lo menos, una relación homosexual hasta el orgasmo. En otro estudio en el que involucraba a tres mil estudiantes de universidad de entre 18 y 25 años de edad encontró que la cifra equivalente era de 30%. Incluso estas cifras siguen siendo bajas, pues los cuestionarios se caracterizan por mucha evasión de la verdad.

La encuesta nacional sobre actitudes sexuales y estilos de vida en el Reino Unido en 1994 encontró que 6% de ocho mil hombres afirmaba haber tenido algún tipo de experiencia homosexual, de los cuales 3.6% se referían a contacto genital con otro hombre. Sólo 1.4% había tenido una pareja homosexual en los dos años previos, cifra que es extraordinariamente baja.

La homosexualidad consiste en un espectro de conductas:

- heterosexualidad predominante con experiencias homosexuales incidentales;
- al igual heterosexual y homosexual;
- predominantemente homosexual con experiencias heterosexuales incidentales o;
- exclusivamente homosexual.

Sin embargo, la tendencia y la preferencia sexuales pueden no siempre concordar con la actividad sexual, como lo demuestra el elevado índice de comportamiento homosexual en las prisiones. Asimismo, las presiones sociales pueden conducir a un hombre con fuerte impulso homosexual a mantenerse heterosexual a lo largo de su vida.

Muchas teorías sugieren que la homosexualidad es un fenómeno biológico con una base psicológica. Por ejemplo, algunos hombres pueden tener receptores hormonales que sólo responden de manera parcial a la circulación de las hormonas sexuales. Esto puede resultar en una falta del deseo dependiente de las hormonas que impulsan a buscar una pareja del sexo opuesto para la procreación.

Las investigaciones recientes sugieren que algunos centros del cerebro son los responsables de las conductas sexuales. El centro de la conducta masculina, que contiene los receptores andrógenos, está en la parte anterior del área hipotalámica del cerebro. El centro femenino está en un área llamada "región nuclear ventromedial del cerebro". Se piensa que estos centros se desarrollan de acuerdo con los niveles de circulación de las hormonas sexuales durante el periodo fetal. Esta respuesta depende, a su vez, de una interacción exitosa entre la hormona sexual y sus receptores equivalentes. Parece lógico que las diferencias en las respuestas de los receptores en estas áreas pueda resultar en una conducta homosexual y no heterosexual.

Esta teoría fue respaldada con fuerza por el reciente descubrimiento de que un área del hipotálamo anterior de los hombres homosexuales tiene la forma anatómica que por lo regular se encuentra en las mujeres, en lugar de la estructura típica de los hombres heterosexuales. El núcleo de células involucradas (INAH-3) es, en promedio, más pequeño en los hombres homosexuales (y del mismo tamaño que el núcleo de las mujeres), mientras que otra área, el núcleo supraquiasmático, es dos veces más grande.

Sin embargo, no es tan simple. Algunos hombres homosexuales tienen un núcleo INAH-3 del mismo tamaño que el de los heterosexuales y, en todo caso, las diferencias de tamaño son pequeñas y pueden estar sujetas a errores de medición. Una mayor investigación sugiere que los cables nerviosos que conectan los lados izquierdo y derecho del cerebro son más grandes en los homosexuales que en los heterosexuales.

Los estudios realizados con 28 pares de gemelos varones muestran que si uno de los gemelos idénticos es homosexual el otro tiene tres veces más probabilidades de serlo que si los gemelos no son idénticos. Esto sugiere un componente genético. Los científicos creen que el siguiente paso será la identificación de los genes específicos que influyen en la conducta homosexual —al parecer ya se ha descubierto uno en la drosofila (mosca de la fruta).

Si las diferencias estructurales genéticas o cerebrales están o no relacionadas con la homosexualidad es algo aún desconocido. Si lo están, implicaría que la sexualidad varía genéticamente de la misma forma que algunos son diestros, otros zurdos y unos más, ambidiestros.

El transexualismo

Algunos hombres sufren de disforia de género, por lo que desde la niñez sienten diversos niveles de incomodidad hacia su propio sexo biológico. En ocasiones, es un fenómeno relacionado con el estrés.

El travestismo es una forma ligera de disforia de género y se limita al deseo de portar una vestimenta que por lo regular está reservada al sexo opuesto (en este caso femenino). Esto produce sentimientos de calma y de justeza que otros pueden encontrar difíciles de entender.

Algunos hombres sienten que están atrapados en el cuerpo incorrecto y tienen un deseo arrebatador de perder toda evidencia externa de hombría y de convertirse anatómicamente en mujeres.

Las operaciones de cambio de sexo están disponibles para los transexuales, pero sólo pueden llevarse a cabo después de terapias psicológicas prolongadas. Por lo regular, los hombres que solicitan una operación de cambio de sexo deben demostrar primero que pueden vivir y funcionar como una mujer durante un tiempo determinado previo a la operación. Esto puede involucrar un trauma de no ser aceptado por la familia, los amigos e incluso los hijos. Además, las complicaciones de la operación y los efectos secundarios de los medicamentos necesarios pueden ser muy serios.

Sin una preparación adecuada para vivir perteneciendo al sexo opuesto, la fantasía inalcanzable de lo que eso podría ser, puede resultar, después de la operación, en decepción severa, depresión, suicidio o en una petición de lo imposible: la reversión de la compleja operación. Sin embargo, en algunos casos, adecuadamente seleccionados, el cambio de sexo transforma la calidad de vida.

En los cambios de hombre a mujer, la primera etapa es tomar vía oral hormonas femeninas —lo cual se continuará de por vida. Esto estimula el crecimiento de los pechos y feminiza la piel. El vello no deseado se remueve mediante electrólisis y, en caso de presentar calvicie, se porta una peluca. En ocasiones los pechos pueden aumentarse con implantes quirúrgicos.

La siguiente etapa implica la remoción del pene y de los testículos, además de la creación de una vagina funcional. En algunos casos la vagina se forma de una porción del intestino grueso (colon) que se coloca en el lugar. Este procedimiento tiene la ventaja de crear una vagina lubricada que secreta moco.

Otra posibilidad es retener la piel del pene y del glande y con ella formar la vagina. Tiene la ventaja de dejar algunos nervios intactos, de modo que el placer sexual es posible, pero debe agregarse lubricación para efectuar el coito.

Durante la operación se identifica y se protege la uretra llevando un catéter hacia la vejiga. Los tejidos esponjosos del pene se separan con cuidado de la piel y de la uretra y se eliminan. El resto de la piel se jala y se invierte para que se empuje hacia la pelvis en donde solía estar la raíz del pene. La piel escrotal se utiliza para crear unos labios vaginales artificiales, se recorta la uretra y se coloca en frente de la nueva vagina. Después de la operación es necesario utilizar dilatadores vaginales para mantener el tamaño de la vagina y para detener la contracción de la piel.

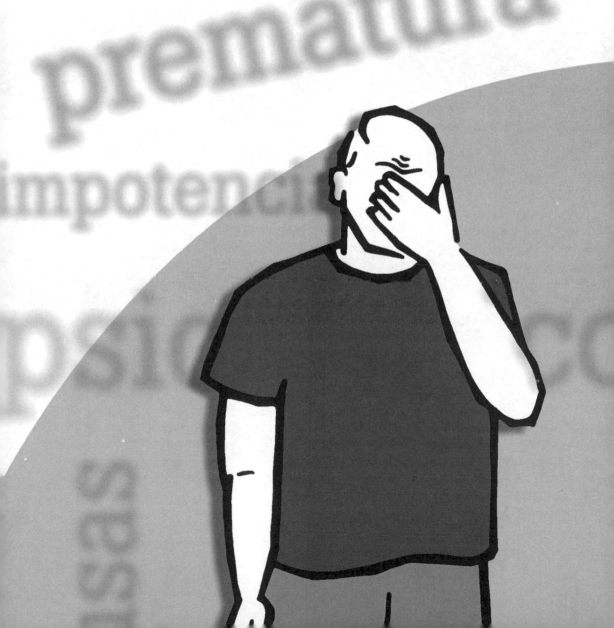

• 8 •
Disfunción sexual masculina

8 Disfunción sexual masculina

La impotencia

La palabra impotencia se deriva del latín *impotentia*, que significa falta de poder. Se utilizó por primera vez para describir la falta de poder sexual en 1655, en un tratado, de entre todos los lugares posibles, titulado *Historia de la Iglesia de Inglaterra* escrito por Thomas Fuller.

La impotencia es la imposibilidad de obtener o de mantener una erección para el término satisfactorio del coito vaginal heterosexual. Por lo regular, el significado de "satisfactorio" implica una erección adecuada, con la dureza suficiente, mantenida durante el tiempo suficiente, que termina en una eyaculación controlada y que proporciona una satisfacción sexual a los dos miembros de la pareja.

La impotencia es una condición común y angustiosa que afecta de forma regular a entre 10 y 30% de los hombres. Todos los grupos de edades están involucrados, pero debido a la vergüenza o a una creencia errónea de que no puede hacerse nada, las víctimas a menudo sufren con desesperación y en silencio. Cualquiera que sea la causa de la impotencia, 99% de los hombres puede recuperar sus erecciones con uno de los múltiples tratamientos disponibles.

Con frecuencia se cree que la impotencia es sólo un problema psicológico pero en 40% de los casos hay una causa física implícita. Si un hombre se despierta con una erección matutina o puede masturbarse hasta llegar al orgasmo cuando está solo, es probable que el problema sea más psicológico que físico.

Si un hombre nunca logra una erección, ni siquiera al despertar, es posible que tenga un problema físico y debe consultar a un especialista en urología para una observación cuidadosa. Durante el sueño de una noche, se presentan entre cuatro y ocho erecciones a menos que haya un bloqueo físico que las detenga. Antes de dormir puede adjuntarse al pene un dispositivo especial que mide con regularidad el diámetro y la rigidez del pene a lo largo de la noche. Esto es útil para diferenciar entre las causas físicas y las psicológicas de la impotencia.

Con frecuencia, tanto el factor físico como el psicológico participan, creando un círculo vicioso que produce ansiedad y sentimientos negativos.

Causas físicas de la impotencia

La causa física más común de la impotencia es la fatiga, el exceso de trabajo y el estrés. Es completamente normal tener un desempeño bajo en estas circunstancias. Otras causas físicas incluyen los efectos secundarios de algunos medicamentos, endurecimiento de las arterias (arteriosclerosis), válvulas que no permiten que la sangre llene los tejidos esponjosos, fibrosis, desequilibrios hormonales y daños nerviosos.

Efectos secundarios de medicamentos

Los efectos secundarios son una causa común y reversible de la impotencia. Entre los medicamentos de prescripción, los más agresivos son los bloqueadores beta —que trabajan reduciendo la actividad de cierto tipo de nervios. Los bloqueadores beta son medicamentos excelentes que se prescriben con frecuencia para tratar la presión sanguínea alta, la angina, los ataques cardiacos, la ansiedad, las palpitaciones, la migraña, el glaucoma y la tiroides hiperactiva, pero si este efecto secundario es un problema es importante decírselo al médico para que cambie a otro tipo diferente de medicamento.

Los diuréticos tiazídicos (tabletas para orinar) que se prescriben para bajar la presión alta o para reducir la retención de líquidos en el cuerpo, pueden desencadenar también fallas en la erección. Los pacientes que toman diuréticos tienen dos veces más probabilidades de ser impotentes que los que no los toman. Una vez más, informe a su médico; hay tratamientos alternativos disponibles. Las tabletas antidepresivas afectan las terminaciones nerviosas del sistema nervioso y pueden ser también responsables.

Si toma cualquier medicamento es conveniente preguntar al médico si éste podría afectar la potencia sexual.

Es fácil olvidar que el humo del cigarrillo contiene una poderosa droga, la nicotina; fumar cigarrillos está relacionado de forma directa con las fallas en la erección; hay un claro efecto relacionado con las dosis: a más cigarrillos por día menos rígida es la erección. Fumar cigarrillos daña los vasos sanguíneos y acelera el "endurecimiento" de las arterias.

Arteriosclerosis

El endurecimiento y la obstrucción de las arterias son comunes en edad mediana. Algunas veces, las arterias que conducen al pene se bloquean y se tapan con depósitos de colesterol. Esta circulación pobre significa que la sangre no puede fluir hacia el pene con el volumen necesario para una erección normal y, entonces, se produce la impotencia.

Las pruebas que delínean el flujo sanguíneo hacia el pene (que utilizan medios de contraste que aparecen en los rayos X) muestran cualquier estrechamiento de las arterias que pudiera ser la causa. En ocasiones, se utiliza el ultrasonido para medir los cambios en el fluido sanguíneo después de la inyección de algún medicamento que induzca la erección.

Escurrimiento lento

En algunos varones, la erección comienza muy rígida y luego se desvanece lentamente debido al escape gradual de la sangre de los cuerpos cavernosos y del cuerpo esponjoso (véase el capítulo 1). Esto se debe a alguna debilidad en el mecanismo que aprieta las venas exteriores para evitar que la sangre acumulada se drene durante la erección. Este problema puede detectarse con pruebas especiales en las que se emplean materiales de contraste que aparecen en rayos X (cavernosometría). El escurrimiento venoso es una causa común de la impotencia en los hombres mayores. Algunos hombres sufren tanto de un abastecimiento sanguíneo pobre como de escurrimiento venoso.

Fibrosis

Si el abastecimiento sanguíneo es normal, la fibrosis o la acumulación de tejido cicatrizado (por ejemplo, en la enfermedad de Peyronie, véase la p. 33) pueden hacer que el pene esté rígido de un lado, más que expansible. Esto evita que el pene se infle en su totalidad o hace que se curve dramática y dolorosamente hacia un lado. Esto puede causar una impotencia total o parcial. El tratamiento quirúrgico para remover el tejido cicatrizado, o recoger un poco de tejido del lado opuesto de modo que las erecciones vuelvan a ser rectas, puede solucionar el problema.

Desequilibrios hormonales

En ocasiones, un desequilibrio hormonal puede ser la causa de la impotencia, sobre todo si los niveles de testosterona son muy bajos o los niveles de prolactina muy altos. Si sufre de impotencia, se le practicarán exámenes de sangre para buscar problemas hormonales. Si se encuentra un desequilibrio, se trata con facilidad una vez que se sabe la causa.

Diabetes

La diabetes causa impotencia por dos razones principales: estimula la obstrucción de las arterias (arteriosclerosis) y, si no está bien controlada, puede provocar un daño a los nervios en forma permanente debido a los elevados niveles de azúcar en la circulación.

Daño nervioso

Las enfermedades o las heridas que afectan a los nervios pueden causar impotencia. Esto incluye a los hombres que sufren de esclerosis múltiple severa, o que tienen un daño sostenido de la médula espinal como resultado, por ejemplo, de haberse fracturado la columna. Algunas veces puede haber erecciones reflejas, pero la eyaculación no es posible sin una estimulación eléctrica.

El tratamiento de la impotencia física

Hoy en día, el tratamiento de la impotencia física está muy desarrollado. Hay muchas opciones disponibles, una vez que una serie de investigaciones hayan establecido la causa.

Medicamentos orales

En la actualidad, se llevan a cabo pruebas internacionales de un tratamiento oral para la impotencia. El medicamento, un derivado de la yohimbina hidroclorídrica, se extrae del árbol africano *Pausinystalis yohimbe*. Se espera que los resultados de las pruebas salgan pronto, pero tardará algunos años para que esté disponible en el mercado.

Viagra

El viagra (citrato de sildenafil) fue el primer medicamento oral disponible para el tratamiento de la impotencia masculina. Se toma alrededor de una hora antes de la actividad sexual y ayuda a tres de cada cuatro hombres a solucionar sus problemas de erección. Su funcionamiento consiste en un bloqueo de ciertos receptores (receptores tipo 5 fosfodiesterasa) en el pene. Esto relaja las fibras musculares suaves en los vasos sanguíneos que conducen al pene, así como a los tejidos esponjosos (cuerpos cavernosos) del pene mismo, de manera que llegue más sangre al área y se acumule en los tejidos esponjosos para producir una erección. No es un afrodisiaco y sólo producirá una erección en los hombres con un impulso sexual saludable y que estén sexualmente estimulados.

El viagra puede ayudar a los hombres con impotencia relacionada tanto con causas psicológicas como físicas, incluyendo la diabetes, la presión sanguínea elevada, la depresión, el daño en la médula espinal y la cirugía de la próstata. En las pruebas clínicas, entre 70 y 90% de los hombres con impotencia (de entre 34 y 70 años de edad) dijeron tener una mejoría en la calidad de sus erecciones, en comparación con sólo un cuarto de los que tomaban placebos. Este efecto lo confirmaron de manera independiente las parejas de los pacientes. El viagra se tolera bien y los efectos secundarios incluyen dolor de cabeza, congestión nasal, indigestión, bochornos y dolor muscular pélvico. Alrededor de 3% de los pacientes experimentó cambios ligeros y ocasionales en la visión del color y la sensibilidad a la luz.

Ha habido reportes de personas que al utilizarlo sufrieron un ataque cardiaco, pero esto puede estar relacionado con el hecho de que muchos de quienes lo necesitan son hombres de edad adulta o avanzada con padecimientos de diabetes, presión arterial elevada o endurecimiento de las arterias, malestares que en primera instancia causaron la impotencia. No deben tomarlo hombres que consumen otro medicamento dilatador de los vasos sanguíneos (como los nitratos que se utilizan para tratar la angina), ya que el hacerlo podría repercutir en una reducción repentina y potencialmente seria de la presión sanguínea.

SUME

El SUME[1] —que significa sistema uretral medicado para la erección— es otra forma de tratar la impotencia masculina. En lugar de inyectar el medicamento alprostadil en el pene (como ocurre con la EPIF, ver más adelante), hay un dispositivo especial de conducción que permite la inserción indolora de una píldora del tamaño de un grano de arroz en el tubo urinario (uretra) en el extremo del pene.

El alprostadil relaja las fibras musculares y dilata los vasos sanguíneos en el pene, de modo que el flujo de sangre en el área es mayor. La erección se presenta, por lo regular, entre cinco y diez minutos después y dura entre treinta y sesenta minutos. SUME es efectivo en casi 70% de los hombres que lo utilizan. Hay poco efectos secundarios y 90% de los que lo usan califican su aplicación como "muy cómoda", "cómoda", o "neutral" y preferible a la inyección en el pene. SUME debe insertarse de la siguiente manera:

- después de la micción, recuéstese, estire el pene a su extensión máxima e inserte con lentitud la punta del dispositivo de colocación de SUME en el extremo del pene;
- presione el botón impulsor para soltar la píldora en el interior del pene;
- lenta y suavemente mueva el aplicador hacia delante y hacia atrás para asegurarse de que el medicamento se haya separado;
- después de sacar el aplicador, ya sea usted o su pareja deben hacer rodar el pene entre las manos durante diez segundos para distribuir le medicamento a lo largo de la uretra;

No deben utilizarse más de dos dosis en un periodo de 24 horas. Si su pareja está embarazada, SUME sólo debe utilizarse con un condón.

---

[1] Las siglas en inglés son MUSE (Medicated Urethral System for Erection) y forman un juego de palabras con la palabra inglesa "muse" que significa "musa"; por consiguiente, significa "inspiración".

TG *tópico*

El trinitrato de glicerilo (TG) es un medicamento que se utiliza por lo regular para el tratamiento de los dolores de la angina de pecho. El TG dilata los vasos sanguíneos e incrementa el flujo sanguíneo. Las investigaciones han descubierto que los parches de TG aplicados en el pene durante una o dos horas antes del coito pueden ayudar a solucionar la impotencia. De diez hombres entre 45 y 71 años que habían padecido impotencia durante un promedio de cinco años, cuatro lograron una erección con coito y eyaculación —una tasa exitosa de 40%.

El uso de los parches de TG tiene una ventaja sobre las cremas, pues estas últimas las absorben los tejidos vaginales de la pareja femenina y le causan dolores de cabeza como efecto secundario.

Las erecciones en vacío

Para una erección en vacío se coloca el pene en un cilindro de plástico del que se extrae el aire con una bomba. El vacío parcial resultante hace que el pene se llene de sangre y se produzca una erección. Un anillo apretado se coloca alrededor de la base del pene para atrapar la sangre acumulada y mantener la rigidez. El pene se mantiene erecto una vez que se remueve el cilindro de vacío. Resulta obvio, puesto que actúa como un torniquete, que el pene se ve un poco azulado y sólo puede dejarse el anillo durante un periodo corto (de otro modo el abastecimiento sanguíneo del pene se vería comprometido). Otro problema es que la banda elástica evita que el semen salga por el extremo del pene durante la eyaculación. El semen podría salir después, o podría regresarse a la vejiga y luego ser eliminado con la orina. No es dañino, pero puede afectar la fertilidad.

EPIF

A algunos pacientes se les enseña a inyectarse ellos mismos en el pene. Esto se conoce como EPIF (erección del pene inducida farmacológicamente). Las inyecciones se aplican con una aguja muy delgada que se inserta en el cuerpo cavernoso. El cuerpo del pene no es muy sensible al dolor y las inyecciones se han descrito como igual de dolorosas que una picadura de mosquito. Después de sacar la aguja, se presiona el lugar de la inyección durante treinta segundos para evitar un sangrado.

Entre cinco y diez minutos después, comienza a formarse una erección, pues las arterias que suministran la sangre al pene se dilatan y oprimen las venas de drenaje.

Sin embargo, el medicamento que se utiliza de forma común, la papaverina, puede inducir erecciones prolongadas y priapismo (véase el capítulo 1). El priapismo es una emergencia quirúrgica —se necesita drenar la sangre atrapada en el pene para restaurar la circulación. La papaverina puede causar también una cicatrización interna y una curvatura (enfermedad de Peyronie) en algunos hombres. Sin embargo, en la mayoría de los casos, la EPIF es muy exitosa y ha transformado la vida de muchos hombres impotentes.

Algunos médicos prescriben otro medicamento, la prostaglandina El, en lugar de la papaverina debido a que tiene un riesgo menor de efectos secundarios.

Un nuevo avance es un sistema de autoinyección conocido como "caverject" (alprostadil). Funciona de una manera similar a la prostaglandina El y los médicos pueden prescribirlo. Sin embargo, algunos hombres lo consideran más doloroso que otros tratamientos medicamentosos.

La cirugía vascular

Si hay un bloqueo físico del flujo sanguíneo al pene, es posible someterse a una operación en la que se injerta una desviación arterial que evita el bloqueo, mediante el uso de un segmento de vena o de un conducto sintético. En algunos casos, una estrechez única puede dilatarse con un globo especial que se inserta en la arteria bajo el control de rayos X.

Otro tratamiento exitoso es conectar al pene otra arteria que, por lo regular, conduce la sangre hacia los músculos de la parte baja del abdomen. Ésta se une a una de las arterias del pene utilizando técnicas de microcirugía; el procedimiento incrementa de manera instantánea el flujo sanguíneo hacia el pene. Los músculos de la parte baja del abdomen no se ven afectados, pues hay muchas otras arterias que les proporcionan el abastecimiento sanguíneo necesario. Al mismo tiempo, algunas de las venas que drenan el pene se obstruyen para incrementar el efecto: esto combina un mejor flujo de entrada con un flujo más débil de salida. La tasa de éxito es de 70%.

La cirugía de desviación arterial involucra una larga incisión que se extiende hasta la parte baja del abdomen, y necesita una estancia de varios días en el hospital.

Si la impotencia se debe sólo al drenaje venoso gradual, se corrige con facilidad atando las principales venas de drenaje. Este procedimiento se conoce como ligadura de venas y es exitoso en 50% de los casos. En algunas ocasiones, después de la operación se forman nuevas venas y el drenaje venoso puede repetirse después de algunos años.

Los implantes quirúrgicos

Las prótesis son dispositivos que pueden implantarse de manera quirúrgica en el pene para producir una erección. Hay dos tipos principales:

- varillas semirrígidas que todo el tiempo dan al paciente la mitad de una erección;
- complicados dispositivos inflables con pequeñas bombas que se implantan en el escroto y una bolsa de reserva de líquido que se implanta en el abdomen o la pelvis. Estos dispositivos se activan oprimiendo la bomba o activando un botón en el escroto. Se desinflan oprimiendo otro botón.

Algunos implantes semirrígidos tienen empotrado un cable de plata para hacerlos flexibles. Este pene puede doblarse y "estacionarse" cuando no esté en uso. Hay nuevos diseños que consisten en el implante de discos plásticos entrelazados. Éstos pueden girar en una dirección para cerrarse y volverse rígidos y luego, después del coito, girar hacia el lado contrario para volverse flácidos.

La inserción de un implante toma de una a tres horas dependiendo del tipo seleccionado. El procedimiento se hace bajo anestesia local o bajo una epidural espinal (el cuerpo se duerme de la cintura hacia abajo).

La incomodidad y la hinchazón después de la operación, en especial bajo el escroto donde se sitúa la base del pene, tarda dos semanas en reducirse. El coito puede reanudarse entre cuatro y seis semanas más tarde, dependiendo del procedimiento utilizado. El riesgo principal de la implantación en el pene es la infección posoperatoria, pero al parecer este problema es relativamente raro.

Noventa por ciento de los hombres con un implante están felices con su desempeño. Muchos implantes son invisibles, aunque las varillas semirrígidas pueden mantenerse un poco elevadas en todo momento. Sin embargo, esto no se ve anormal.

Remedios de hierbas
que pueden combatir la impotencia

Catuaba

El extracto de la corteza de un árbol brasileño, la catuaba (*Erythroxylon catuaba*), es una de las hierbas prosexuales más exitosas para los hombres. La catuaba es conocida localmente como el "árbol de la unión" y hay un dicho brasileño famoso que dice "hasta que un padre alcanza los sesenta años de edad su hijo es suyo; después de eso, su hijo es de catuaba", pues el complemento es utilizado de manera regular para mantener la potencia y la fertilidad en la vejez y para tratar la impotencia masculina. La catuaba actúa como un afrodisiaco que promueve sueños eróticos e incrementa la energía sexual. Los sueños eróticos empiezan, por lo regular, entre 5 y 21 días después de tomar el extracto con regularidad, y le sigue un deseo sexual elevado. Mejora también el flujo sanguíneo periférico que puede ser otro mecanismo de acción para impulsar el desempeño sexual, y además se ha utilizado para combatir el cansancio extremo.

Dosis
Un gramo al despertar y 1 g al acostarse. No hay evidencia de efectos secundarios indeseables, ni siquiera después de su uso prolongado.

Damiana

El extracto de la hoja de un arbusto pequeño, la damiana (*Turnera diffusa aphrodisiaca*), tiene una acción prosexual debido a sus aceites volátiles. Tiene un efecto ligeramente irritante en los genitales que puede causar comezón y pulsaciones, además del incremento de flujo sanguíneo hacia el pene. Estos efectos combinados incrementan el deseo sexual, mejoran el placer y estimulan el desempeño sexual. Cuando se bebe como té, produce una ligera euforia y algunas personas lo utilizan como una droga recreativa. Es útil en particular cuando la ansiedad y la depresión contribuyen a un impulso sexual reducido, a la impotencia o a la eyaculación precoz.

Dosis
Hierba seca: 1-4 g tres veces al día.

Cápsulas: 200-800 mg diarios.

Por lo regular se toma de forma ocasional cuando se necesita, en lugar de tomarla regularmente. No se han reportado efectos secundarios serios. Puede reducir la absorción de hierro en el intestino, por lo que no debe utilizarse durante periodos prolongados.

Ginkgo

El extracto de las hojas del ginkgo biloba, o árbol de cabellos de virgen, se utiliza mucho para mejorar el flujo sanguíneo hacia el cerebro y para aumentar la memoria. Es menos conocido el hecho de que el ginkgo relaja también los vasos sanguíneos en los genitales y que es un verdadero complemento herbal prosexual. Se he demostrado que mejora el flujo sanguíneo hacia el pene y mejora las erecciones incluso tomándose en dosis reducidas. Por lo regular, el efecto benéfico se percibe en los hombres con disfunción eréctil después de seis a ocho semanas de tratamiento; la mitad de los hombres con impotencia se han recuperado en su totalidad en seis meses. En un estudio en el que cincuenta hombres tomaron ginkgo durante nueve meses, todos aquellos que con anterioridad habían dependido de medicamentos inyectables para lograr una erección, recuperaron su potencia. De los treinta hombres que no habían sido ayudados por medicamentos, diecinueve lograron erecciones con ginkgo.

Dosis

El extracto estandarizado con, por lo menos, 24% de ginkgólidos: 40-60 mg dos o tres veces al día (tomar un mínimo de 120 mg al día). El efecto estimulante tarda entre tres y seis horas, pero los efectos no pueden notarse sino hasta después de diecinueve días de tratamiento.

Ginseng

El ginseng (*Panax ginseng*; *P. quinquefolium*) es un complemento herbal muy conocido, utilizado como revitalizante y para contrarrestar el estrés. Contiene varias hormonas de plantas con acción afrodisiaca que mejoran la erección. Las investigaciones recientes sugieren que funciona de manera similar al viagra (citrato de sildenafil) al incrementar el flujo sanguíneo en el pene. En un estudio, se dio a hombres impotentes ginseng rojo coreano o un placebo inactivo durante sesenta días. La frecuencia del contacto sexual, la erección matutina, la firmeza del pene y el tamaño de la tumescencia fue significativamente mayor (67%) en los que tomaban el ginseng que en los que tomaban el placebo (28%).

Dosis

Escoger un producto estandarizado, de preferencia con un contenido de por lo menos 5% de ginsenósidos en el ginseng estadunidense y 15% en el coreano. Comience con una dosis baja y suba poco a poco de 200-1,000 mg diarios. La mayoría de las personas considera que 600 mg diarios resultan efectivos sin ser demasiado estimulantes. Sin embargo, si usted considera que el ginseng chino es muy estimulante, podría probar el estadunidense que al parecer realiza una acción más ligera. Lo ideal es tomarlo en un ciclo de dos semanas de ingestión y dos de suspensión —no se consuma por más de seis semanas de manera ininterrumpida. El ginseng no debe ser utilizado por hombres con presión sanguínea elevada o con glaucoma. Es mejor evitar tomar otros estimulantes, como la cafeína contenida en muchos productos y bebidas, mientras se toma el ginseng.

Muira puama (*ptychopetalum olacoides*)

El extracto de las raíces y la corteza del árbol brasileño muira puama —conocido de manera popular como "la madera de la potencia"— es efectivo para mejorar el impulso sexual y para contrarrestar muchos casos de impotencia. Se piensa que funciona a través de una acción directa en las sustancias químicas del cerebro, al estimular las terminaciones nerviosas en los genitales y al incrementar la función de las hormonas sexuales, en especial la testosterona. Tiene un efecto "dinámico" en más de 60% de hombres que se quejan de una falta de impulso sexual, y más de 50% de aquéllos con disfunción eréctil se han beneficiado.

Dosis

1-1.5 g diarios durante dos semanas. No se han reportado efectos secundarios serios en dosis terapéuticas.

Para mayor información con respecto al viagra, los remedios herbales y otros tratamientos para la impotencia, consulte el libro *Increase Your Sex Drive* escrito por la doctora Sarah Brewer (publicado por Thorsons).

Las causas psicológicas de la impotencia

Los problemas psicológicos representan 60% de los casos de impotencia. Consejo y psicoterapia son de ayuda y con frecuencia se obtienen resultados importantes.

Los problemas psicológicos, por lo regular, están basados en miedo, culpa o sentimientos de inadaptabilidad. Mientras más se preocupa un hombre por no poder tener una erección, es más probable que no la haya. Se convierte en una profecía que uno mismo cumple. El entrenamiento de relajación y el consejo psicosexual profesional son vitales.

Con frecuencia, el consejo psicosexual implica una prohibición temporal de sexo con penetración. Se enseña a los pacientes a relajarse con su pareja mientras se exploran otras partes del cuerpo. Por lo regular, se llega al acuerdo de que incluso si se logra una erección, no se realizará una penetración sexual.

Después de varias semanas de abstinencia, se permite a las parejas intentar tener sexo mediante la postura en que la mujer se coloca encima. Esto se conoce como la "posición de la dueña". La llamada "posición del misionero" (con el hombre arriba) no es conveniente para los hombres que presentan erecciones semirrígidas.

Es importante tener una pareja cuidadosa y comprensiva. Es un apoyo invaluable durante la exploración y el tratamiento de la impotencia. Una pareja que se burla del desempeño de un hombre o lo ridiculiza (o incluso le tiene lástima) sólo empeora el problema y puede ser incluso la causa del mismo.

La eyaculación precoz

La eyaculación precoz es la disfunción sexual masculina más común. Hay tres formas diferentes de definirla:

1. Si el hombre eyacula antes de lo deseado por él o por su pareja.
2. Si la eyaculación se presenta antes de que el pene se introduzca en la vagina.
3. Si el hombre no puede detener la eyaculación al menos durante un minuto después de penetrar a la pareja.

La mayoría de los hombres experimentan la eyaculación precoz en algún momento de su vida —lo más común es que les ocurra al perder la virginidad. Se presenta también en 50% de los hombres al tener relaciones sexuales por primera vez con una pareja nueva. La eyaculación precoz es particularmente común entre los adolescentes y tiende a dejar de ser un problema en los hombres de veinte, treinta o más años de edad.

Si un hombre puede evitar la eyaculación más de un minuto después de la penetración, es normal. Puede parecer un periodo no muy largo, pero los antepasados masculinos primitivos estaban diseñados para empujar sólo cinco o seis veces antes de alcanzar un orgasmo. Los humanos son únicos en el reino animal en cuanto a utilizar el sexo como fuente de placer. El chimpancé macho, por ejemplo, eyacula después de treinta segundos de coito y la hembra se satisface al hacerlo con muchos machos en sucesión rápida.

La eyaculación precoz se debe, por lo regular, a la ansiedad, en especial cuando hay una nueva pareja involucrada. Con frecuencia esto resulta en una sobreexcitación. La otra causa principal es la ansiedad con respecto al desempeño: usted piensa si será "lo suficientemente bueno" para su pareja o si no logrará satisfacerla. Ningún hombre desea sentir que su desempeño no es el adecuado.

Otras causas de la eyaculación precoz pueden ser que el hombre sienta que su pareja no está muy interesada en el sexo o que alguna de las partes presente dificultades para mostrar o responder al afecto.

Algunas veces se presenta el problema contrario, la eyaculación retardada, sobre todo si el hombre intenta posponer el orgasmo para asegurarse de la satisfacción de la pareja (véase más abajo).

La forma más fácil de hacer que la eyaculación precoz deje de ser un problema es llevar a la pareja al punto del orgasmo durante la estimulación. Entonces, cuando la pareja esté a punto de llegar, puede llevarse a cabo la penetración o bien, puede esperar hasta después del orgasmo de la pareja para entrar. Hay otras ocho técnicas que ayudan a contrarrestar la eyaculación precoz. Puesto que algunas de éstas parecen eliminar el placer del sexo, no serán convenientes para todos los hombres:

1. Utilizar un condón. Esto reduce la estimulación sensorial y por lo general ayuda a prolongar el coito.
2. Utilizar alguna crema de anestesia local para adormecer el extremo del pene. Estas cremas pueden comprarse en la farmacia. Asegúrese de comprar una crema de anestesia pura en lugar de una preparación diseñada para las hemorroides, pues estas últimas contienen otros agentes que pueden causar irritación tanto en usted como en la pareja.

3. Tense los músculos de las nalgas al hacer el movimiento de penetración. Esto ayuda a enmascarar las señales de las terminaciones nerviosas en el pene y le da algo más en que concentrarse.

4. Piense en algo que no sea el sexo mientras hace el amor, como los problemas del trabajo o sus planes para el día siguiente. Al sacar el sexo de la mente (¡sólo por un momento!) encontrará que la penetración de la pareja puede ser más duradera.

5. Justo antes de la eyaculación, los testículos se elevan de manera natural en el escroto y se colocan debajo de la base del pene. Si los jala con suavidad y los regresa a la parte baja puede retrasar un poco la eyaculación. Sin embargo, debe tener cuidado de no torcerlos.

6. Si tiene la posibilidad de penetrar a la pareja, acuerde una señal antes de hacerlo como decir, por ejemplo, "detente". Luego cuando sienta que está a punto de eyacular, usted y su pareja pueden detenerse. Esto puede ayudar a prolongar el coito y puede repetirse las veces que sea necesario.

7. La forma más famosa de evitar la eyaculación precoz es la técnica del "apretón". La pareja masturba al hombre con suavidad hasta que diga que está a punto de eyacular. Luego, la pareja oprime el pene entre el dedo pulgar y dos dedos más, justo donde el glande se une con el cuerpo del pene. El apretón debe mantenerse con firmeza durante cinco segundos y luego relajarse la presión durante un minuto. Esto puede repetirse con la frecuencia que se desee para posponer la eyaculación y, por lo regular, resulta muy exitoso. Al readiestrar sus hábitos sexuales, con el tiempo será capaz de tener un coito normal. Durante el coito, el hombre también puede oprimirse el pene, siempre y cuando tenga una señal previa de la eyaculación inminente, de manera que pueda lograrla a tiempo.

8. Después de una eyaculación precoz, espere una hora e inténtelo de nuevo. Con frecuencia, la segunda erección dura más tiempo y el orgasmo puede retrasarse.

Si ninguno de los consejos anteriores funciona, consulte a su médico. Es posible que lo envíe a una terapia psicosexual profesional en la que usted y su pareja recibirán ayuda y aprenderán ejercicios que podrán probar. Con frecuencia, se prohíben tanto el coito como el orgasmo, lo cual elimina la presión con respecto al desempeño.

Eyaculación retardada

La eyaculación retardada es la incapacidad del hombre para eyacular, a pesar de haber prolongado el coito, de una estimulación adecuada y de un intenso deseo de hacerlo. Esto se presenta de manera ocasional en la mayoría de los hombres, en particular cuando están cansados, pero algunos hombres nunca han logrado una eyaculación durante el contacto sexual. La mayoría de los afectados puede eyacular mediante la masturbación.

En ocasiones, el problema se debe a condiciones médicas como la diabetes, un crecimiento de la próstata, alguna operación de próstata previa o ciertos medicamentos (por ejemplo, tabletas diuréticas, antidepresivos tricíclicos, tratamientos contra la presión sanguínea elevada).

Sin embargo, la causa más común de la falta de eyaculación son las inhibiciones psicológicas como en el caso de:

- los recién casados que duermen en una recámara cercana a la de los padres;
- el descubrimiento de la infidelidad de la esposa;
- una rotura reciente del condón, cuando un embarazo hubiera sido desastroso;
- haber sido interrumpido recientemente durante el sexo, por ejemplo, por los hijos.

Estos episodios pueden provocar una eyaculación retardada mediante una inhibición inconsciente del reflejo eyaculatorio. Asegúrese de que el medio es compatible con un sexo sin tensiones —es decir, tranquilo, sin riesgos de interrupción o de ser escuchado, cálido, cómodo. Si los problemas persisten, puede ser enviado a una psicoterapia que implica un programa estructurado de ejercicios sexuales de "tarea".

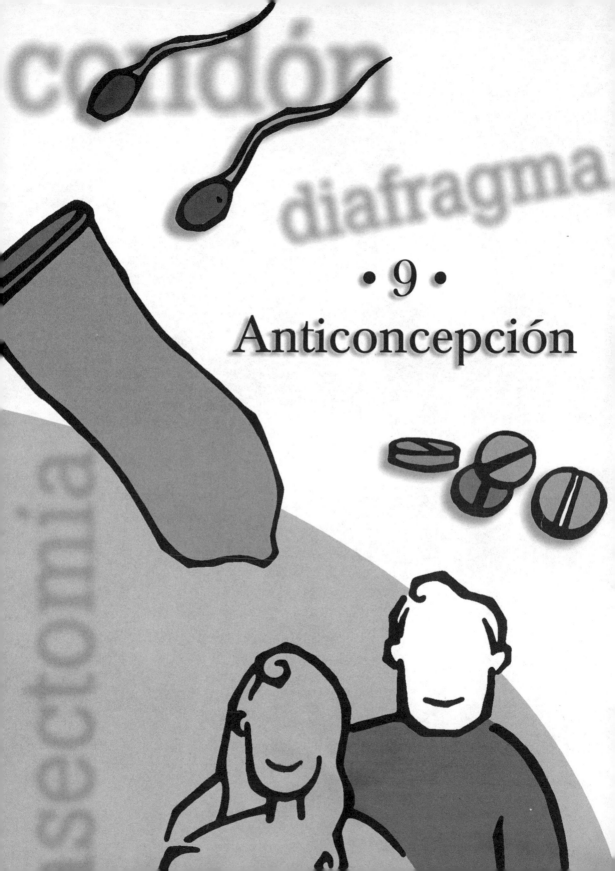

condón

diafragma

• 9 •

Anticoncepción

9 Anticoncepción

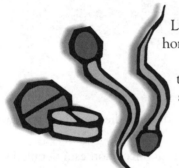 La anticoncepción es ahora responsabilidad tanto de los hombres como de las mujeres.

En la actualidad, las únicas prácticas anticonceptivas que involucran la decisión personal del hombre son:

- el método de la abstinencia;
- el condón masculino;
- la vasectomía.

Sin embargo, esta situación está por cambiar en los próximos años. Los médicos egipcios han perfeccionado el cabestrillo (véase el capítulo 4), que detiene la producción espermática mediante la combinación de un incremento del calor y del campo electrostático en los testículos. Dentro de dos años podrá conseguirse una inyección hormonal anticonceptiva y se está investigando para conseguir una píldora masculina.

También se ha identificado el complejo genético responsable de activar la espermatogénesis y se conoce como "el factor de la azoospermia". Éste se halla en el cromosoma masculino Y las mutaciones o las ausencias en este punto están relacionadas con la infertilidad masculina. Modificar este gen podría, en teoría, conducir a un futuro método de anticoncepción masculina.

El reporte Durex (1994) examinó a 12,600 personas acerca de sus actitudes con respecto al sexo y a la anticoncepción. El anticonceptivo principal en casi una de cada cuatro parejas fue el condón, y una de cada cinco favorecían la píldora anticonceptiva oral:

Principales métodos de anticoncepción en el Reino Unido

Ninguno	19 %
Píldora combinada	20 %
Minipíldora	4 %
Inyección de progesterona	1 %
Condón	24 %
Diafragma	2 %
Espiral	4 %
Métodos naturales	1 %
Esterilización masculina	12 %
Esterilización femenina	8 %
Histerectomía	5 %

* Fuente: El reporte Durex, 1994.

Las investigaciones previas mostraron que uno de cada diez hombres confía en que las mujeres proporcionen los condones.

La tasa de fallas de los diferentes métodos de anticoncepción está detallada en la página siguiente. Las cifras se refieren a la cantidad de embarazos por cada cien mujeres que habían utilizado el método durante un año, de modo que los porcentajes son efectivos.

Coitus interruptus

El coitus interruptus, también conocido como "el método de la retirada", es uno de los métodos de anticoncepción masculina más antiguos. Recibió una mala publicidad en los tiempos bíblicos cuando Onan "derramó su semilla" en el piso en lugar de cumplir con su obligación de preñar a la esposa de su hermano muerto. Por este desafío a la Torah murió en el lugar.

El coitus interruptus implica retirar el pene del cuerpo femenino justo antes de la eyaculación. La retirada requiere una fuerte motivación, pues la reacción instintiva del hombre ante el orgasmo inminente es empujar lo más adentro de la mujer que le sea posible.

Método	Tasa de falla	
	Menor esperada	Típica
Sin anticonceptivo	85	85
Retirada	4	18
Cuidado de la fertilidad femenina (ritmo)	2	>20
Diafragma	6	2-15
Espermicidas solos	3	21
Esponja	6	9-25
Condón masculino	2	2-15
Condón femenino	N/D	12-15
Espiral (DIU)	1	1-3
Espiral de progesterona	2	N/D
Píldora combinada	0.1	1-7
Minipíldora	0.5	1-4
Inyección de progesterona	<1	<1
Implante de progesterona	<1	<1
Esterilización femenina	0.2	0.4
Esterilización masculina	0.1	0.15
Píldora de la mañana del día siguiente	1-4	1-4
DIU del día siguiente	1	2

Medir el tiempo es importante. Si se hace mucho tiempo antes, no hay orgasmo. Si se hace muy tarde, el semen entra en la vagina. Incluso si la medición del tiempo es correcta, con frecuencia se libera algo de esperma junto con las secreciones lubricantes de las glándulas de Cowper. No se debe confiar del todo en la retirada cuando es imperativo evitar el embarazo.

Una vez que se ha dicho esto, si se practica con cuidado, el coitus interruptus es sorprendentemente efectivo. Algunos estudios han visto que no hay diferencia en la tasa de fallas entre el método de la retirada y los métodos de barrera como el diafragma. Aunque hay disponibles muchos métodos de anticoncepción mejores, la retirada es mejor que nada en una situación de emergencia.

La efectividad del coitus interruptus se mejora con el uso adicional de espermicidas.

El condón

Historia

El condón (masculino) lo inventó, al parecer, el anatomista italiano, Falopio, en el siglo XVI. Prescribía unas hojas de lino impregnadas con loción para evitar el contagio de sífilis en los hombres sin circuncisión. Se colocaban sobre el extremo del pene (glande) y se jalaba el prepucio sobre ellas. El efecto anticonceptivo se descubrió después de manera accidental.

En el siglo XVIII, se seguían utilizando contra la sífilis aunque Casanova usaba condones hechos de intestinos de borrego o de piel de pescado "… para poner al sexo débil al abrigo de cualquier temor".

Una receta de condón de mediados del siglo XIX pedía a un hombre:

Tomar el ciego [porción del intestino grueso] de un borrego; remójelo primero en agua, póngalo de los dos lados, luego repita la operación en una solución ligera de sosa, que debe cambiarse cada cuatro o cinco horas durante cinco o seis veces sucesivas; luego, remueva la membrana mucosa con la uña; sulfure, lave con agua limpia y luego con agua y jabón; enjuague, infle y seque. Luego córtelo según la longitud necesaria y amarre un pedazo de listón en el extremo abierto. Úselo para prevenir el embarazo o infecciones.

Es interesante mencionar que recientemente se subastaron cinco condones antiguos en Christie's. Tres de ellos, pintados con escenas eróticas del siglo XIX, se vendieron a 2,400 lb cada uno y una versión ilustrada francesa alcanzó un precio de 3,300 lb. La cubierta moderna la inventó, al parecer, un tal doctor Condom, médico de la corte del rey Carlos II. Es más probable que el término condón se derive del latín utilizado para decir "recipiente": *condus*.

A finales de los años 1880, la tasa de natalidad en Inglaterra y el resto de Europa se redujo. Una de las razones que se sugieren como probables es la disponibilidad de anticonceptivos profilácticos que eran sensualmente aceptables, no estorbaban de manera general y no tenían un mal olor, aunque no se ajustaban del todo bien. Se decía que su respetabilidad subía al colocar fotos a todo color de la reina Victoria en el paquete.

Condones modernos

Los condones modernos están hechos de látex prelubricado de la más alta calidad. En todo el mundo, hay dos anchos estándar (52 mm y 49 mm) y hay diversas longitudes. También hay condones sin lubricar, otros lubricados con un espermicida de nonoxynol-9, o con lubricante sin espermicida (sk-70) para aquellos que son alérgicos a los espermicidas. Pueden tener figuras e ilustraciones, pueden ser de una variedad de colores o sabores, los hay incluso fosforescentes que brillan en la oscuridad. Tal vez la última invención sea el condón musical. Diseñado para los sensibles a algún tono, contiene un microchip transmisor de sonido eléctrico y puede reproducir cualquier melodía o mensaje de voz. Se le ha otorgado una patente de Estados Unidos. ¡Hay incluso un condón que reproduce una melodía cuando se rompe durante el coito!

Si se utilizan con cuidado, los condones tienen 2% de tasa de fracasos. Si se les maneja con brusquedad o no se colocan en cuanto se inicia la actividad sexual, la tasa de fallo se incrementa a 15%. A pesar de estar probados electrónicamente, alrededor de uno de cada 12 se rompe durante el coito. Es más factible que se rompa durante el sexo en seco, cuando no se ha utilizado un lubricante a base de agua. El mejor uso es con un gel espermicida a base de agua para garantizar una mayor protección en caso de la rotura del condón.

Sólo los lubricantes a base de agua (por ejemplo, el gel KY) están recomendados para su uso con condones de látex. Los aceites de base mineral (por ejemplo, el aceite de bebé, el petrolato en crema, algunas cremas espermicidas) debilitan el látex y pueden incluso disolverlo. Las pruebas han mostrado que los aceites minerales pueden reducir la fuerza del condón hasta en 95% en un lapso de 15 minutos.

Evaluando la confiabilidad del condón.

En el Reino Unido, la calidad de los condones lleva una marca del Instituto de Estándares Británicos BS 3704 (1989) o el más estricto Estándar Europeo (ISO 4074). Se ha acordado un nuevo y más estricto Estándar Británico. No debe confiarse en los que brillan en la oscuridad ("fundones"), los que llevan líneas de "ir más rápido" o los que están marcados "no usarse como barrera".

Cómo usar un condón

Puede parecer obvia la forma de cómo utilizar un condón, pero un estudio que involucró a casi 300 hombres a los que se les pidió que colocaran un condón en un modelo en forma de pene mostró que:

- dieciséis hombres no habían utilizado un condón previamente, y, sólo uno de ellos leyó el folleto de instrucciones antes de usarlo;
- trece por ciento de los hombres eran descuidados al abrir la envoltura, incrementado el riesgo de romper el condón;
- veinte por ciento de los hombres intentó desenrollar el condón de adentró hacia fuera;
- tres por ciento de los hombres lo desenrolló sobre un dedo y luego intentó colocarlo como una calceta;
- cerca de 40% de los hombres no oprimió la bolsilla. Si no se oprime la bolsilla, el aire queda atrapado en el condón y se incrementa el riesgo de escurrimiento del semen a lo largo del condón;
- sólo 50% de los hombres no presentó ningún problema para colocar el condón;
- doce por ciento de los hombres (principalmente entre dieciséis y veinticuatro años de edad) demostró una dificultad obvia al utilizarlo;
- veinte por ciento de los hombres que nunca había usado un condón —o que no lo había usado en un año— tuvo dificultades para colocarle el condón al modelo.

Qué hacer

1. Evite cualquier contacto genital hasta que el condón haya cubierto el pene, pues, durante el coito, puede liberarse un poco de esperma antes de tiempo.
2. Siempre revise la fecha de caducidad del paquete.
3. Abra la envoltura con cuidado para evitar que el condón se dañe. Una vez que se abre y queda expuesto al aire, el deterioro es rápido, de modo que no debe utilizarse un condón cuya envoltura está rasgada o abierta. La luz ultravioleta, el calor, la humedad y el ozono pueden deteriorar el condón.
4. Oprima la bolsita del condón para extraer el aire.

5. Al oprimir la bolsita, utilice la otra mano y desenrolle el condón sobre el pene erecto. No intente colocarlo si el pene no está completamente erecto y no desenrolle el condón antes de colocarlo.

6. Asegúrese de que el condón está desenrollado por completo y de que se extiende hasta la base del pene. Esto es importante —si no se hace así, puede desenrollarse durante el coito y salirse.

7. Si se necesita un lubricante, asegúrese de que sea a base de agua (por ejemplo, el gel KY).

8. Inmediatamente después de la eyaculación, tome el pene y el condón cerca de la base y sostenga con firmeza mientras lo retira del pene.

9. No continúe con la penetración hasta que se pierda la erección, pues esto aumenta el riesgo de derramar el esperma.

10. Deslice con suavidad el condón hacia fuera, cuidando de no derramar nada de semen. Envuelva el condón usado en un pañuelo desechable y disponga de él de manera higiénica. Si se le anuda, no se irá con facilidad por la tubería del sanitario.

11. Utilice cada condón sólo una vez.

Consejos

- Si no se siente muy confiado al utilizar el condón, intente practicar primero a solas.
- No coloque el condón hasta que el pene esté erecto por completo.
- No inicie el contacto intergenital antes de haber colocado el condón.
- Utilice siempre un gel espermicida junto con el condón. Esto incrementa la protección contra el embarazo. El nonoxinol-9 ayuda también a proteger contra la gonorrea, clamidia (NSU), sífilis, herpes y el VIH.
- Utilice sólo lubricantes de base acuosa.
- Lleve consigo varios condones, no sólo uno.
- Incluso si la anticoncepción no es requerida, utilice el condón para evitar enfermedades de transmisión sexual.

El tamaño del condón

Un condón que se usa apretado tiene más probabilidades de romperse que uno que se ajusta de forma correcta. Un estudio mostró que el ancho estándar de los condones en Inglaterra, 52 mm midiéndolo plano, era muy pequeño para casi la mitad de los penes occidentales que necesitan un condón de 64 mm de ancho.

En un cuestionario aplicado a 281 hombres en el Reino Unido se encontró que 25% tenía dificultades para colocarse el condón, y de éstos, 19% admitió que era por ser muy ajustados. Como resultado, 73% había experimentado que el condón se saliera y 68% una ruptura. Es un problema serio que requiere la fabricación de condones con una gama más amplia de tamaños.

En Estados Unidos se está probando un nuevo condón de poliuretano dos veces más resistente que los de látex, al tiempo que es más delgado, hipoalergénico y que no se disuelve con el gel de petrolato. En el Reino Unido está a la venta desde 1995.

La vasectomía

La vasectomía es el método anticonceptivo elegido por casi 15% de los hombres sexualmente activos. En el mundo hay 42 millones de parejas que confía en este método; en el Reino Unido se llevan a cabo alrededor de cuarenta mil vasectomías cada año. De éstas, se estima que 2% se revierte cada año.

La vasectomía puede practicarse bajo anestesia general o local. Pocas operaciones se realizan utilizando hipnosis o acupuntura para el control del dolor.

En la vasectomía tradicional, se hace una incisión a la mitad del escroto —aunque algunos cirujanos hacen un pequeño corte a cada lado. Se identifican los dos conductos deferentes, uno en cada testículo, y se sacan a través de la incisión. Se corta una pequeña porción y se ligan bien las puntas de los cortes en las dos partes restantes. En total, la vasectomía dura menos de veinte minutos, por lo regular se termina en diez.

Diversos refinamientos se utilizan en esta técnica. Los extremos cortados del conducto deferente pueden sellarse con calor en lugar de atarlos. Otros cirujanos revierten el extremo en sí mismo y le dan puntos para evitar que se unan los dos cabos. Otros médicos deslizan uno de los extremos cortados y lo colocan detrás de una membrana anatómica (fascia) para que no entre en contacto con el otro extremo.

La vasectomía Li, perfeccionada en China, es una técnica sin bisturí. Se toma el conducto a través de la piel del escroto con un instrumento anular. Se pincha el escroto con unas pinzas de disección. Los conductos deferentes se buscan de manera individual, se cortan y se sellan. El pequeño orificio en la piel escrotal se sostiene con firmeza durante un minuto y luego se limpia con anestesia. No es necesario hacer puntadas y el procedimiento es rápido, con menos riesgo de complicaciones que los métodos tradicionales.

La técnica más nueva no requiere cirugía y puede revertirse con facilidad. Bajo anestesia local, se toman los conductos deferentes con una pinza especial a través de la piel del escroto. Se inyecta el conducto con un elastómero líquido recién preparado que se endurece en entre diez y veinte minutos. Esto forma un tapón plegable no adherente, del tamaño de una grano de arroz, que bloquea la parte central de los conductos deferentes.

En China, más de doce mil hombres han utilizado este procedimiento con una tasa de éxito de 98%. Para revertirse con facilidad, se hace una pequeña hendidura bajo anestesia local y se retira el tapón de elastómero.

Después de la vasectomía

Inmediatamente después de la vasectomía, se recomienda al paciente un descanso de 24 horas y evitar actividades enérgicas durante algunos días. Por lo regular, el paracetamol controla cualquier incomodidad y es mejor que la aspirina, que puede prolongar el sangrado. La mayoría de los hombres puede regresar al trabajo después de 24 horas y reanudar su actividad sexual (utilizando un método de anticoncepción temporal como el condón) cuando lo deseen. Con frecuencia se recomienda utilizar durante las primeras 48 horas (o más de ser necesario) ropa interior ajustada o algún suspensorio atlético para dar apoyo al escroto y minimizar la incomodidad.

Complicaciones inmediatas de la vasectomía

Las complicaciones de la vasectomía son raras pero pueden incluir sangrado, hinchazón y hematomas. El escroto puede volverse negro o azul, o puede endurecerse y volverse en extremo doloroso —por lo regular, cuando no se llevan a cabo las instrucciones relacionadas con el descanso. Si el sangrado continúa, puede ser necesaria, aunque rara vez, otra operación exploratoria para detenerlo.

En ocasiones, se infecta el sitio de la operación. La hinchazón, el enrojecimiento, el dolor y la fiebre dependen de la severidad de la infección, pero toda infección necesita un uso urgente de antibióticos para prevenir una orquiepididimitis (véase el capítulo 2).

Periodo tardío de la vasectomía

La vasectomía no es efectiva de inmediato como otros métodos de anticoncepción. El conducto deferente es un conducto de almacenamiento de esperma y tarda, por lo menos, tres meses (entre quince y treinta eyaculaciones) para eliminar los "huéspedes" actuales. El semen se analiza cada mes durante tres meses después de la operación hasta que la eyaculación se declare como libre de esperma. Deben utilizarse métodos alternativos de anticoncepción hasta que se declare la confiabilidad de la vasectomía. Es conveniente realizar un análisis de semen una vez al año.

Falla de la vasectomía

Los extremos cortados de los conductos deferentes pueden unirse de modo accidental después de la operación. Esto se presenta, por lo regular, entre las primeras diez y catorce semanas posteriores, aunque se han presentado casos de recanalización (así se le conoce a la unión) hasta doce años después.

El fracaso de la vasectomía es, por lo regular, de uno por cada doce mil hombres. Si la realizan manos hábiles de un cirujano que coloque los dos extremos en los lados opuestos del tejido llamado "fascia espermática", la oportunidad de recuperar la fertilidad por accidente (al unirse los dos extremos) se reduce a uno por cada diez mil. Pero ni siquiera esta técnica elimina las posibilidades de una reversión a futuro.

Se ha citado un caso en el que un hombre vesectomizado con un nivel escaso de espermatozoides móviles en la eyaculación (y, por consiguiente, considerado infértil) logró embarazar a su mujer tres años después de la vasectomía. Pruebas de ADN y de otros elementos sugirieron que había 99.999% de probabilidades de que él fuese el padre.

La vasectomía y la salud futura

No hay evidencia de que la vasectomía incremente el riesgo de problemas sexuales, de que cambien los niveles de la hormona testosterona o de que disminuya el impulso sexual.

En los últimos años, los científicos han sugerido que la vasectomía aumenta el riesgo de cáncer de próstata. Después de muchas revisiones de la información, los expertos en salud de Estados Unidos declararon que no hay evidencia biológica para ello. El riesgo de desarrollar el cáncer de próstata después de una vasectomía era considerado muy bajo como para justificar cambios en la práctica médica y se recomendó a los médicos continuar con ella.

Sesenta por ciento de los hombres vasectomizados desarrollan anticuerpos que ocasionan reducción espermática. Las biopsias de los testículos después de una vasectomía muestran que la espermatogénesis se interrumpe y, en algunos casos, puede presentarse una fibrosis en los testículos. Sin embargo, muchos de estos pacientes se mantuvieron fértiles, por lo que la importancia de los cambios es difícil de evaluar. Los granulomas espermáticos (hinchazones inmunológicas) bajo el área donde se ligaron los conductos pueden producir, en algunos pacientes, unas pequeñas protuberancias dolorosas, y 1% de los hombres se queja de dolor prolongado posoperatorio. Con probabilidad se deba a la distensión de los epidídimos.

Tres estudios han sugerido una relación entre la vasectomía y el desarrollo de cáncer testicular a futuro. Otros estudios no han encontrado dicha asociación y el riesgo no se considera de importancia. Sin embargo, deben realizarse más estudios para evaluar los riesgos de la vasectomía a largo plazo.

Reversión de la vasectomía

La vasectomía debe asumirse como definitiva cuando un hombre decide someterse al procedimiento. Sin embargo, en la práctica, 2% de las vasectomías son revertidas cada año debido a cambios futuros y no previstos de las circunstancias.

La habilidad del cirujano y el tiempo transcurrido desde que se realizó la vasectomía son los principales factores que determinan el éxito de los resultados.

La reversión de la vasectomía es un proceso relativamente largo que tarda entre 90 y 120 minutos. Se lleva a cabo bajo anestesia local o general. En los hombres para quienes es el segundo intento de reversión o en los que presentan alguna irregularidad anatómica (por ejemplo, hernia, varicoceles) se aplica, por lo regular, una anestesia general.

Deben identificarse los extremos cortados de cada conducto y eliminar los tejidos cicatrizados, ligados o quemados. Una vez que el canal central de cada conducto deferente está abierto, se oprime gentilmente el epidídimo de cada lado para verificar que haya esperma circulando. Esto descarta cualquier bloqueo que pueda haber más abajo. Los conductos se enjuagan con una sustancia salina para eliminar los restos y se unen con cuidado los extremos suturándolos. Las oportunidades de éxito son mayores cuando el especialista utiliza técnicas de microcirugía y de magnificación (microscopio quirúrgico). El canal del conducto, una vez unido, es de sólo entre 0.25 y 0.33 mm de diámetro y 90% del grosor del tubo se debe a las paredes musculares. Con frecuencia, se dilata el extremo testicular debido a la presión del semen acumulado y, entonces, es necesaria una habilidad adicional para unir los dos extremos con calibres diferentes.

Se colocan unos pequeños puntos para unir las paredes internas de los dos extremos cortados. Esto debe hacerse con cuidado para lograr que los dos extremos embonen con exactitud y para minimizar la formación de tejido cicatrizado. Puntos más grandes se utilizan para unir las paredes externas del conducto.

Después de la vasectomía original, los procesos inmunológicos e inflamatorios pueden producir cambios en los tejidos de los testículos. La acumulación y la reabsorción de esperma pueden producir hinchazones (granulomas espermáticos) que se forman en cada epidídimo y pueden interferir con el flujo del semen una vez que se ha revertido la vasectomía.

La vasectomía incrementa también el riesgo de que un hombre produzca anticuerpos contra sus propios espermatozoides, haciéndolos más lentos e interfiriendo con su fertilidad futura en caso de revertir la vasectomía.

Cada cirujano tiene una tasa de éxito diferente al revertir la vasectomía, varía de 40 a 90% de éxito en la restauración del paso del esperma a través del conducto deferente, y de 30 a 50% en la posibilidad de engendrar un hijo. Las cifras se reducen si ya han pasado más de diez años desde la vasectomía.

Después de una reversión de una vasectomía, los hombres tienen, por lo regular, una cuenta espermática más baja que la que tenían antes de la operación original. Ésta, junto con la motilidad y la viabilidad se incrementan después del primer año.

Si no hay embarazo, puede recolectarse el esperma de la eyaculación (o aspirado desde el epidídimo) y concentrarse para su uso en técnicas de fertilidad asistida como la fertilización in vitro.

La anticoncepción de emergencia

Todos los hombres deben estar conscientes de la existencia de métodos de anticoncepción femeninos de emergencia (llamados "del día siguiente"). Éstos pueden ser necesarios cuando se rompe un condón o cuando falla el método del coito interrumpido.

Las píldoras del día siguiente son más flexibles de lo que aparentan y pueden utilizarse hasta 72 horas después del sexo sin protección. La mujer toma dos tabletas lo antes posible dentro de las siguientes 72 horas del contacto sexual. Dos tabletas más, doce horas después. Esta píldora de emergencia tiene un margen de error de 4%.

En algunos casos, una mujer puede insertar un dispositivo intrauterino anti-conceptivo (DIU) hasta cinco días después del contacto sexual sin protección.

vih

sida

hepatitis b

hepatitis

sífilis

norrea

· 10 ·
Enfermedades
de transmisión
sexual

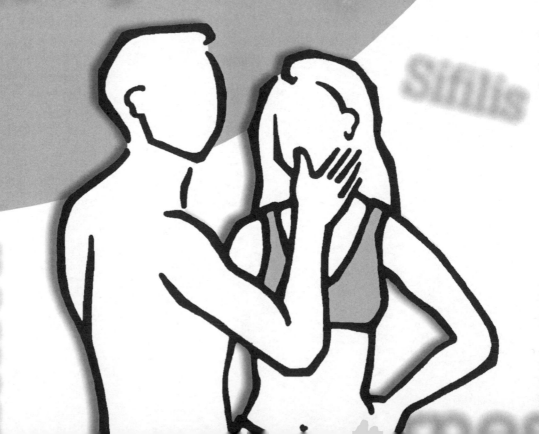

10 Enfermedades de transmisión sexual

A pesar de la exhaustiva publicidad con respecto al VIH y al sexo seguro, las enfermedades de transmisión sexual (ETS) siguen siendo comunes. Durante los años 1992 y 1993, asistieron 327,000 hombres a las clínicas genitourinarias en el Reino Unido, habiéndose incrementado en 1% más que en el año anterior. Esta cifra no incluye el creciente número de los que reciben un tratamiento para una ETS por parte de su médico y de una clínica especializada.

Ahora es muy sabido que la actividad sexual sin condón es un factor de riesgo de contraer ciertas ETS incluyendo el VIH y la hepatitis tipo B. A pesar de esto, la actitud de "eso no me pasará a mí" sigue siendo común.

En un estudio en una clínica genitourinaria del Reino Unido se encontró que 51% de los hombres heterosexuales había sostenido relaciones sexuales casuales en el extranjero durante las vacaciones del año precedente. Muchos no habían utilizado condón. En un estudio con otros 68 hombres que regresaban del extranjero con alguna ETS se encontró que sólo 32% había utilizado condón; 7% dijo que el condón se había roto o se había salido, 12% no lo había utilizado de forma adecuada y 49% no se había preocupado siquiera por él.

Más cerca de Inglaterra, en una encuesta aplicada a mil jóvenes entre 16 y 29 años de edad, se encontró que 600 admitían haber tenido sexo, mientras estaban de vacaciones en Devon, con alguna pareja nueva sin utilizar condón.

La conducta sexual de los homosexuales en Inglaterra y en Gales apenas si es mejor. La incidencia de gonorrea, sífilis, el VIH y la hepatitis tipo B se está incrementado lentamente, mientras que el sexo no seguro es tan común ahora como lo fue hace cinco años. En particular, las investigaciones muestran que algunos hombres VIH positivos continúan practicando sexo no seguro a pesar del hecho de haber recibido consejos en lo relativo a vivir con el virus. Esto muestra la falta de preocupación por la salud propia y la de los demás.

El sexo seguro

La protección principal de un hombre contra el VIH, la hepatitis tipo B y otras ETS es la práctica del sexo seguro. Cualquier actividad sexual, incluso la más segura, con parejas que impliquen riesgo (por ejemplo, bisexuales, drogadictos, contactos casuales en el extranjero o con gente de países endémicos) incrementa en gran medida el riesgo de contraer el VIH o la hepatitis tipo B.

- Siempre utilice condones resistentes y confiables, a menos que sea una relación monógama en la que sepa que su pareja no está infectada con hepatitis tipo B o con VIH.
- Reduzca el número de parejas sexuales al mínimo, en particular cuando viaje al extranjero.
- Evite actividades en las que pueda presentarse un sangrado (por ejemplo, el sexo anal, golpes).
- Utilice sólo lubricantes con base de agua. Los productos con base de aceite como el aceite de bebé o el gel de petrolato pueden debilitar los condones de plástico en un 95% en 15 minutos.
- Utilice condones y/o protectores dentales para el sexo oral.
- Evite compartir agujas, rastrillos, cepillos de dientes o juguetes sexuales como los vibradores.
- Si viaja a áreas endémicas, cargue un "botiquín médico especial" (que se equipa en especial para gente que viaja a áreas de riesgo), que contienen jeringas y agujas, etcétera. Algunos viajeros llevan sus propios equipos de transfusión y remplazo sanguíneo.
- Hágase una revisión dental y médica antes de viajar para reducir el riesgo de recibir un tratamiento en el extranjero.
- Incluso si usted y su pareja son VIH positivos, practique el sexo seguro. La reinfección con el VIH, o la superinfección con herpes o con hepatitis tipo B producirá un daño aún mayor en la salud y puede acelerar el progreso de la enfermedad.

Enfermedades venéreas exóticas que pueden adquirirse en el extranjero

Con frecuencia se ven en el Reino Unido diversas ETS exóticas obtenidas en el trópico. Se incluyen:

Chancro blando

Debido a la infección con la bacteria *Hæmophilus ducreyii*. Produce úlceras genitales dolorosas entre tres y cinco días después de la infección. Los ganglios linfáticos en la ingle se hinchan y producen unos bultos dolorosos (apodados "bubones"). En los casos severos, se presenta una destrucción y una ulceración extensa de los tejidos.

Linfogranuloma venéreo

Causado por la *Chlamydia trachomatis* tipos 1, 2, y 3, que están relacionados con la clamidia que produce la uretritis no específica (véase el capítulo 4). Después de entre siete y quince días de la infección aparecen unas protuberancias o úlceras pequeñas y dolorosas. En ocasiones, puede presentarse fiebre, dolor de cabeza, muscular, y de las articulaciones, así como una erupción cutánea.

La primera etapa tiene una vida corta y, en ocasiones, no presenta síntomas. Luego progresa la enfermedad y se convierte en una hinchazón masiva y en una inflamación de los ganglios linfáticos en la ingle que forma bubones unilaterales o bilaterales. Pueden formarse abscesos con úlceras en la capa superior de la piel. Tardan varios meses en sanar, a menos que se les aplique un tratamiento antibiótico.

Granuloma inguinal (donovanosis)

Se debe a un organismo llamado *Donovania granulomatis*. Produce nódulos indoloros entre una y doce semanas después de la infección. Por lo regular, se sitúan en el pene o alrededor del ano. Los nódulos se ulceran de forma gradual hasta formar úlceras rojas con el borde enrollado típico e indoloras. Puede haber sangrado conforme crecen. Los antibióticos (por ejemplo, la tetraciclina) curarán la infección pero, si no se le da tratamiento, aunque con el tiempo las úlceras sanarán dejarán una cicatrización masiva.

La clamidia y la uretritis no específica

La infección por *Chlamydia trachomatis* es la ETS más común en los varones en el mundo occidental. Es la causa de 60% de los casos de uretritis no específica (UNE) y de 45% de los casos de orquiepididimitis (véase el capítulo 2). Puede encontrarse también en 7% de los hombres sexualmente activos que asisten a las clínicas genitourinarias sin tener síntomas de infección.

En el Reino Unido se diagnosticó UNE a 43,294 hombres entre 1992 y 1993. Otros 12,806 casos más fueron atribuidos de manera definitiva a la clamidia y otros 3,629 hombres fueron tratados epidemiológicamente sin presentar síntomas, sino porque sus parejas estaban afectadas.

La clamidia es la mezcla de una bacteria y un virus. Es muy pequeña como para verla en un microscopio de luz y su cultivo es difícil. La mayoría de las clínicas la detectan con una prueba antígena especial que se practica en las células desprendidas que delinean la uretra —una prueba puede tardar varios días en dar los resultados.

Algunos individuos infectados con clamidia no presentan síntomas, pero transmiten la infección a sus parejas sexuales femeninas (o masculinas). Otros hombres sienten comezón en el extremo del pene, descargas acuosas y dolor al orinar. Estos síntomas empiezan, por lo regular, entre una y seis semanas después de la exposición a la infección.

Algunos hombres infectados se quejan, normalmente, de una descarga durante la mañana temprano y que desaparece a lo largo del día. Las manchas en la ropa interior con un flujo mucoso o con algo de pus es otra de las señales. Algunas veces la orina produce un rocío, pues el engomado extremo de la uretra se revienta cuando se fuerza el paso de la orina.

Un diagnóstico tentativo se hace tomando una muestra de la descarga uretral y examinándola bajo el microscopio. Por lo regular, se encuentran células de pus pero no se encuentra una bacteria causante. También se recolecta orina en tres recipientes de pruebas. Una nubosidad en la primera muestra que no se clarifica al agregar 5% de ácido acético (vinagre) indica que hay células de pus suspendidas en el líquido. Con frecuencia pueden encontrarse unos hilos de pus y células uretrales desprendidas que es posible examinar bajo el microscopio. Las muestras de la uretra se envían para hacerles una prueba antigénica. Las células que recubren la uretra son necesarias y se obtienen introduciendo en la uretra, con una profundidad de dos centímetros, una pequeña sonda anillada de plástico y luego haciéndola girar. Es muy molesto, sobre todo si la uretra está inflamada.

Cuando células de pus están presentes en la descarga uretral y no se encuentran los organismos que las causan se diagnostica uretritis no específica (UNE), que puede ser causada por clamidia.

El tratamiento se empieza de inmediato con antibióticos (uno de los muchos tipos de tetraciclina o de eritromicina) mientras se esperan los resultados de las pruebas antigénicas. Pueden tardar varios días en llegar y no siempre se encuentran rasgos de la infección pese a su existencia. Es mejor dar tratamiento a una infección por clamidia de la que se tiene sospecha aunque no esté comprobada, que dejar que una infección oculta se desarrolle.

Si se deja sin tratamiento, la clamidia puede desarrollarse y convertirse en una orquiepididimitis (infección e hinchazón de un testículo) o puede diseminarse hacia el ojo (por lo regular, a través de los dedos) y causar una conjuntivitis. La UNE desencadena también una reacción inmunológica llamada "síndrome de Reiter" en 1% de los hombres afectados.

El síndrome de Reiter

El síndrome de Reiter se diagnostica por la presencia de uretritis, de conjuntivitis bilateral (y en ocasiones una uveítis —inflamación del borde del ojo incluyendo el iris), además de artritis. La mayoría de los pacientes con síndrome de Reiter ha tenido contacto con una nueva pareja sexual seguida de una inflamación uretral y descargas.

El síndrome de Reiter es la causa más común de artritis en los hombres jóvenes. La artritis afecta, por lo regular, una o dos articulaciones —normalmente la rodilla o el tobillo— y con frecuencia hay fiebre y sensación de malestar. Las articulaciones afectadas se calientan, se hinchan, se endurecen y producen dolor. Los tendones, los ligamentos y las plantas de los pies pueden inflamarse. También son comunes las erupciones en la piel.

El tratamiento de la artritis de Reiter se lleva a cabo con analgésicos y antinflamatorios. La UNE se trata con antibióticos. La mayoría de los primeros ataques se resuelve entre dos y seis meses, pero la recuperación puede retrasarse hasta un año. Por desgracia, la artritis vuelve a presentarse en un tercio de los casos, en especial después de alguna recaída de UNE. Durante 1992 y 1993, se diagnosticó el síndrome de Reiter a un total de 293 hombres en el Reino Unido.

Clamidia e infertilidad

Otra razón importante para el diagnóstico y el tratamiento de la infección por clamidia en los hombres es para rastrear y tratar a las mujeres que estuvieron en contacto con un hombre enfermo y prevenir que la enfermedad llegue más lejos. La infección por clamidia en las mujeres no presenta síntomas y produce una inflamación lenta que bloquea las trompas de Falopio. Es una causa común de la inflamación pélvica y de la subsecuente infertilidad femenina.

La infección de bajo grado con organismos causantes de UNE, incluyendo la clamidia, también puede producir una infertilidad masculina. Esto se debe a que las células afectan el esperma. Se libera una cantidad elevada de radicales libres superóxidos, que se ha relacionado con el daño espermático. El efecto es reversible después de una terapia antibiótica.

Es importante no sostener relaciones sexuales mientras no se haya terminado el tratamiento y hasta que los testículos estén limpios, ya que de otro modo puede reaparecer la infección.

Otras causas de la UNE, además de la clamidia, incluyen organismos que son difíciles de ver o de cultivar, como el ureaplasma y el micoplasma. Éstos responden ante los mismos antibióticos que la clamidia. El *Mycoplasma genitalium* fue el primero que se encontró hace diez años en dos hombres con UNE, pero no fue sino hasta tiempos recientes que se descubrió el agente causal. Al realizar pruebas de ADN, se ha identificado en 23% de los hombres con síntomas de UNE, en quienes no se había encontrado clamidia. El *Mycoplasma genitalium* se identificó también en 3% de los hombres sin síntomas de infección.

Las verrugas genitales

Las verrugas genitales es la ETS más común que afecta a los hombres y esta infección podría clasificarse casi como epidémica. Durante 1992 y 1993, se dio tratamiento a más de 49 mil casos en el Reino Unido, de los cuales casi 27 mil representaban un primer contagio; los otros 22 mil eran infecciones recurrentes.

Las verrugas genitales son causadas por el virus del papiloma humano (VPH) del que existen, por lo menos, sesenta tipos diferentes. De manera esencial, una verruga genital es un tumor benigno. Las lesiones varían en forma y tamaño, siendo desde unas proyecciones pequeñas, múltiples, con forma de dedo hasta unas excrecencias grandes y aisladas que semejan una coliflor. Con frecuencia son húmedas y producen comezón.

Las verrugas genitales se transmiten por contacto sexual en la mayoría de los casos, pero se piensa que pueden transmitirse, en ocasiones, con el contacto de las manos. Después de la exposición a la infección, pueden pasar desde unas pocas semanas hasta varios años en aparecer la primera verruga. Pueden hacerlo en cualquier lugar del pene, en la punta de la uretra o alrededor del ano.

El VPH puede entrar también a una etapa inerte en las células humanas y, una vez que está presente la infección, puede recurrir con periodicidad a lo largo de la vida. Algunos tipos de VPH están relacionados con un riesgo incrementado de desarrollar cáncer genital. Por ello, las mujeres con verrugas genitales deben hacerse un frotis cervical anual. De la misma forma, algunos expertos sugieren que los hombres homosexuales con verrugas anales o genitales deben hacerse un frotis anal con regularidad para ver los cambios celulares que puedan presentarse y que pueden producir un carcinoma anal.

Las verrugas genitales deben tratarse de preferencia por un especialista genitourinario (urólogo) con el que pueda buscarse la evidencia de otras ETS. Nunca se avergüence de ver al médico por verrugas genitales.

Las opciones de tratamiento incluyen:

- Pintar las verrugas con una solución de podofilina. Es una sustancia citotóxica que, de manera literal, mata las células infectadas. Se aplica a las verrugas en una clínica y se lavan después de seis a ocho horas. La aplicación se repite a intervalos semanales y pueden pasar semanas hasta que desaparezcan por completo los rastros de la infección.
- Aplicando podofilotoxina, el ingrediente activo de la podofilina. Puede prescribirse en una solución ligera para su aplicación personal. La solución se aplica dos veces al día tres días a la semana por un máximo de cinco semanas. Una vez más, el tratamiento puede tomar varias semanas.
- Aplicar cada semana ácido tricloro-acético (ATA) en una clínica. Este fuerte ácido coagula las células de las verrugas y, por lo regular, funciona con rapidez. Si no se aplica con precaución, pueden presentarse ulceraciones en la piel que las rodea. En ocasiones, el ATA y la podofilina se utilizan juntos para mejores resultados.
- Congelar las verrugas con una sonda de crioterapia. Es mejor para las verrugas aisladas y para las que están en el interior de la uretra, pues es menos probable que se produzca cicatrización de los tejidos uretrales a

diferencia de otros métodos. Es necesario repetir las sesiones varias veces antes de que desaparezcan las verrugas por completo.

- Quemar las verrugas utilizando electrocauterización bipolar (por ejemplo, ValleyLab). Se adormecen las verrugas con una inyección de anestesia local (utilizando una aguja dental fina) y, de modo literal, se exterminan sosteniéndolas con un par de pinzas y pasando una descarga de electricidad a través de ellas. Se forman unas ampollas vacías que sanan en una semana y producen un alivio instantáneo. Es un método excelente para el tratamiento de verrugas genitales grandes o múltiples. Por desgracia, el equipo es caro y no todas las clínicas genitourinarias pueden pagarlo.

Herpes genital

Originalmente se pensaba que los herpes genitales eran causados sólo por el virus de herpes simple tipo 2 (VHS2), mientras que el fuego en los labios era causado por el herpes simple tipo 1. Sin embargo, la diferenciación se ha hecho difícil por el incremento en la práctica del sexo oral.

Las pruebas sanguíneas muestran que la mayoría de las personas han estado expuestas al virus del herpes simple al momento de llegar a la madurez. Mucha gente tiene lo que se llama ataque subclínico —sin señales visibles de infección ni enfermedad. Estas personas son inmunes de manera natural a una mayor infección pero no saben que han sido infectadas.

En Europa y Estados Unidos, la infección genital por el virus del herpes simple es la causa más común de ulceraciones genitales, y 5% de los pacientes que son atendidos en clínicas genitourinarias la padecen. El centro para el control de enfermedades de Estados Unidos estima que en este país se presentan hasta 500 mil nuevos casos de herpes genital cada año. Una encuesta en la población sugirió que la enfermedad podría estar presente hasta en 25 millones de personas.

En el Reino Unido, la cantidad de casos con herpes genitales se incrementó 70% entre 1981 y 1985. Entre 1992 y 1993, 11,609 hombres recibieron tratamiento por una infección de herpes genital, de los cuales 54% eran ataques primarios.

Herpes primario

La primera vez que se contrae un herpes se conoce como "ataque primario". Si la infección causa síntomas, éstos se desarrollan entre dos y catorce días después de la exposición. Los síntomas del herpes primario incluyen:

212

- comezón e irritación alrededor de los genitales;
- sentimiento de malestar general;
- fiebre ligera;
- dolor de cabeza;
- dolor muscular y de las articulaciones;
- dolor abdominal;
- dolores repentinos en las extremidades inferiores (neuralgia);
- crecimiento y sensibilidad de los ganglios linfáticos en la ingle;
- dificultad para orinar.

Después de uno o dos días, aparecen las ampollas clásicas del herpes como una protuberancia roja e inflamada. Se rompen con rapidez y dejan una úlcera dolorosa.

Estas lesiones son altamente infecciosas y secretan un líquido que produce más de un millón de virus por ml.

En el hombre, los síntomas duran, por lo regular, entre diez y trece días. Sin embargo, hay un amplio rango de patrones clínicos y los ataques primarios pueden ser ligeros (duran sólo unos pocos días) o severos (los síntomas duran entre tres y cuatros semanas). El alivio completo se presenta en menos de 21 días salvo que el sistema inmunológico esté comprometido de alguna forma.

Las úlceras en el glande del pene y en el prepucio de los hombres incircuncisos tienden a sanar sin dejar cicatrices. Las lesiones en las áreas secas (por ejemplo, el cuerpo del pene, en el escroto, en los muslos o en las nalgas) se endurecen y forman una costra que tiende a dejar una marca que desaparece con el tiempo.

Las lesiones perianales y rectales están acompañadas por lo regular de espasmos en el ano (tenesmo) y de profusas descargas de moco rectal.

En algunas ocasiones es imposible orinar durante los ataques primarios de herpes. La vejiga se llena y se presenta una retención aguda de orina. Esto puede ser un reflejo involuntario ocasionado por el dolor que se siente cuando la orina, ácido y caliente, entra en contacto con las úlceras en el extremo del pene o en la entrada de la uretra. Puede encontrarse alivio sentándose en una tina de agua tibia y orinando directamente en el agua. Algunas veces, es necesario usar anestesia local y realizar un cateterismo.

El virus del herpes puede producir también una retención urinaria aguda al interferir de manera temporal con la función nerviosa, ya que invade las terminaciones nerviosas. Esto es conocido como "radiculomielopatía lumbosacral". En los hombres es más común cuando la infección de herpes está presente en el recto y en el ano (proctitis). Los síntomas incluyen impotencia, así como dificultad para orinar y para evacuar. Es necesario, por lo general, una hospitalización y un cateterismo debido a que los síntomas tardan de una a dos semanas en desaparecer.

Herpes genital recurrente

Los virus del herpes son inusuales en el sentido de que el sistema inmunológico no los erradica por completo del cuerpo. Durante el ataque primario, los virus entran en las terminaciones nerviosas sensoriales cercanas al lugar de la infección y viajan a través de los nervios asociados. Se mantienen en un estado latente en la base del ganglio dorsal de los nervios sacros en la base de la médula espinal, fuera del alcance de los anticuerpos o de los medicamentos antivirales, hasta ser reactivados.

Se sabe de varios factores que desencadenan una recurrencia de los herpes. Se incluyen:

- estrés físico;
- estrés mental;
- calor o frío excesivos;
- traumas genitales locales (por ejemplo, un contacto sexual rudo, depilación o rasurado del vello púbico);
- fluctuaciones en los niveles de la hormona adrenal y pituitaria;
- enfermedades en general y otras infecciones (por ejemplo, resfriados);
- daños inmunológicos (por ejemplo, ocasionados por drogas, VIH, cáncer);
- exposición a rayos ultravioleta (por ejemplo al asolearse);
- exposición a irradiaciones con rayos X.

Al momento de la reactivación, los virus del herpes viajan a través de los nervios para llegar a la mucosa genital. Es posible que no sigan la misma ruta que utilizaron para subir, por eso el ataque primario es en el pene, mientras que la recurrencia puede ser en el ano.

Las recurrencias nunca son tan malas como los ataques primarios. No se presentan los síntomas que son similares al resfriado y, con frecuencia, sólo aparece una llaga pequeña. Es más un malestar que un problema. Las llagas tienden a sanar con mayor rapidez que las de los ataques primarios y desaparecen después de tres a cinco días.

Frecuencia de las recurrencias

Es imposible predecir el número de recurrencias de herpes que alguien puede sufrir. Alrededor de 50% de los afectados nunca las presentan, 25% las tiene entre una y dos veces por año, mientras que algunos pocos desafortunados las presentan cada mes. Por lo general, las recurrencais de herpes simple son menos frecuentes con el tiempo —se dice que las infecciones "se queman ellas mismas".

Cincuenta por ciento de los pacientes perciben síntomas pródromos (señales de alerta de un próximo ataque) antes de que aparezcan las lesiones recurrentes. Éstos incluyen comezón, hormigueo, picazón, adormecimiento, ardor y dolores repentinos en las nalgas, los muslos, el pene, el escroto, e incluso en los pies. Estos síntomas pródromos se deben a la irritación, ya que el virus del herpes simple viaja hacia arriba y hacia abajo a través de los neuroejes sensoriales.

Para ayudar a prevenir una recurrencia, evite la luz solar extrema y las camas solares. Utilice ropa interior holgada (por ejemplo, bóxers) de modo que el aire pueda circular y mantener los genitales frescos. Lleve un registro de los ataques recurrentes para intentar encontrar algún patrón. Si, por ejemplo, las recurrencias se presentan siempre que está con exceso de trabajo o de estrés, trate de evitarlo. Si están relacionadas con el sexo rudo, intente utilizar algún lubricante como el gel KY.

Presencia asintomática

Al parecer, algunas personas presentan el virus del herpes sin síntomas. Se han encontrado partículas virales infecciosas en la uretra y el semen de hombres que nunca han presentando un ataque primario. Algunos expertos recomiendan a la gente que sabe que ha tenido herpes genital utilizar un método anticonceptivo de barrera (por ejemplo, el condón masculino o femenino, el diafragma) cuando tengan relaciones sexuales, incluso si las lesiones no están presentes en el momento, de modo que la presencia asintomática no transmita la infección.

Cuando las lesiones están presentes, es mejor evitar el sexo desde el inicio de los síntomas pródromos hasta que hayan sanado por completo. Los condones que cubren el área ulcerada dan algo de protección, pero no garantizan que el virus no se transmita.

De manera similar debe evitarse el contacto oral-genital siempre que haya llagas en los labios o en los genitales. El herpes oral puede transmitirse a los genitales o viceversa.

Tratamiento de herpes genital

Durante un ataque primario de herpes procure asistir de inmediato a la clínica genitourinaria. Hay un medicamento disponible llamado aciclovir; si se toma a tiempo, puede reducir la duración del ataque y puede evitar las recurrencias. Por desgracia, el diagnóstico no se hace sino hasta que las lesiones están presentes. Para entonces, el virus del herpes ya ha comenzado a invadir las terminaciones nerviosas.

El aciclovir está disponible en crema o en tabletas. Debe utilizarse cinco veces al día desde el inicio de los síntomas durante, por lo menos, cinco días.

Tome paracetamol u otro analgésico para aminorar el dolor, pero asegúrese de seguir las dosis recomendadas. Si el dolor es severo, pruebe la aplicación de compresas de hielo en las llagas. Envuelva hielo en un pedazo de tela de algodón y colóquelo en el área por un periodo corto. Utilice una tela limpia cada vez —y, de ser posible, use guantes de plástico. La higiene es importante para evitar la transmisión hacia otras partes del cuerpo, como los ojos.

Lave el área afectada por lo menos cuatro veces al día con una solución salina. Prepárela disolviendo una cucharada de sal de mesa en una tasa de agua tibia. Aplique la solución durante cinco o diez minutos, luego deje secar el área. Puede utilizarse una secadora de cabello a temperatura baja. Exponga las llagas al aire el mayor tiempo posible; esto evita la irritación causada por la ropa y ayuda a que las llagas se sequen. Si los síntomas son muy molestos, el médico o una clínica genitourinaria pueden prescribirle analgésicos más potentes.

Si los ataques recurrentes representan un problema, existe una terapia de supresión que implica tomar tabletas de aciclovir entre dos y cuatro veces al día. El tratamiento se hace, por lo regular, entre tres y seis meses de manera inicial para evaluar la respuesta del paciente. Si se presenta una recurrencia se puede reiniciar el tratamiento.

La gonorrea

La gonorrea es una enfermedad de transmisión sexual producida por la bacteria *Neisseria gonorrhoea*. En el Reino Unido, alrededor de ocho mil hombres contraen gonorrea cada año. El número de casos se está reduciendo, pero es preocupante el reciente incremento en el número de gonorreas rectales entre los homosexuales, ya que implica una actitud laxa con respecto al sexo.

El riesgo de un hombre de contraer gonorrea como consecuencia de contacto sexual vaginal único sin protección con una mujer infectada es de alrededor de 20%. Esto se incrementa 80% después de cuatro exposiciones. En contraste, la mujer tiene 90% de riesgo después de una sola relación sexual con un hombre infectado.

La gonorrea sexualmente adquirida puede infectar el tracto genitourinario masculino, el recto y la garganta. Entre 3 y 7% de los hombres heterosexuales presentan una llaga acompañada de fiebre y de inflamación de los ganglios linfáticos del cuello. El recto es el único lugar de infección en 40% de los homosexuales infectados. La infección no presenta síntomas en 90% de los casos y sólo 10% desarrolla una secreción con moco y sangre, comezón o dolor al defecar.

El periodo de incubación habitual de la gonorrea es entre dos y cinco días pero, en ocasiones, la infección permanece asintomática. La bacteria se adhiere a la parte exterior de las células que cubren la uretra u otra membrana mucosa y, 24 horas después, penetra al interior de la célula donde empieza a reproducirse.

Los signos usuales de la infección son una descarga con mucha pus que sale del pene y dolor al orinar. El dolor se describe de manera común como si se orinara cristal roto o navajas de afeitar. Al parecer, los síntomas se han modificado en occidente en los últimos años, pues, ahora, la gonorrea produce una descarga más ligera y menos dolor. Debido a esto, es importante consultar al médico lo antes posible ante los síntomas más ligeros.

El diagnóstico puede hacerse tomando una muestra de la descarga y analizándola microscópicamente. Las técnicas de teñido revelan células de pus con grupos de pares de bacterias en el interior. Las bacterias son muy pequeñas y se pierden con facilidad. Es necesario enviar muestras adicionales a cultivo para confirmar la infección.

Una vez que se diagnostica, la gonorrea se trata con una dosis única de antibióticos como la ciprofloxacina, la ofloxacina o la azithromicina. Alternativas más tradicionales son las inyecciones intramusculares de medicamentos con una combinación con penicilina y, por supuesto, las tabletas. Algunos casos de gonorrea son

217

resistentes al tratamiento con penicilina, sobre todo en los casos en los que la infección se produjo en Oriente y África. Debido a la posibilidad de una respuesta inadecuada al tratamiento, debe evitarse toda actividad sexual hasta que tres muestras, tomadas con intervalos semanales, se reporten como negativas de manera subsecuente.

La gonorrea sin diagnosticar puede producir complicaciones como prostatitis (véase el capítulo 6) y orquiepididimitis (véase el capítulo 2) en más de 10% de los hombres. La infección crónica del tracto genital masculino puede conducir también a una cicatrización y a una dificultad para orinar.

En 1% de los casos, la bacteria gonocócica se disemina por todo el cuerpo y produce erupciones en la piel, tendinitis y artritis. Puede haber también fiebre, escalofríos, pérdida del apetito, dolor de las articulaciones y dolor severo con el movimiento. Al principio la infección parece viajar de articulación en articulación, pero si se le permite progresar, el pus puede acumularse y dañar las articulaciones.

Son aún más raros los gonococos múltiples en la corriente sanguínea que causan septicemia. Esto puede generar una infección del cerebro, de las válvulas del corazón, choque e incluso la muerte.

La sífilis

En la actualidad, la sífilis es relativamente poco común. Alrededor de 800 hombres la contrajeron en el Reino Unido entre 1992 y 1993, sobre todo como resultado de una actividad homosexual. Sin embargo, se espera un aumento en la incidencia de heterosexuales que adquieran sífilis. Los casos se han incrementado entre veinte y treinta veces en Estados Unidos en los últimos cinco años, sobre todo en las ciudades del interior, y hay una tendencia similar en el Reino Unido.

La sífilis es una enfermedad de transmisión sexual ocasionada por una bacteria en forma de espiral, *Treponema pallidum*. Después de unas horas de adquirida la infección, las bacterias móviles han entrado en la corriente sanguínea y se han diseminado por todo el cuerpo. Entre nueve y noventa días después (el promedio es de 21), se desarrolla una úlcera dolorosa en el lugar de la infección (puede ser en los genitales, los dedos o la lengua). La úlcera está claramente marcada con bordes limpios. Es muy infecciosa y se le conoce como la llaga primaria o chancro. Sana en uno a dos meses y deja una cicatriz.

Entre seis y ocho semanas después, algunas personas desarrollan una enfermedad similar a una gripe ligera y una erupción en la piel, reseca y rosácea. Esto puede involucrar las palmas de las manos y las plantas de los pies y, por lo general, se presenta junto con una hinchazón de los ganglios linfáticos y una ulceración de las membranas mucosas (por ejemplo, en la boca, los genitales o el ano). Puede caerse el cabello a mechones y unas protuberancias planas y grandes similares a las verrugas pueden aparecer en los genitales. Esta etapa secundaria es muy infecciosa, incluso en los pacientes que no desarrollan los síntomas obvios.

Si se dejan sin tratamiento, los síntomas pueden mejorar y la enfermedad se hace latente. La persona infectada deja de ser infecciosa. Entre tres y veinte años después, se desarrolla la siguiente etapa de la sífilis terciaria. La destrucción de los tejidos se presenta en diversos lugares, produciendo unas lesiones conocidas como "gomas". La forma clásica es que los huesos, la nariz, la lengua y otras partes del cuerpo se consumen como si "se las comiesen los gusanos". Por fortuna, el descubrimiento de los antibióticos y de las pruebas sanguíneas de diagnóstico han hecho que esta etapa sea rara en el mundo occidental. La sífilis terciaria puede producir complicaciones cardiacas, parálisis o alguna forma de daño progresivo en el cerebro.

La sífilis se diagnostica y se trata, por lo regular, en cuanto aparece el primer chancro. La penicilina es el antibiótico utilizado y se aplica mediante inyecciones intramusculares diarias durante alrededor de doce días en la primera etapa y quince para el tratamiento de la infección secundaria o latente. No hay evidencias de resistencia ante el tratamiento.

La mitad de las personas que reciben tratamiento con penicilina sufren una reacción entre seis y doce horas después de la primera inyección debido a los venenos que se liberan por el extenso número de bacterias muertas. Esta reacción es normalmente ligera (dolor de cabeza, fiebre, malestar) pero en ocasiones llega a ser severa.

Hepatitis tipo b

La hepatitis tipo b es muy conocida como una enfermedad que se transmite por sangre contaminada. Se le conoce también como una enfermedad que se puede transmitir de manera sexual durante ciertas actividades homosexuales. Lo que es muy sabido es que la hepatitis tipo b es ahora la ETS más común entre los hombres heterosexuales. Es muy infecciosa y, en los pacientes que sobreviven a un ataque agudo, queda la posibilidad de consecuencias a largo plazo como la cirrosis, la insuficencia hepática e incluso el cáncer hepático.

La Organización Mundial de la Salud estima que en todo el mundo hay dos mil millones (dos billones) de personas infectadas con el virus de la hepatitis tipo B (VHB) —mientras que la magnitud de los infectados con VIH es mucho menor siendo entre diez y doce millones.

En Estados Unidos se presentan alrededor de 75 mil casos de adquisición heterosexual de hepatitis tipo B cada año. En el Reino Unido, la cifra es cercana a los 500 casos anuales.

El VHB se transmite de manera similar al VIH, es cien veces más infeccioso, se contagia 8.6 veces más eficientemente y mata más personas. Causa una inflamación aguda en el hígado con ictericia y enfermedad sistemática severa. Uno por ciento de los pacientes con infección aguda de hepatitis tipo B muere por una abrumadora falla en el hígado. De los que sobreviven, 10% permanecen muy infecciosos, con partículas virales presentes en la sangre, el semen y la saliva. Estos portadores son fuente de otras infecciones sexualmente adquiridas.

De los portadores de VHB crónico, 50% desarrolla, después de un tiempo, cirrosis en el hígado y tienen 400 veces más probabilidades de contraer cáncer de hígado que los no infectados. La mayoría de los portadores muere por las complicaciones a largo plazo de la enfermedad.

El VHB y sus efectos son la novena causa de muerte en el mundo, al ser dos millones de personas las que mueren cada año. Los estudios entorno a la enfermedad en Estados Unidos han encontrado que alrededor de 35% de los pacientes con VHB son infectados por sus parejas sexuales. Desde 1985, el número de casos en varones homosexuales se ha reducido de manera drástica en más de 60%. En contraste, el número de casos de hepatitis B en heterosexuales se he incrementado 38%, y de la actividad heterosexual se desprenden ahora 25% de los casos nuevos.

En estudios en los que se ha dado seguimiento a las parejas heterosexuales de los pacientes durante doce meses, el riesgo de contraer la enfermedad por medio de relaciones heterosexuales normales es entre 20 y 42%.

El riesgo de contraer el VHB está relacionado con el número de parejas sexuales, la duración de la actividad sexual y la historia personal de otras ETS. Los hombres que han tenido más de diez parejas sexuales a lo largo de su vida tienen seis veces más probabilidades de contraer el VHB comparado con los hombres que han tenido dos o menos parejas .

El VHB tiene más prevalencia en el extranjero que en el Reino Unido. En partes de Asia, África y el Pacifico, 20% de la población local es portadora infecciosa del VHB. El sexo durante un viaje al extranjero —sobre todo sin protección— implica un alto riesgo de contracción tanto de VHB como de VIH.

El VHB es una enfermedad aterradora; sin embargo, a diferencia del VIH, puede evitarse con una vacuna. Si está en riesgo de tener contacto con sangre infectada debido a su ocupación, su patrón está obligado a tenerlo informado con respecto a los peligros y a ofrecer la vacuna. Se recomienda aceptar la oferta, pues las vacunas contra el VHB son seguras. La forma más moderna es controlada por ingeniería genética y se produce mediante células de levadura —no es un producto derivado de la sangre.

Si está en riesgo de contraer VHB por sus actividades sexuales (heterosexuales y homosexuales) es conveniente vacunarse para estar protegido contra esta temible enfermedad. No es un sustituto del sexo seguro, sino una barrera de seguridad para incrementar el nivel de protección.

La vacuna contra el VHB

- El curso estándar de inmunización contra el VHB dura seis meses. Una vez que se aplica la inyección, se administra una segunda dosis un mes después y una tercera, seis meses después de la primera. La inmunidad adecuada se desarrolla seis meses después de la última inyección.
- Hay un programa disponible de vacunación acelerada contra el VHB para los viajeros. La tercera dosis se administra dos meses después de la primera y una cuarta dosis de refuerzo se aplica doce meses después.
- Como profilaxis tras una exposición, puede aplicarse una inmunoglobulina específica de VHB junto con una vacuna contra el VHB después de 48 horas de haber estado expuesto a la infección.
- Siempre practíquese una prueba sanguínea entre seis meses y un año después de las inyecciones para asegurarse de que han surtido efecto. La tasa de protección es de 90 y 95% en los adultos jóvenes saludables, pero los que tienen sobrepeso o aquellos de edad avanzada necesitan más inyecciones de refuerzo.

VIH y sida

El síndrome de inmunodeficiencia adquirida (sida) lo causa la infección por el virus de inmunodeficiencia humana (VIH). Éste invade un tipo de glóbulo blanco

Los riesgos de la conducta sexual para el VHB

Alto riesgo:

- coito anal o vaginal sin condón;
- contacto oral con el semen (fellatio con eyaculación);
- compartir juguetes sexuales sin condón;
- cualquier actividad que exponga a la persona a contacto con sangre contaminada, tales como compartir cepillos dentales, rastrillos, agujas; transfusiones sanguíneas sin analizar; intervenciones médicas o dentales en el extranjero.

Riesgo medio a elevado:
- contacto sexual anal o vaginal con condón;
- fellatio sin eyaculación;
- besos húmedos (por ejemplo un beso boca a boca íntimo).

Bajo riesgo:
- masturbación mutua.

Riesgo mínimo:

conocido como linfocito CD4 y reduce la respuesta inmune del cuerpo frente a las infecciones y a las células cancerosas.

Hay dos tipos de VIH diferentes: VIH-1 y VIH-2. Algunas personas están infectadas con ambos virus. Puesto que el virus puede mutar con rapidez, constantemente se identifican diferentes rasgos de VIH-1 y de VIH-2.

En todo el mundo hay por lo menos trece millones de personas VIH positivas. La mayor cantidad de casos se hallan en el África subsahariana (más de ocho millones).

En Estados Unidos, por lo menos un millón de personas es VIH positivo; en la ciudad de Nueva York, el sida es la causa principal de muerte en los jóvenes. El sida apareció por primera vez en el Reino Unido en 1982 y cada año se diagnostican alrededor de cuatro mil nuevos casos de infección por VIH. Puede haber diez veces esta cantidad de personas sin diagnóstico y que no están al tanto de su estado. Setenta por ciento de los casos conocidos se encuentran en el área de Londres. El Departamento de Salud estimó que para 1997 el VIH y las enfermedades relacionadas con el sida serían la tercera causa de muerte en la gente menor a 65 años de edad en el Reino Unido.

La Organización Mundial de la Salud predijo que para el año 2000 habría cuarenta millones de personas infectadas en el mundo. Se estima que en el mundo aparece un nuevo caso de infección cada quince a veinte segundos, y que una víctima de sida muere cada doce minutos.

Los síntomas de la infección por VIH

Las etapas iniciales de la infección por VIH no presentan síntomas. Después de dos o tres meses, el cuerpo realiza un débil ataque de anticuerpos contra el virus pero, en la mayoría de los casos, no es suficiente para eliminar la infección. Sin embargo, estos anticuerpos son una señal útil de que la persona ha estado expuesta a la infección por VIH y pueden detectarse mediante pruebas de sangre (o de saliva). Si los anticuerpos están presentes en la sangre se dice que la persona es VIH (anticuerpo) positiva. La presencia de anticuerpos VIH en la sangre de una persona que antes fue VIH negativa se conoce con el nombre de seroconversión.

Algunas personas desarrollan una enfermedad corta no específica similar a una fiebre glandular (mononucleosis) mientras el cuerpo se seroconvierte. Esta aguda enfermedad se presenta entre dos y seis semanas después de adquirir la infección y consiste en fiebre, resequedad en la garganta, letargo y dolor en las articulaciones. Las ganglios (nodos linfáticos) pueden crecer. Algunas veces puede haber también un salpullido viral no específico en el tronco y en la parte superior de las extremidades. La enfermedad se confunde con un virus comunitario ("es sólo algo que hay en el ambiente") y sólo una elevada sospecha puede conducir a un diagnóstico temprano. Por alguna razón, esta primera etapa es más común en Australia que en el Reino Unido o en Estados Unidos.

Algunas personas que tienen VIH positivo se mantienen asintomáticas durante muchos años. Hay otros que desarrollan síntomas vagos como pérdida de peso, fiebre, sudor nocturno o diarrea sin explicación. Esto es conocido como el "complejo relacionado con el sida" (CRS).

Conforme el VIH incrementa su actividad, invade y mata muchas de las células de inmunidad CD4. El número de células CD4 se reduce y, con el tiempo, se reduce también la capacidad de combatir las infecciones. Los enfermos ya no pueden eliminar las infecciones y se vuelven presas de muchas enfermedades exóticas que por lo regular no afectan a los humanos. Esto es conocido como el sida maduro.

Los síntomas que sugieren que el sida se ha desarrollado incluyen infecciones recurrentes (por ejemplo, aftas bucales, hongos cutáneos, herpes persistentes, neumonías atípicas), leucoplasia capilar (placas blancas como de cabello en la lengua o la parte interna de la mejilla) y sarcoma de Kaposi —una forma de cáncer de color morado rojizo que produce lesiones en la piel y en los órganos internos.

Las nuevas investigaciones sugieren que cierta cantidad de hombres infectados con el VIH experimentan poco desarrollo de la enfermedad durante muchos años. De entre 562 hombres en San Francisco, 31% no había desarrollado el sida después de diez años de la infección y 12% mantenía los niveles normales de las células CD4.

En Milán, un estudio con 111 hombres infectados llevó a los investigadores a estimar que 20% se mantendría asintomático durante 25 años después de la infección inicial con el virus. Las investigaciones se dirigen a identificar los factores en el sistema inmunológico o en el estilo de vida que podían ayudar a prevenir la progresión de la enfermedad.

La transmisión del VIH

Se ha aislado el VIH en la sangre, en la saliva, en la leche materna, en las secreciones vaginales y en el semen. Puede diseminarse de las siguientes formas:

- Por sangre infectada al
  - compartir agujas sucias o máquinas de rasurar;
  - recibir transfusiones sanguíneas en los países en los que no se ha analizado la sangre en busca de VIH y en las que no se utilice equipo esterilizado;
  - recibir tratamientos dentales sin equipo esterilizado de forma adecuada.
- De una madre infectada a su hijo, ya sea al momento de dar a luz, o al amamantarlo.
- Transmisión sexual cuando la pareja afectada (hombre o mujer) practica coito sin protección (homosexual o heterosexual).

Transmisión sexual del VIH

La Organización Mundial de la Salud estima que entre 80 y 90% de las personas que son VIH positivas contrajeron el virus mediante relaciones sexuales heterosexuales. Al parecer, es más fácil que el virus se transmita de hombre a mujer que viceversa. Los estudios muestran que alrededor de 32% de las parejas de hombres afectados contraen el virus, a diferencia de 25% de las parejas masculinas de las mujeres.

Durante el fellatio, los que tragan el semen tienen un riesgo elevado de contraer el VIH. El riesgo de infectarse por la saliva es poco pero significativo.

Cualquier sangrado de las encías o de la vagina (por ejemplo, por llagas, menstruación) durante la actividad sexual implica un factor de alto riesgo para la transmisión del VIH (y de la hepatitis tipo B, en caso de que esté presente).

Algunos expertos recomiendan que el sexo oral debe evitarse a menos que se tenga certeza plena de que la pareja es VIH (y hepatitis tipo B) negativa. Si no se hace así, los condones y protecciones dentales (cuadros de látex con sabor a goma de mascar que se colocan sobre los genitales femeninos) ofrecen algo de protección.

Los métodos anticonceptivos de barrera (condones masculino y femenino) pueden proteger contra el VIH durante el contacto sexual normal y deben utilizarse siempre que sea posible. Los hombres que practican el sexo anal deben utilizar condones extrafuertes. El espermicida nonoxinol-9 tiene ciertas propiedades de protección contra el VIH.

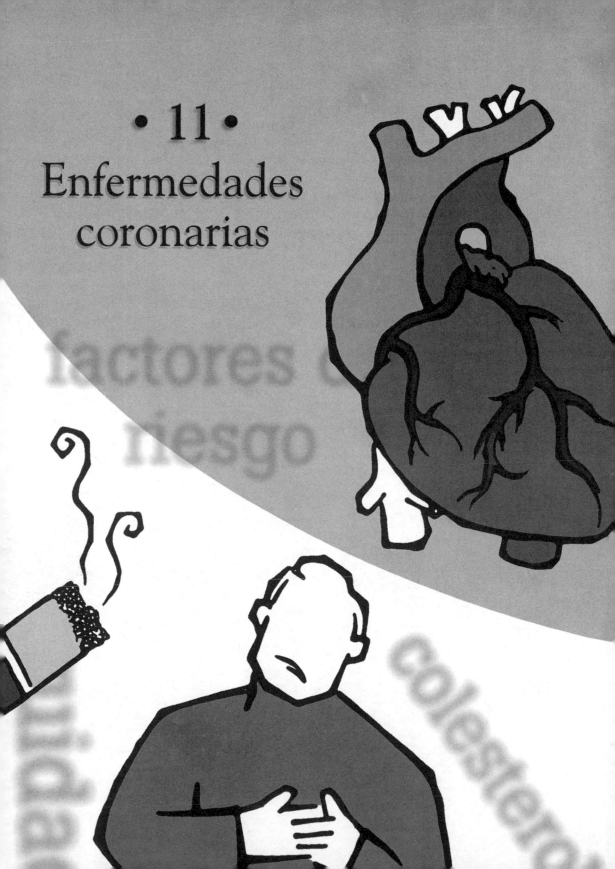

· 11 ·
Enfermedades coronarias

11 Enfermedades coronarias

La enfermedad coronaria del corazón (ECC) es uno de los mayores asesinos en el mundo occidental, al contribuir con un tercio, si no es que con la mitad, de las muertes masculinas.

La ECC se deriva del endurecimiento y recubrimiento de las paredes de las arterias coronarias. Esto reduce el flujo sanguíneo y la cantidad de oxígeno que llega al corazón. En el caso del músculo cardiaco, que late más de cien mil veces al día, la falta de oxígeno conduce con rapidez a un entumecimiento del músculo. Esto causa un dolor característico, intenso y aplastante, conocido como angina. Si la falta de oxígeno es extrema, las células del corazón mueren y se produce un ataque cardiaco.

Dolor repentino del tórax

El dolor repentino del pecho debe considerarse importante siempre y amerita que se busque ayuda médica de inmediato. Si es ocasionado por un ataque cardiaco, las primeras dos horas son críticas. Si el tratamiento puede restaurar el abastecimiento sanguíneo del músculo dañado al abrir una arteria coronaria bloqueada, entonces el tejido puede salvarse. Las características clásicas de un ataque cardiaco incluyen:

- dolor repentino y severo en la parte central del pecho, que se percibe como un aplastamiento;
- dolor que comienza, por lo regular, al descansar (por ejemplo, al estar sen-

tado) y empeora con el movimiento —pero puede presentarse en cualquier momento;

- dolor que puede extenderse hasta la mandíbula o los brazos, por lo regular del lado izquierdo;
- dificultad para respirar, palidez, sudoración y la sensación de un adormecimiento que imposibilita. Puede sentir también la necesidad de evacuar el intestino.

Cuando los síntomas comunes están presentes, el diagnóstico se hace de inmediato. Pero algunas veces, sobre todo en las personas mayores, un ataque cardiaco puede causar sólo un cansancio repentino, pulso irregular o fallas en el bombeo del corazón y dificultad para respirar e hinchazón de los tobillos.

Factores de riesgo para la ECC

La enfermedad coronaria del corazón está relacionada con muchos factores de riesgo. Los más importantes son:

- sexo masculino;
- tener antecedentes familiares de enfermedades del corazón;
- fumar cigarrillos;
- tener presión arterial elevada sin controlar;
- llevar una dieta alta en grasas saturadas;
- la obesidad;
- tener niveles elevados de colesterol LDL en la sangre;
- llevar una vida sedentaria con poco ejercicio;
- tener diabetes mal controlada.

Una encuesta realizada recientemente en el Reino Unido mostró que siete de cada ocho hombres adultos presentan factores de riesgo para una ECC. La mitad de la población masculina en edad adulta presenta exceso de peso, con 12% de ellos clasificados como obesos. Uno de cada seis tiene presión arterial elevada, uno de cada cinco no había hecho ejercicio en las últimas cuatro semanas y siete de cada diez tenía niveles muy elevados de colesterol. La encuesta mostró también que los hombres entre 55 y 74 años de edad tenían dos veces más probabilidades de un ataque cardiaco o una apoplejía que una mujer de la misma edad.

Sólo 12% de los hombres de la encuesta estaba libre de cuatro de los factores de riesgo mayores: fumar, presión arterial alta, colesterol elevado y falta de ejercicio.

Otros estudios muestran que uno de cada diez mil hombres, en apariencia saludables, muere repentinamente cada año en el Reino Unido. En 95% de los casos se debe a un ataque cardiaco inesperado o a algún trastorno del ritmo cardiaco ocasionado por la ECC.

El colesterol y la ECC

El colesterol es un tipo de grasa única en el reino animal. Es esencial para la salud de las membranas celulares, la conducción nerviosa, la resistencia de la piel al agua y el rápido alivio de las heridas. El colesterol es vital para la producción de ácidos y de hormonas esteroides, como la testosterona.

La mayor parte del colesterol de la sangre es sintetizado por el hígado a partir de las grasas saturadas de la alimentación. El colesterol prefabricado de la dieta contribuye muy poco a los niveles totales de colesterol en la sangre.

El colesterol viaja a través del cuerpo por la corriente sanguínea donde se hace soluble al unirse a un transportador de proteína (lipoproteína). Existe en dos formas principalmente: colesterol HDL, de alta densidad, y colesterol LDL, de baja densidad.

Las cantidades excesivas de colesterol LDL son dañinas. Estas moléculas son lo suficientemente pequeñas como para introducirse en las paredes arteriales y recubrirlas mediante un proceso llamado "arteriosclerosis". Se presentan unos abultamientos llamados "placas", que promueven la formación de coágulos sanguíneos. Conforme crecen, bloquean las arterias pequeñas o se desprenden y viajan a través de la corriente sanguínea. Ambas situaciones son muy serias y pueden resultar en una angina, en ataques cardiacos, apoplejías e incluso la muerte.

Por el contrario, el colesterol HDL es benéfico. Es muy denso como para introducirse en las paredes arteriales, y se mantiene en el torrente sanguíneo para transportar las grasas a lo largo del cuerpo y neutralizar los efectos del colesterol LDL.

Si a usted se le ha dicho que tiene niveles altos de colesterol en sangre, necesita saber las cifras de HDL y LDL.

Si, por ejemplo, la mayor parte del colesterol descubierto es HDL, está, en realidad, protegido contra alguna enfermedad del corazón.

Sin embargo, si el nivel de LDL es más alto, tiene un elevado riesgo de una ECC y debe reducir la cantidad de grasas saturadas de la alimentación. Las investigaciones sugieren que al disminuir el nivel promedio de colesterol LDL en la sangre en sólo 10%, se puede prevenir un cuarto de las muertes por ECC que hay cada año en el mundo occidental.

De manera ideal, todos los hombres deberían revisar los niveles de colesterol en la sangre antes de los treinta años de edad y a partir de entonces, hacerlo con regularidad cada dos años. Esto es en especial importante para los fumadores, los que tienen exceso de peso o presión arterial elevada, diabetes o algún antecedente familiar o personal de dolores de pecho, ataques cardiacos o hiperlipidemia (niveles altos de grasa en la sangre).

Clasificación de los niveles
totales de colesterol en sangre

Deseable	<5.2 mmol/l
Límite	5.2-6.4 mmol/l
Anormal	6.5-7.8 mmol/l
Elevados	>7.8 mmol/l

Si el colesterol total en la sangre es anormal o elevado, se debe hacer un análisis más preciso para saber cuánto es del tipo de colesterol HDL benéfico y cuanto es del colesterol LDL dañino.

Rango normal para varios lípidos en la sangre

Colesterol total	<5.2 mmol/l
Colesterol LDL	<3.5 mmol/l
Colesterol HDL	>1 mmol/l
Triglicéridos	<2.3 mmol/l

Un criterio un poco más estricto se aplica a los hombres menores de treinta años de edad y en todos lo pacientes con ECC.

El tratamiento de los niveles elevados de colesterol en sangre

La enfermedad de las arterias coronarias puede ser reversible sin necesidad de medicamentos o de cirugía. Los cambios en la alimentación y el estilo de vida pueden reducir los niveles de colesterol, desbloquear las arterias y ayudar a reducir las placas de arteriosclerosis que promueven la formación de coágulos songuíneos. Esto se demostró recientemente en 41 pacientes en California. Un grupo de pacientes se reunía dos veces por semana para hacer ejercicio, recibir consejos contra el estrés y hacer yoga y meditación. Se les recomendó llevar una dieta vegetariana y que menos de 10% de sus calorías procediera de las grasas alimentarias.

Las grasas que sí comían eran poliinsaturadas y su dieta estaba casi libre de colesterol.

Después de cuatro años, la enfermedad de las arterias coronarias se había revertido en 72% de estos pacientes, y el estrechamiento de la arteria coronaria se había reducido de 43.6 a 39.7%.

Por el contrario, el grupo que continuó con las recomendaciones médicas convencionales (reducir el consumo de grasas a 30% de sus calorías, obtener menos de 200 mg de colesterol en la alimentación diaria, hacer ejercicio con regularidad, dejar de fumar) la situación de ECC empeoró en 87% de los casos con un aumento en el estrechamiento de las arterias coronarias de 41.6 a 51.4%.

Las mejoras no eran atribuibles sólo a la reducción en los niveles de colesterol hallados en la sangre, pues éstos bajaron en los dos grupos.

Estos resultados son similares al éxito obtenido por los hombres que llevan una dieta de estilo mediterráneo con 75% menos de probabilidades de un ataque cardiaco.

Componentes benéficos en la alimentación mediterránea

Se piensa que la alimentación mediterránea reduce el riesgo de ECC debido al aceite de oliva, a las vitaminas antioxidantes, al ajo, a los pescados aceitosos y al vino tinto, y a que es alta en fibra.

El aceite de oliva

El aceite de oliva (y el aceite de semilla de colza) contiene vitamina E y es rico en la grasa monoinsaturada conocida como ácido oleico. Éste se procesa en el cuerpo para reducir el colesterol LDL de baja densidad sin modificar la cantidad adecuada del colesterol HDL de alta densidad. Como resultado, los que utilizan aceite de oliva o de semilla de colza de manera regular (por ejemplo, los de nacimiento o descendencia mediterránea) tienen una menor incidencia de ECC.

Antioxidantes

El colesterol LDL que ha sido oxidado por el ataque de los radicales libres es más factible de absorberse en las paredes arteriales y cubrirlas. Al proteger el colesterol contra la oxidación, los antioxidantes protegen contra la ECC.

Una investigación en la que estaban involucrados seis mil hombres en edad mediana demostró que el riesgo de desarrollar un dolor de angina en el corazón era tres veces menor en los hombres con niveles altos de vitamina E, C y betacaroteno. Los que tomaban complementos de vitamina E tenían una reducción de 12% de ECC. En los que habían tomado vitamina E durante más de dos años, el riesgo se redujo hasta un 25%.

Un estudio de diez años realizado en California ha mostrado que un consumo elevado de vitamina C (incluyendo la de los complementos) reduce el riesgo de enfermedad del corazón en los hombres en un 40% y el riesgo de morir por una ECC en un 35% (véase también el capítulo 21).

El ajo

En Alemania, pueden conseguirse con prescripción cápsulas de ajo, que contienen un equivalente a 4 g de ajos frescos, para el tratamiento de los niveles elevados de colesterol en sangre y de presión arterial alta.

En los pacientes que toman 800 mg de ajo seco en polvo al día (por ejemplo, las tabletas de Kwai) los niveles de colesterol en suero se redujeron un 12% después de cuatro meses de terapia. Los triglicéridos (otra forma de ácidos grasos que se encuentran en la sangre) se redujeron un 16%.

Los investigadores sugieren que el ingrediente activo del ajo, la alicina, evita que las células recojan el colesterol y su producción en el hígado.

Los compuestos de sulfuro formados por la degradación de la alicina contribuyen también a los efectos benéficos del ajo. Estos compuestos de sulfuro están incorporados en los ácidos grasos de cadena larga para actuar como antioxidantes. Este mecanismo es en particular importante para la prevención de la ECC.

La terapia de ajo reduce también la presión arterial promedio en 8% (sistólica) y en 12% (diastólica) en un periodo de tres meses (véase en el capítulo 12 lo relacionado con la presión arterial elevada). Se piensa que esto se debe a la dilación de los vasos sanguíneos y al efecto benéfico del ajo sobre las formas iónicas del sodio y del potasio al cruzar las membranas celulares.

El aceite de pescado

El aceite de pescados como salmón, trucha, caballa, arenque, sardinas y macarela contienen un ácido graso conocido como ácido eicosapentanoico (AEP). Éste se procesa en el cuerpo para evitar que las plaquetas de la sangre se aglutinen y formen coágulos. Ingerir aceite de pescado con regularidad disminuye el riesgo de una ECC. Si se presenta un ataque cardiaco, el AEP disminuye el riesgo de morir por esta causa. En los hombres que ya han sufrido un ataque, ingerir aceite de pescado reduce de manera significativa la posibilidad de un segundo ataque. Y si éste llegase a ocurrir, las posibilidades de morir por la segunda trombosis también disminuye.

Médicos daneses han mostrado que los hombres que comen pescado una o dos veces por semana reducen a la mitad el riesgo de morir debido a una embolia. El hombre occidental promedio debería incrementar su consumo semanal de pescados a 300 g por semana.

El vino tinto

El vino tinto contiene antioxidantes que impiden la arteriosclerosis y reducen la espesura de la sangre. Es en especial benéfico si se bebe mientras se come, ya que neutraliza los efectos de las grasas saturadas de la alimentación.

La fibra

Comer 3 g o más de fibra de salvado soluble (equivalente a dos tazones de potaje) al día puede reducir los niveles totales de colesterol en la sangre hasta a 0.16 mm/l. Es un cambio pequeño pero importante.

Veinte consejos para contribuir a evitar un ataque cardiaco

1. *Dejar de fumar.*
   Los hombres que fuman tienen cinco veces más probabilidades de sufrir un ataque cardiaco en sus años treintas y cuarentas que los no fumadores —y tres veces más de tener un ataque fulminante. Dejar de fumar puede reducir el riesgo de un ataque cardiaco hasta en 50-70% en un plazo de cinco años.

2. *Perder el exceso de peso.*

   Los hombres con exceso de peso tienen una probabilidad mayor de sufrir un ataque cardiaco que alguien que mantiene un peso saludable. Si se es obeso, el riesgo se duplica —sobre todo si se almacena la grasa en la parte media del cuerpo (con forma de manzana). Reducir el exceso de peso puede reducir el riesgo de un ataque entre 35 y 55%.

3. *Hacer ejercicio con regularidad.*

   Los hombres que se ejercitan entre veinte y treinta minutos por lo menos cinco veces a la semana tienen la mitad de las probabilidades de sufrir un ataque cardiaco que aquellos que están físicamente inactivos. Actividades como la jardinería y el baile son tan efectivos como la natación o el ciclismo para evitar un ataque cardiaco.

4. *Mantener el consumo de alcohol dentro de los límites de seguridad.*

   Un consumo de alcohol moderado —sobre todo el vino tinto— puede reducir el riesgo de enfermedades cardiacas entre 25 y 45%. Sin embargo, si bebe con regularidad más de seis unidades en una sesión, se duplica el riesgo de un ataque al corazón. Los hombres no deben beber más de tres o cuatro unidades de alcohol al día, mientras que las mujeres deben limitarse a no más de dos o tres unidades por día.

   1 unidad de alcohol es equivalente a:
   - 100 ml (1 vaso) de vino o,
   - 50 ml (una medida) de jerez o,
   - 25 ml (un trago) de licor o,
   - 300 ml (media pinta) de cerveza normal.

5. *Observar las grasas en la alimentación.*

   Uno de cada tres ataques cardiacos se debe a una alimentación que no es saludable, con mucha grasa y sin la cantidad suficiente de carbohidratos, frutas y verduras. El hombre promedio necesita reducir el consumo de grasa por lo menos a una cuarta parte. Concéntrese en obtener grasas que lo beneficien como la de oliva, semilla de colza, castañas, pescados e incluso los aceites de narciso y, por el contrario, reduzca los alimentos grasos como las donas, las frituras y la crema. Elija alimentos bajos en grasa siempre que sea posible. Ase en lugar de freír. Coma carne roja sólo una o dos veces por semana y, en su lugar, consuma más verduras en lugar de carnes.

6. *Comer más carbohidratos.*

    Los carbohidratos alimenticios deben constituir por lo menos entre 55 y 60% de las calorías diarias. Coma más carbohidratos complejos no refinados como granos, cereales, arroz, pan, pastas integrales y papas con cáscara al tiempo que elimina los alimentos con azúcar. Los hombres que llevan una alimentación alta en carbohidratos tienen mayores probabilidades de perder el exceso de peso, de reducir la presión arterial y los niveles de colesterol y de contribuir a evitar un ataque cardiaco.

7. *Comer más pescado.*

    Los aceites de pescado pueden adelgazar la sangre, bajar la presión arterial y —si sufre alguna enfermedad del corazón— reducir en un tercio el riesgo de un ataque cardiaco fatal. La Fundación Británica de Nutrición recomienda incrementar el consumo de aceite de pescado (salmón, arenque, sardinas, macarela) a 300 g (tres porciones) por semana. Si no le gusta el pescado, considere la posibilidad de tomar en su lugar un complemento de aceite de pescado omega-3.

8. *Comer, por lo menos, cinco porciones de fruta fresca y vegetales al día.*

    Las frutas y los vegetales contienen importantes vitaminas, minerales, antioxidantes y hormonas vegetales benéficas. Comer, por lo menos, cinco porciones diarias reduce el riesgo de una muerte prematura por cualquier causa a cualquier edad —en particular por enfermedad coronaria del corazón—, comparado con aquellos que consumen menos cantidad.

9. *Comer más fibra.*

    Al incrementar la cantidad de fibra en la alimentación se absorbe la grasa en el intestino de manera lenta, de modo que el cuerpo la maneja con mayor facilidad. Al comer 3 g o más de fibra de avena soluble (equivalente a dos tazas de potaje) diarios ha demostrado que se reducen los niveles de colesterol dañino en la sangre en cantidad pequeña pero muy significativa.

10. *Eliminar la sal.*

    Las investigaciones sugieren que al menos uno de cada dos hombres está programado genéticamente para desarrollar hipertensión arterial si su consumo de sal (cloruro de sodio) es excesivo. Bajar el consumo de sal de 9 a 6 g (recomendaciones actuales del gobierno del Reino Unido) podría reducir el riesgo de una apoplejía en 22%, prevenir por lo menos uno de cada siete ataques cardiacos y disminuir el peligro de muerte a causa de una ECC en 16%. Por desgracia, alrededor de 75% de la sal de la dieta está escondida en los alimentos procesados, incluyendo productos enlatados, comidas preparadas, galletas, pasteles y cereales comerciales. Esto significa que al no revisar las etiquetas de los productos que se compran y evitar los que contienen cantidades elevadas de sal, es difícil influir en el consumo de sal tanto como sería deseable para reducir el riesgo de hipertensión. Evite los alimentos salados (frituras, tocino, pescado/carne en escabeche, productos enlatados en salmuera) y no agregue sal al momento de cocinar o en la mesa. En su lugar, obtenga sazón mediante hierbas, especias y pimienta negra. (Nota: un consumo saludable de no más de 4 o 6 g de sal al día es equivalente a entre 2 y 2.5 g de sodio diario.)

11. *Evitar el estrés excesivo.*

   Cuando se está bajo estrés excesivo, la presión arterial se eleva en una cantidad equivalente a cargar veinte kilos extras de peso o a veinte años de edad adicionales. Junto con el espasmo de las arterias coronarias, se puede producir un ataque cardiaco. Realice ejercicio con regularidad (para quemar el exceso de hormonas de estrés) y busque un tiempo para relajarse siempre que se sienta tenso. Los complementos para reducir el estrés como el ginseng pueden ayudar también.

12. *Revisarse la presión arterial regularmente.*

   La presión arterial elevada afecta a uno de cada cinco adultos. Se le conoce como el asesino silencioso, ya que puede desarrollarse en las personas sin producir síntomas, y desencadenar un ataque cardiaco o una apoplejía repentinos. Incluso aun cuando la presión estuviera elevada hasta un extremo peligroso, usted podría sentirse relativamente bien. Revise su presión arterial por lo menos una vez al año. Si su presión arterial es alta, un buen control puede reducir el riesgo de ataques cardiacos entre 2 y 3% por cada baja de 1-mmHg en la presión arterial diastólica (la presión en el sistema cuando el corazón se relaja entre dos latidos).

13. *Revisar el nivel de glucosa en la orina con regularidad.*

   Un hombre tiene entre dos y tres veces más probabilidades de presentar un ataque cardiaco si los niveles de azúcar en sangre son elevados o están mal controlados. Analice la glucosa de la orina con regularidad —por lo menos una vez al año. Si tiene diabetes, puede reducir el riesgo de un ataque cardiaco al mantener los niveles de azúcar en la sangre dentro de los parámetros normales —consulte a su médico para mayor información.

14. *Analizar los niveles de grasa en la sangre.*

Algunos tipos de grasa en la circulación (por ejemplo, el colesterol HDL) ayuda a proteger contra un ataque cardiaco, mientras que otras (como lo triglicéridos o el colesterol LDL) están relacionados con un elevado riesgo de enfermedades del corazón. Si está en riesgo de tener problemas cardiacos, por lo regular el médico estará dispuesto a analizar sus niveles de grasa en la sangre. Al reducir los niveles anormales de colesterol en sólo 10%, se puede prevenir uno de cada cuatro ataques cardiacos.

15. *Considerar el consumo de cápsulas de ajo.*

Tomar cápsulas de ajo puede reducir la presión arterial, los niveles de grasa en la sangre y adelgazar la sangre lo suficiente como para reducir el riesgo de un ataque cardiaco en 25%. Tiene tan buenos efectos que en Alemania hay disponibles, bajo prescripción, unas tabletas de ajo que contienen el equivalente a 4 g de ajo fresco para el tratamiento de los niveles altos de colesterol en sangre y de la presión arterial elevada.

16. *Considerar el consumo de algún complemento de antioxidantes.*

La gente con altos niveles de antioxidantes —vitaminas C y E (por lo regular obtenidas mediante complementos)— tiene tres veces menos posibilidades de un ataque cardiaco que aquellos con niveles más bajos. No fue sino hasta recientemente cuando se demostró que tomar dosis altas de vitamina E (400 UI o 268 mg) reduce el riesgo de ataques del corazón en 75% en los hombres que ya presentan una enfermedad cardiaca. Los complementos antioxidantes son en particular importantes para los fumadores y los hombres con diabetes.

17. *Considerar el consumo de algún complemento con ácido fólico.*

Alrededor de uno de cada diez hombres tiene, de manera hereditaria, niveles altos de un aminoácido: homocisteina. Esto daña los conductos arteriales y triplica el riesgo de un ataque cardiaco. Una de cada 160 mil personas tiene niveles en extremo altos lo que incrementa treinta veces más el riesgo de una enfermedad cardiaca prematura. Los niveles altos de homocisteina pueden reducirse tomando complementos de ácido fólico (400-650 mcg al día). Las vitaminas B_6 y B_{12} tienen también efectos benéficos. Los alimentos ricos en ácido fólico son, entre otros, los vegetales de hojas de color verde oscuro, como las espinacas, el brócoli, la col de bruselas y los alimentos integrales.

18. *Tomar la mitad de una aspirina diariamente.*

La aspirina es poderosa en la prevención de la formación de coágulos en la sangre, con sólo la mitad de una tableta (150 mg) diaria es suficiente para reducir en una tercera parte el riesgo de un ataque cardiaco. Puede beneficiarse al tomar aspirina si:

Tiene angina.

Ha sufrido un ataque cardiaco.

Se le ha practicado alguna cirugía de corazón.

Tiene mala circulación en las extremidades.

Tiene diabetes.

Tiene un elevado riesgo de una enfermedad del corazón por cualquier razón.

Consulte a su médico ante cualquier duda.

19. *Beber más té.*

Las investigaciones sugieren que beber cuatro tazas de té al día —1,460 tazas por año— pueden reducir a la mitad el riesgo de un ataque cardiaco. El té es una rica fuente de flavonoides —las sustancias químicas que dan al vino tinto sus propiedades benéficas. Otras fuentes importantes de flavonoides son el ajo, las cebollas y las manzanas.

20. *Adoptar una actitud positiva ante la vida.*

Los hombres que sonríen, ríen y piensan de manera positiva tienen menos probabilidades de sufrir un ataque cardiaco que aquellos con una impresión negativa de la vida. Pensar de manera positiva también ha demostrado que es bueno para la inmunidad y reduce el riesgo de infecciones. Los hombres que ríen con regularidad lucen más sanos en general y tiene menos infecciones que los que están carcomidos por la ira y la hostilidad.

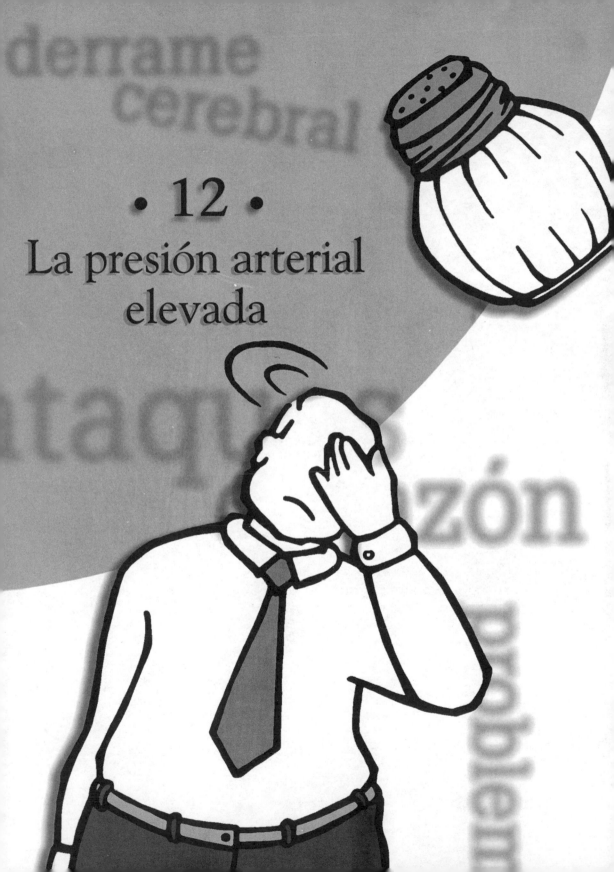

• 12 •

La presión arterial elevada

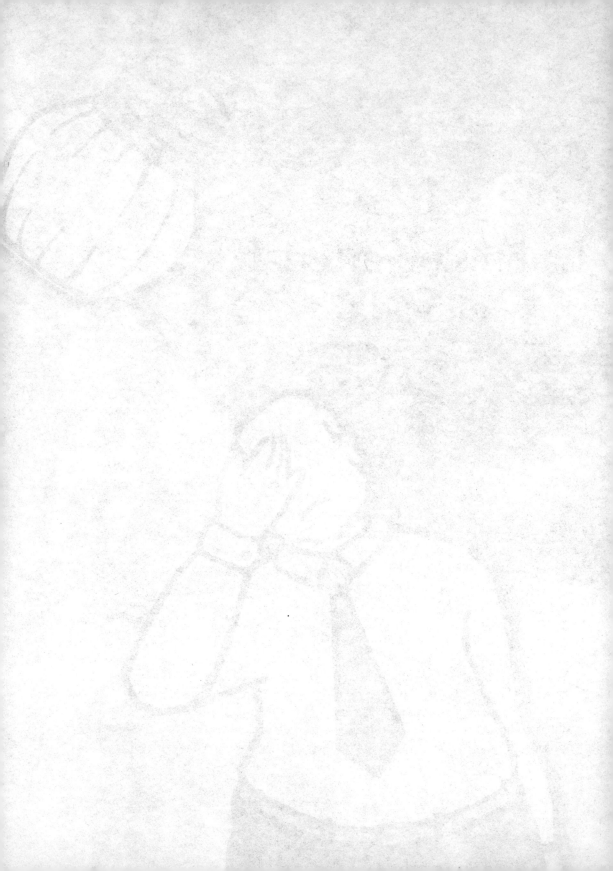

12 La presión arterial elevada

La presión arterial elevada, o hipertensión, afecta a alrededor de 20% de la población masculina adulta. Se le conoce como el asesino silencioso, ya que se desarrolla sin síntomas hasta causar un ataque cardiaco o una apoplejía. Incluso si su presión arterial se halla en niveles peligrosos, usted podría sentirse relativamente bien.

La presión arterial (PA) se mide con respecto a la cantidad de mercurio (medido en una columna) que ésta puede soportar. Por consiguiente, la presión arterial se expresa en milímetros de mercurio (mmHg.) La PA está más elevada al pasar un oleaje de sangre a través del sistema circulatorio cuando el corazón la bombea. Asimismo, es más baja cuando el corazón se relaja entre un latido y otro. La PA se registra como la presión mayor (sistólica) sobre la lectura más baja (diastólica). Una persona normal de veinte años de edad podría tener una PA de 120/70 mmHg. Una persona sana de cincuenta años de edad debería tener una PA de alrededor de 150/85 mmHg.

La Organización Mundial de la Salud define la hipertensión como una presión arterial que es, de manera constante, mayor a 160 mmHg (sistólica) y a 95 mmHg (diastólica). Las presiones arteriales sistólicas entre 140 y 160 mmHg y los valores diastólicos entre 90 y 95 mmHg implican el límite de una hipertensión ligera. Un hombre de cincuenta años de edad con una hipertensión sin tratar puede tener una PA de 180/100 mmHg o mayor.

La mejor analogía para explicar la forma en que la hipertensión se desarrolla es comparar la sangre en circulación con el agua que fluye en una manguera. La presión del agua en el interior de una manguera puede elevarse al subir el poder de

243

la bomba u oprimir la manguera y reducir el diámetro. Justo de la misma manera, la presión arterial puede incrementarse en la circulación al aumentar el trabajo del corazón o al reducir el diámetro de los vasos a través de los cuales fluye la sangre.

La PA presenta enormes variaciones —hasta en 70 mmHg— a lo largo del día. Los valores más bajos se registran durante el sueño, alrededor de tres o cuatro horas después de que la persona se queda dormida. Los niveles más elevados ocurren, como es obvio, alrededor del mediodía o en el momento en el que la persona ha estado despierta durante cerca de cuatro horas. El ejercicio físico, como el de subir escaleras o montar en bicicleta, incrementa de manera temporal la PA pero es una respuesta física normal.

Hay dos actividades masculinas en particular que pueden producir presiones arteriales demasiado elevadas: cargar cosas pesadas y las relaciones sexuales. Al parecer, puesto que son efectos pasajeros, no producen ningún daño.

Las emociones como la ira también pueden elevar la PA. Esto se debe a que la adrenalina y otras hormonas de estrés estimulan el estrechamiento de los vasos sanguíneos y hacen que el corazón lata con mayor rapidez.

Qué produce la PA elevada

La PA elevada resulta de las interacciones entre factores hereditarios, desarrollo y el estilo de vida. Es probable que haya varios genes anormales involucrados en la PA elevada que solos o combinados pueden producir la PA elevada a lo largo de la vida.

Las situaciones previas al nacimiento que tienen lugar durante el desarrollo fetal también pueden programar una tendencia a una hipertensión, una apoplejía o ataques cardiacos. Con probabilidad se deba a una mala nutrición de la madre que afecte el desarrollo arterial. Las investigaciones muestran que los bebés que tienen bajo peso al nacer tienen mayores probabilidades de tener PA elevada en su vida adulta. El promedio de la PA sistólica en el adulto se incrementa 11 mmHg si el peso del nacimiento baja de 3.5 a 2.5 kg. El tamaño de la placenta al momento del nacimiento también es importante. El promedio de la PA sistólica se incrementa 15 mmHg si el peso de la placenta sube de .5 a 1.5 kg. Por consiguiente, la PA más elevada puede presentarse en los hombres que nacieron pequeños con placentas muy grandes. Esto puede deberse a patrones arteriales y de circulación sanguínea anormales, resultantes del desequilibrio entre la placenta y el bebé.

244

Esto lo confirma una investigación que relaciona los patrones de las huellas digitales con el riesgo de desarrollar una PA elevada en la vida. Las huellas digitales aparecen en las primeras semanas siguientes a la concepción. Los patrones se relacionan con el grado de desigualdades e hinchazón de los dedos en desarrollo, lo que a su vez está relacionado con la circulación sanguínea. Los patrones de las huellas digitales adquieren la forma de arcos, curvas o remolinos (véase la figura 18, abajo). Mientras más remolinos haya más probabilidades hay de ser hipertenso. Los investigadores han encontrado que las personas con, por lo menos, un remolino, tienen una PA 6% más alta que las personas sin remolinos. La PA se incrementa según el número de remolinos. El número máximo de remolinos es diez (dos en cada dedo).

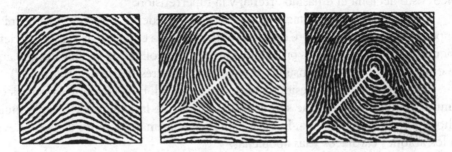

Figura 18. Los remolinos de las huellas digitales y la hipertensión.

El promedio tiende a ser dos o tres.

Por encima de estas predisposiciones genéticas y del desarrollo, hay factores ambientales que participan para producir la hipertensión.

Ahora se piensa que el incremento de la PA con el paso de la edad, algo común en los países occidentales, está relacionado con el consumo de sal en el transcurso de nuestra vida. El nombre químico de la sal es cloruro de sodio. El sodio está relacionado con la PA elevada —el consumo promedio de sodio en los hombres en el Reino Unido es de alrededor de 3.5 g diarios, cantidad que es muy alta (véase el capítulo 20). Algunos hombres comen dos veces esta cantidad y se convierten en presas fáciles de la hipertensión.

La obesidad también está relacionada con la hipertensión en algunas personas; tal vez ello se deba a que el corazón debe bombear con más fuerza para que la sangre pueda llegar a todo el cuerpo. La gente gorda tiende a llevar una dieta alta en grasas saturadas y con niveles elevados de colesterol y a tener un mayor grado de recubrimiento y estrechamiento de las arterias (véase los capítulos 11 y 17).

Otro factor ambiental importante es el consumo de alcohol. Los hombres que de forma regular beben más de tres unidades de alcohol diarias (véase el capítulo 17) tienden a tener una PA más elevada. Sin embargo, muchos hombres beben más de dicha cantidad y mantienen una PA normal —eso depende de su constitución genética.

Otro factor ambiental importante relacionado con la PA elevada es el estrés. Al parecer, la exposición al estrés sobreactiva parte del sistema nervioso en algunas personas, lo que resulta en hipertensión. El estrés conduce a una elevación de los niveles de adrenalina en circulación y a la sobreactividad del sistema nervioso simpático. Esto acciona el espasmo arterial y la hipertensión.

Más de uno de los factores ambientales pueden estar presentes al mismo tiempo. Al parecer, un hombre expuesto a un consumo excesivo de sal y que además se siente estresado, tiene más probabilidades de desarrollar una PA elevada que aquel que está expuesto sólo al consumo de sal o sólo al estrés (véase el capítulo 17).

La hipertensión necesita tomarse con seriedad. Es el elemento de predicción de muchas enfermedades que son causas comunes de la mala salud y de la muerte en hombres de edad mediana. Las dos consecuencias más comunes de la PA elevada son los ataques cardiacos y las apoplejías.

Puesto que la hipertensión dificulta al corazón el bombeo de sangre debido a la resistencia de la presión, ésta conduce también a un endurecimiento del músculo cardiaco y a una dilatación de las cavidades cardiacas. El corazón puede convertirse en una bolsa de músculo dilatado y flexible sin la capacidad de bombear con eficiencia. Esto conduce a una falla cardiaca y la retención de líquidos en el cuerpo. El músculo cardiaco endurecido incrementa también su abastecimiento sanguíneo y se produce el dolor de angina.

La PA elevada daña la parte interior de las arterias a lo largo del cuerpo. Este daño desencadena una acumulación de placas de grasa y trombosis (coágulos) que con el tiempo pueden obstruir por completo el flujo de la sangre. Los tejidos a los que se les corta el abastecimiento sanguíneo y de oxígeno mueren con rapidez y se produce un ataque al corazón (infarto del miocardio) o una apoplejía. Se estima que, para un hombre de cuarenta años, cada aumento de 10 mmHg en la PA sistólica incrementa el riesgo de una enfermedad cardiaca en 20%.

La PA elevada también puede causar algo equivalente a una explosión de los delicados vasos sanguíneos del cerebro. Esto conlleva a otro tipo de apoplejía en el que ocurre una hemorragia, en vez de la muerte de células cerebrales debido al bloqueo de los vasos sanguíneos por algún coágulo.

Los pequeños vasos sanguíneos en el cuerpo son aún más vulnerables a la PA elevada que las arterias, que son mayores. El daño en un vaso sanguíneo pequeño de la parte posterior del ojo conduce a una hemorragia retiniana y a otros problemas visuales. El ojo funciona como una ventana hacia el cerebro, y cualquier daño de los vasos observados en él refleja los cambios que ocurren en el interior del cerebro que pudieran conducir a una apoplejía.

El daño a los pequeños vasos sanguíneos del riñón interfiere con la producción de orina, de modo que los líquidos comienzan a acumularse en el cuerpo. Esto produce una falla en el riñón que, hoy en día, es relativamente poco común debido a que los tratamientos con medicamentos para controlar la hipertensión lo previenen.

Cómo prevenir o reducir la PA elevada

No se puede hacer mucho para alterar sus genes (todavía) o reprogramar su desarrollo fetal. Lo que sí se puede hacer es modificar el estilo de vida para minimizar el riesgo de desarrollar hipertensión a lo largo de la vida. Si ya tiene la PA elevada, ya sea severa, ligera o moderada, debe reducir la exposición a los factores ambientales que de forma inevitable la empeorarán.

Los cambios en el estilo de vida que pueden ayudar a prevenir o a tratar la PA elevada incluyen:

Eliminar el consumo de sal: no colocar sal en la mesa o agregar menos cantidad al cocinar; evitar los alimentos salados como las frituras, el tocino, carnes/pescados enlatados, curados, ahumados o en escabeche, el paté, las comidas preparadas y listas para comerse, los vegetales enlatados, el atún en salmuera, las sopas o salsas enlatadas o empaquetadas y los extractos de levadura.

Al no colocar sal en la mesa, al reducir la cantidad de sal que se utiliza al cocinar y al evitar los alimentos salados, usted puede reducir la PA sistólica por lo menos en 5 mmHg. Si todos lo hicieran, se estima que la incidencia de apoplejías en la población se reduciría en 26% y la enfermedad coronaria en 15%.

Es fácil remplazar la sal con especias. No toma mucho tiempo volver a entrenar las papilas gustativas. También ayudará comer alimentos ricos en potasio.

247

Los iones de potasio están relacionados con los iones de sodio del cuerpo. El riñón cambia el potasio por el sodio en la orina, de modo que mientras más potasio se consuma más sodio se excreta. Por desgracia, demasiado potasio puede ser también dañino, por lo que la mejor manera de consumir cantidades adecuadas, pero seguras, es comer alimentos ricos en potasio. Entre éstos, se incluyen todas las frutas, sobre todo los plátanos, los albaricoques secos, los jugos y los yogures de frutas; todos los vegetales, sobre todo las legumbres, los hongos, las papas y las espinacas; los cereales integrales y, de manera sorprendente, el café.

Las sales de potasio en pequeñas cantidades son útiles como sustitutos del sodio, pero pueden ser un poco amargas. Tenga cuidado pues demasiado potasio produce sus propios problemas.

- *Reduzca el consumo de alcohol si es excesivo.* Manténgase dentro del margen de las 21 unidades por semana como máximo para los hombres. Si puede, reduzca a 14 unidades por semana o menos (véase el capítulo 17 para las definiciones de las unidades de alcohol).
- *Pierda el exceso de peso con una combinación de dieta y ejercicio.* El ejercicio durante al menos veinte minutos tres veces por semana puede reducir por sí mismo la PA elevada. Necesita incrementar el pulso a alrededor de 110-120 por minuto y sudar un poco.
- *Debe dejar de fumar.* La PA elevada y fumar en conjunto dañan los vasos sanguíneos con mayor rapidez que por separado. Esto conduce casi con seguridad a una enfermedad coronaria del corazón en el futuro. Si los niveles de colesterol son muy altos, debe reducirse el consumo de grasas saturadas (animales). Éstas contribuyen al recubrimiento y al estrechamiento de las arterias y conlleva de manera inexorable a una enfermedad coronaria del corazón.

Si a pesar de estos cambios en el estilo de vida la PA se mantiene elevada de manera constante, será necesario tratarla con medicamentos. Son esenciales para controlar la PA y para minimizar el riesgo de ataques cardiacos, apoplejías, insuficiencia cardiaca, fallas de los riñones y otros problemas relacionados con el daño vascular.

La finalidad del tratamiento contra la hipertensión es reducir la PA diastólica por debajo de 90 mmHg y/o la PA sistólica a menos de 160 mmHg.

Los medicamentos principales en el tratamiento de la hipertensión son:

Los diuréticos (tabletas para orinar)

Los diuréticos reducen la PA al disminuir la cantidad de líquido de la circulación. Producen también una dilatación ligera de las arterias pequeñas.

Bloqueadores beta

Estos medicamentos neutralizan los caminos nerviosos que causan la constricción de los vasos sanguíneos. Reducen la velocidad del corazón y su fuerza de contracción.

Antagonistas del canal de calcio

Estos medicamentos bloquean el movimiento de los iones de calcio a través de las membranas celulares. Esto reduce la PA al relajar los músculos en las paredes arteriales y al reducir la fuerza de contracción del corazón.

Inhibidores de la ECA

Éstos bloquean la formación de la enzima convertidora de angiotensina (ECA). La ECA es un poderoso constrictor de los vasos sanguíneos, de modo que al bloquearla se produce una dilatación de los vasos sanguíneos. Los inhibidores de la ECA incrementan también el flujo sanguíneo de los riñones, con lo cual se pierde una mayor cantidad de líquidos por la orina.

Antagonistas alfa

Estos medicamentos reducen la PA al dilatar las arterias y las venas.

Antagonistas de la angiotensina II

Esta nueva clase de medicamento está disponible desde hace poco tiempo. Dilatan los vasos sanguíneos, estimulan el funcionamiento de los riñones y pueden tener una acción directa en el cerebro para reducir la cantidad de ingestión de agua e incrementar la cantidad de orina.

Puesto que la hipertensión es común, es conveniente revisar la PA con regularidad. Un diagnóstico a tiempo, los cambios en el estilo de vida y la prescripción de los medicamentos necesarios pueden controlar la PA y salvar muchas vidas.

Todos lo hombres deberían revisar su PA por lo menos una vez antes de los treinta años de edad. Después de esta edad, la PA debería revisarse por lo menos cada cinco años —de preferencia cada uno o dos años.

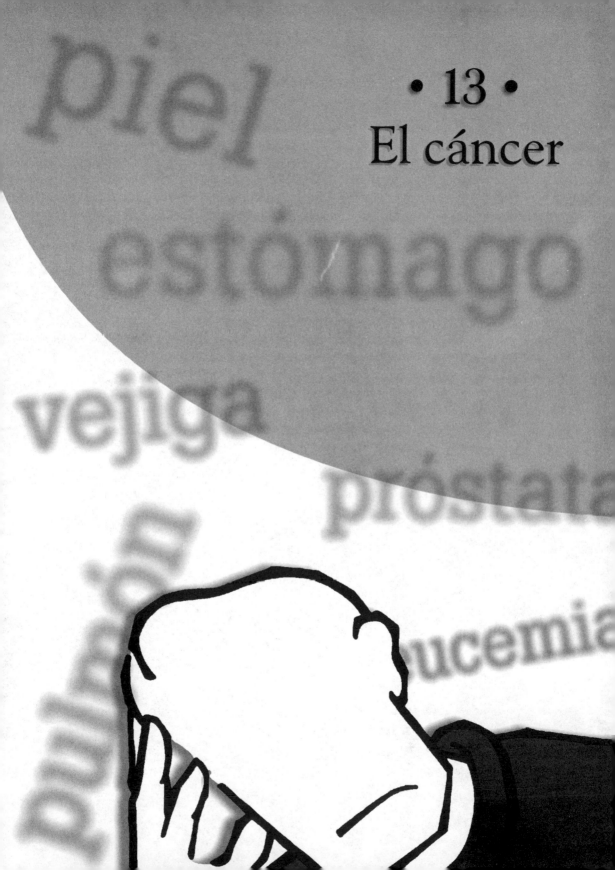

piel

estómago

vejiga

próstata

pulmón

leucemia

• 13 •
El cáncer

13 El cáncer

El cáncer es una de las causas más comunes de muerte en hombres entre los 15 y 64 años de edad y, por desgracia, el número va en aumento.

Uno de cada tres sufrirá cáncer en algún momento de su vida, y uno de cada cuatro morirá a causa de él. Los tipos de cáncer más comunes en el mundo occidental son los que afectan:

- pulmones;
- piel (no melanoma);
- colon y recto;
- próstata;
- vejiga;
- estómago;
- sistema linfático (linfoma no Hodgkin);
- páncreas;
- esófago;
- glóbulos blancos (leucemia).

En todo el mundo, el cáncer de pulmón es el tumor masculino más común y ha superado, recientemente, al cáncer de estómago. Por desgracia, la incidencia general de todos los tumores parece estar en aumento. Por ejemplo, un estudio realizado en Suecia ha mostrado que en los últimos treinta años la incidencia de cáncer se ha elevado en 55% en los hombres mayores de cincuenta años de edad. Para los hombres menores de treinta años, la incidencia de cáncer se ha incrementado en 40%. Al parecer, el aumento en la incidencia está relacionado con el incremento de la exposición a factores cancerígenos ambientales y de radiación. Algunos cánceres están relacionados con agentes causales específicos:

- Fumar está asociado con 90% de los cánceres de pulmón y con un tercio de las muertes por cáncer.
- La ocupación está relacionada con uno de cada diez cánceres de pulmón: los conductores de grúas y montacargas tienen catorce veces más probabilidades de padecer cáncer de pulmón, mientras que los herreros, los hojalateros, los encuadernadores y los trabajadores relacionados con la imprenta tienen un riesgo tres veces mayor al normal.
- El alcohol está relacionado con el cáncer de lengua, de garganta, de esófago y de hígado.
- La exposición ocupacional a ciertas sustancias químicas está relacionada con el cáncer de escroto (véase el capítulo 2).
- Una alimentación pobre (baja en vitaminas antioxidantes y en fibra, y alta en grasas saturadas) está relacionada con un tercio de todas las enfermedades malignas.
- Algunos cánceres tienen un lazo hereditario, por ejemplo, el cáncer de la próstata y de los testículos.

Las buenas noticias son que la detección del cáncer y su tratamiento constituyen dos de las áreas de la medicina que presentan un desarrollo más rápido y, hoy en día, muchos cánceres son curables si se les descubre en sus primeras etapas. Con las nuevas técnicas de terapia génica se espera que las células tumorales puedan "revertirse" o hacerse más visibles para el sistema inmunológico de manera que pueda apuntarse a su erradicación.

Signos de alarma para el diagnóstico oportuno del cáncer

Hay varias señales de alerta que se deben observar porque pueden indicar la presencia de un tumor. Aunque en muchos casos estas señales pueden deberse a algo menos grave, es mejor preocuparse, someterse a una revisión y ser informado de que todo está bien, que pasar por alto las señales y retrasar un diagnóstico importante. Los signos que deben observarse incluyen:

- pérdida de peso sin una razón aparente;
- pérdida del apetito con cansancio y desgano;
- una costra, una irritación o una úlcera que no sana en tres semanas;
- un lunar u otra mancha de la piel que crece, se incrusta, sangra, produce comezón o cuyo color se oscurece;
- una tos fastidiosa y persistente;
- tos con sangre;
- un cambio en los hábitos intestinales;
- un cambio en los hábitos de la vejiga;
- sangre en la orina;
- vómito en forma de "asientos de café" o con sangre;
- dificultad para pasar alimentos;
- sentirse lleno a pesar de haber comido poco;
- ronquera que dura más de tres semanas;
- persistente irritación de la garganta;
- sangrado o descargas inusuales por cualquier orificio del cuerpo;
- un endurecimiento inusual o alguna protuberancia en cualquier parte del cuerpo;
- cambio en la forma o el tamaño de los testículos;
- indigestión fastidiosa que se presenta de manera constante;
- dolor abdominal persistente;
- defecaciones de color negro;
- severos dolores de cabeza, recurrentes;
- profundos dolores recurrentes en cualquier parte del cuerpo.

Prevención del cáncer

Muchos cánceres pueden prevenirse al modificar la dieta y el estilo de vida. Se puede reducir de manera significativa el riesgo de desarrollar esta enfermedad, por medio de:

- dejar de fumar;
- perder el exceso de peso y hacer ejercicio con regularidad;
- reducir la exposición al sol y a las irradiaciones ultravioleta (UV);
- utilizar protectores solares con factor elevado y cubrirse siempre que se esté expuesto al sol;

- evitar las quemaduras solares;
- obedecer las reglas de seguridad y utilizar ropa protectora al trabajar con sustancias químicas peligrosas o con procesos de irradiación;
- evitar el contacto de la piel con hollín, alquitrán, aceites minerales y otras sustancias nocivas;
- mantener el consumo de alcohol dentro de los límites de seguridad;
- evitar las enfermedades de transmisión sexual practicando el sexo seguro;
- examinar los testículos con regularidad, una vez al mes;
- lavar debajo del prepucio con regularidad;
- llevar una alimentación alta en fibra y evitar el estreñimiento;
- comer por lo menos cinco porciones de fruta y vegetales al día;
- incrementar el consumo de cereales integrales y legumbres;
- reducir el consumo de alimentos curtidos en sal, en escabeche ahumados,
- llevar una dieta baja en grasas saturadas;
- comer una dieta rica en vitaminas C, E y betacarotenos.

De hecho, una alimentación que es buena para el corazón también es excelente para reducir el riesgo de cáncer (véase el capítulo 17).

Véanse también los capítulos referentes a los cánceres específicos del hombre (capítulos 1, 2, 6, 10, 16).

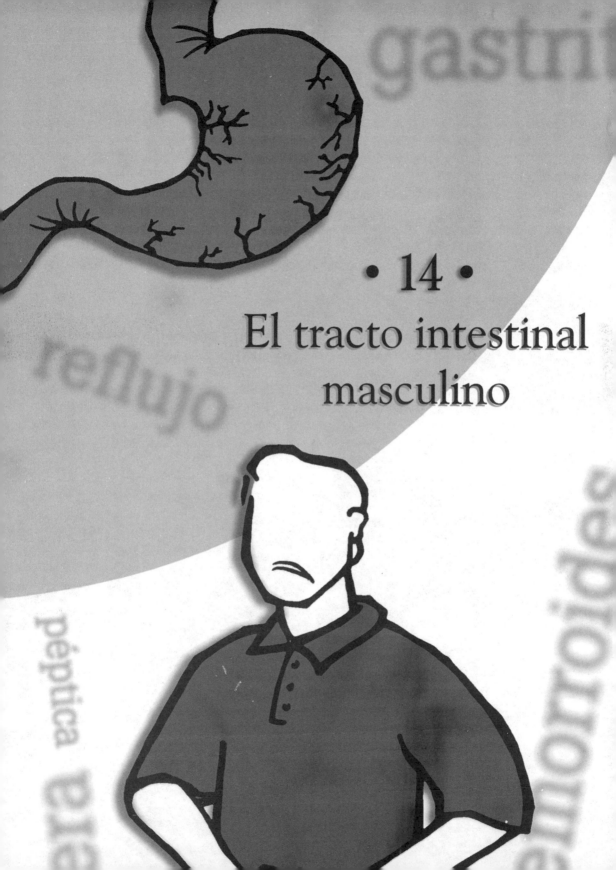

gastrit

• 14 •
El tracto intestinal
masculino

reflujo

péptica

14 El tracto intestinal masculino

La indigestión y las úlceras pépticas afectan dos veces más a los hombres que a las mujeres, y más de 60% de la población masculina adulta sufre síntomas en algún momento de su vida.

La indigestión es un término común que cubre una variedad de síntomas relacionados con la comida. Éstos incluyen la sensación de hinchazón por tragar aire, flatulencia por una cantidad excesiva de aire en los intestinos, náuseas, dolor abdominal y la sensación de ardor ocasionada por el reflujo ácido.

Enfermedad por reflujo gastroesofágico

La enfermedad por reflujo gastroesofágico (ERGE) se debe al reflujo del contenido ácido del estómago hacia el esófago —el tubo que conecta la boca con el estómago. Normalmente este reflujo se previene por la acción de un esfínter y la acción del impulso hacia abajo de los alimentos desde el esófago. Sin embargo, si la acción muscular no es coordinada, si hay presente una hernia hiatal o si el estómago está lleno en exceso, puede presentarse el reflujo.

El síntoma principal de la ERGE es la acidez o agruras. Esta sensación de quemadura se siente detrás del esternón y puede subir hasta la garganta. Por lo regular, se presenta durante los treinta minutos siguientes después de comer y puede precipitarse con el ejercicio, al inclinarse o al recostarse después de ingerir alimentos. Con frecuencia, los platillos con grasa, masa, menta, chocolate, jugos de frutas, café o alcohol desencadenan los ataques.

En los hombres menores de cuarenta años de edad se utilizan los antiácidos, los agentes procinéticos (que coordinan la contracción muscular), y medicamentos que reducen las secreciones ácidas (por ejemplo, la cimetidina o la ranitidina) para reducir los síntomas.

En los hombres mayores de cuarenta años, o en los que presentan síntomas más severos (pérdida de peso, dificultad al tragar, vómito, sangrados, anemia, sensación de lleno prematuro, dolor severo), es necesario realizar una investigación mayor para eliminar la posibilidad de una úlcera péptica o un cáncer de estómago.

Consejos para aliviar los síntomas de ERGE

- perder el exceso de peso;
- si fuma, dejar de hacerlo o reducir la cantidad de cigarrillos al día;
- comer poco y con frecuencia a lo largo del día, en lugar de las tradicionales tres comidas grandes;
- evitar beber cantidades grandes de líquido en una sola ingestión;
- evitar los alimentos ácidos, picantes, condimentados o grasosos y muy calientes;
- evitar la menta, el chocolate y los jugos de frutas ácidas;
- evitar el té y el café;
- reducir el consumo de alcohol;
- evitar la aspirina y los medicamentos relacionados —utilice el paracetamol;
- evitar agacharse, inclinarse o recostarse después de comer;
- evitar comer tarde en la noche;
- elevar la cabecera de la cama entre 15 y 20 cm;
- utilizar ropa holgada;
- beber un vaso de leche puede mejorar los síntomas;
- si se siente lleno de aire, tome una cucharada cafetera de bicarbonato de sodio disuelto en un vaso de agua tibia cada hora hasta tres horas —pero no tome más de eso.

Nota: Perder peso y dejar de fumar son las dos medidas más útiles para reducir el reflujo gastroesofágico.

Si sufre de indigestión recurrente, es importante consultar al médico. Una encuesta reciente realizada por la empresa Gallup con más de mil personas encontró que en los últimos doce meses, 48% había sufrido agruras, pero sólo 25% había solicitado ayuda.

Si ya ha probado los antiácidos comunes y éstos no han controlado los síntomas, deberá consultar a su médico que podría recetarle algo más fuerte. Esto es importante, pues se ha encontrado que tomar antiácidos no protege contra el daño producido por el ácido en el estómago y en los tejidos intestinales que son muy delicados. Después de diez a veinte años, puede presentarse una úlcera (y como resultado, dificultad para tragar). Una de cada diez personas que toman antiácidos de forma regular puede tener algún problema más serio enmascarado bajo los síntomas, por lo que siempre es mejor consultar al médico.

La gastritis

Normalmente, el estómago está protegido por una mucosa que lo cubre y, por consiguiente, no puede digerirse a sí mismo. Sin embargo, si el manto mucoso se erosiona puede presentarse una inflamación de la pared gástrica. La gastritis produce síntomas similares a los de la úlcera gástrica: ardor o retortijones en la parte alta del abdomen, náuseas y vómito. Si la gastritis es severa puede haber vómito con sangre (hematemesis). Por lo regular, la sangre está digerida y coagulada, por lo que el vómito tiene aspecto de asientos de café.

La gastritis aguda puede producirse por sustancias que irritan la mucosa gástrica, como los cigarrillos, el alcohol, la aspirina, el ibuprofeno y otros medicamentos analgésicos antiinflamatorios no esteroideos.

Helicobacter pylori

Ahora se sabe que la causa principal de la gastritis es una infección en el estómago por una bacteria llamada *Helicobacter pylori*. En el Reino Unido, por lo menos 20% de los hombres de treinta años de edad y 50% de los mayores de cincuenta años están infectados. En algunas partes del mundo como Sudamérica y África, las tasas de colonización son mayores, y hasta un 90% de los hombres mayores de veinte años está infectado.

La *Helicobacter pylori* es una bacteria móvil que se introduce en la mucosa que recubre el estómago y lo expone al daño de los ácidos. Puede sobrevivir pese a las altas concentraciones de ácido ya que produce una enzima (ureasa) que convierte pequeñas cantidades de urea en una burbuja de amonio. Esta burbuja alcalina cubre la bacteria y la protege de los ácidos gástricos. Al mismo tiempo, el amonio actúa como un irritante que inflama la pared del estómago.

La *Helicobacter pylori* puede detectarse de muchas maneras:

- Prueba de sangre para buscar anticuerpos de la bacteria.
- Prueba de aliento —el paciente traga un poco de urea radioactiva y, media hora después, respira en una bolsa sellada. Si la *Helicobacter* está presente, su enzima convertirá la urea en amoniaco, de modo que podrá detectarse el amoniaco radioactivo en la bolsa.
- Una nueva prueba no invasiva detecta signos de infección en la saliva.

Una vez que se ha diagnosticado, la *Heliobacter* puede ser erradicado con una combinación de dos antibióticos más bismuto (terapia triple) o un antibiótico junto con un medicamento que detiene la producción de ácido por el estómago (terapia doble). Por desgracia, este tratamiento (sobre todo la terapia triple) es incómodo, pues sus efectos secundarios son irritación bucal, un desagradable sabor metálico que permanece en la boca, náuseas, diarrea, dolor abdominal y oscurecimiento de la lengua y heces fecales. Uno de cada cinco pacientes abandona el tratamiento triple; la terapia doble es mejor tolerada.

Las nuevas investigaciones en Nueva Zelanda sugieren que la miel hecha de flores de manuka o el té de árbol de Nueva Zelanda contienen un antibiótico único que también puede erradicar la *Helicobacter*. Tomar cuatro cucharadas cafeteras de miel de manuka cuatro veces al día con el estómago vacío durante ocho semanas puede erradicar la infección. La miel de manuka está disponible en algunas tiendas naturistas.

> *Nota:* Los hombres con diabetes deben consultar al médico antes de utilizar cualquier tratamiento que contenga miel.

Úlceras pépticas

Las úlceras pépticas afectan dos veces más a hombres que a mujeres, y en el Reino Unido uno de cada treinta adultos las padece en algún momento de su vida. Las úlceras del duodeno (el tubo de salida del estómago) son más comunes y afectan a uno de cada diez adultos. La edad pico para desarrollar las úlceras del duodeno es entre los veinte y los cuarenta años. Las úlceras gástricas tienden a presentarse entre diezy veinte años después.

Se estima que en el Reino Unido, cada año un millón de personas sufren de úlceras pépticas. Noventa por ciento de éstas son úlceras recurrentes.

La infección por *Helicobacter pylori* está asociada con 85% de las úlceras gástricas y con prácticamente todas las duodenales. El incremento en el diagnóstico y tratamiento de esta importante infección ha resultado en una disminución en la incidencia y recurrencia de las úlceras pépticas.

Las úlceras pépticas típicamente producen los síntomas siguientes:

- Dolor localizado en la parte superior del abdomen.
- Dolor nocturno.
- Dolor que desaparece al tomar antiácidos.
- Dolor que se alivia al vomitar.
- Dolor que (en el caso de las úlceras estomacales) puede aumentar al comer.
- Dolor que (en el caso de las úlceras duodenales) puede aliviarse al comer.

En los hombres menores de cuarenta años de edad se da un tratamiento de prueba contra las úlceras para ver si los síntomas mejoran. Se debe dejar de fumar y de tomar medicamentos relacionados con la aspirina, ya que pueden ser los causantes iniciales del problema. Si los síntomas persisten después del tratamiento, es esencial realizar una exploración para confirmar el diagnóstico y para descartar la posibilidad de un cáncer en el estómago.

En los hombres mayores de cuarenta años de edad es necesaria una investigación antes de iniciar un tratamiento contra la úlcera. Los antiácidos pueden utilizarse para aliviar los síntomas mientras se esperan los resultados de los estudios.

El estudio más moderno para investigar el dolor péptico es la endoscopia. Se aplica un sedante ligero vía intravenosa para relajar y para reducir la incomodidad del paciente. A través de la boca se introduce un tubo delgado y flexible dirigido hacia el estómago. El tubo contiene una luz, un sistema de visión magnificada y unas pinzas para biopsia. Esto permite la exploración visual del recubrimiento interno del estómago y del duodeno y además se pueden identificar las áreas de inflamación (gastritis), la úlcera, el sangrado y la cicatrización. Se puede tomar una biopsia en las áreas sospechosas (tomando una pequeña muestra) y examinar para descartar la posibilidad de algo maligno.

Aunque se está despierto durante la endoscopia, la mayoría de los pacientes no recuerdan nada después, debido al sedante que se les aplica.

Tratamiento

Hay muchos tratamientos diferentes para las úlceras pépticas. Las medidas personales incluyen dejar de fumar, evitar el consumo de alcohol, té y café, aspirina y medicamentos similares como el ibuprofeno y comer varias comidas pequeñas durante el día, en lugar tres grandes. Otros tratamientos simples incluyen:

- Los antiácidos (por ejemplo, el hidróxido de aluminio, el carbonato de calcio, las sales de magnesio, el bicarbonato de sodio), que neutralizan el exceso de acidez.
- Bloqueadores H_2 (por ejemplo, ranitidina, cimetidina, famotidina, nizatidina) que reducen la secreción de ácidos al bloquear los receptores en las células productoras de ácido. Éstos alivian 85% de las úlceras en dos meses. Sin embargo, alrededor de 80% recurren de nuevo después de un año de suspender el tratamiento, así que la terapia de mantenimiento a largo plazo se utiliza con algunos pacientes.
- Los inhibidores de la bomba de protones (por ejemplo, el omeprazol) que detienen la secreción de ácido y promueven un alivio más rápido de las úlceras que los bloqueadores H_2. Noventa por ciento de las úlceras sanan en un mes pero, una vez más, la repetición es común después de suspender el tratamiento.
- Los citoprotectores (por ejemplo, el sucralfato, la carbenoxolona, el misoprostol), ya sea que incrementen la secreción de moco en el estómago o que cubran la úlcera para funcionar como una barrera ante el ácido.
- La terapia de erradicación de la *Helicobacter* (véase la sección anterior). Sólo 1-2% de los pacientes tienen úlcera péptica recurrente después de utilizar este tratamiento.

Complicaciones

Si la úlcera péptica erosiona un vaso sanguíneo, se produce un sangrado. Si el sangrado es poco pero constante, puede originarse una anemia con síntomas de cansancio progresivo, palidez e incluso dificultad para respirar. Es más común que el sangrado se deba a la erosión de una arteria y puede producirse una hemorragia repentina y severa. Se presentan náuseas y vómito; ésta contiene ya sea sangre roja y fresca o sangre digerida que asemeja "pozos de café". La sangre digerida que baja hasta el tracto intestinal produce una defecación negra y con mal olor.

En raras ocasiones, una úlcera péptica puede perforar la pared del tracto digestivo. Como consecuencia, se escurren las secreciones llenas de ácidos y enzimas y caen en la cavidad abdominal produciendo inflamación severa y dolor debido a una peritonitis.

La ulceración crónica puede causar una cicatrización en la salida del estómago o del duodeno. Esto produce un estrechamiento de los pasajes y obstruye el paso del alimento hacia delante lo cual resulta en vómito y pérdida de peso.

Todas las complicaciones de las úlceras pépticas requieren un ingreso de urgencia al hospital para un tratamiento que, por lo regular, implica cirugía.

Contacte a su médico si:

- El dolor es muy intenso.
- Cualquier dolor abdominal que dura más de cuatro horas, sobre todo si empeora.
- Hay vómitos prolongados.
- Vomita sangre, líquido con manchas cafés o que asemejan "pozos de café".
- Empieza a defecar negro o muy oscuro.
- Se siente débil o se desmaya.

El síndrome del colon irritable

El síndrome del colon irritable (SCI) afecta a, por lo menos, un cuarto de la población en general. Aunque sólo uno de cada tres afectados es hombre, de todas maneras representa una proporción importante de la población adulta masculina —alrededor de uno por cada doce. Los síntomas empiezan, por lo regular, entre los quince y los cuarenta años, pero pueden aparecer a cualquier edad. Se le conoce también como colon irritable, espástico o colitis mucosa.

La causa del SCI no se ha descubierto. El problema básico es una molestia de la contracción muscular en el tracto intestinal pero no se ha encontrado alguna anormalidad física que pueda ser la causa.

Los intestinos son como tubos musculares largos que se contraen como olas ordenadas. Esto impulsa la comida a lo largo de ellos mientras se absorben los nutri-

265

mentos y el agua. En el síndrome del colon irritable, las contracciones no están coordinadas y se presentan calambres. Todavía nadie sabe por qué sucede esto.

Los síntomas principales del SCI son: dolor, aire, distensión, inflamación, sensación de que la evacuación es incompleta, incremento en la cantidad de moco en las heces y estreñimiento o diarrea (o una combinación de ambos).

Puesto que estos síntomas se presentan también en otras enfermedades intestinales más serias, es importante tener una revisión médica —nunca debe hacer un diagnóstico de SCI usted mismo. Lo más importante es que si percibe algún cambio en los hábitos de defecación habituales, sangre u oscurecimiento de las heces o pérdida de peso, consulte al médico de inmediato.

El dolor del SCI es similar a un calambre o como cólico, y aparece y desaparece de manera alterna. Se siente en cualquier lugar del abdomen pero con frecuencia es mayor en la parte baja del lado izquierdo. El dolor puede empeorar después de comer, ya que se estimula la contracción del colon (reflejo gastrocólico). Los que lo padecen sienten con frecuencia que el defecar o expulsar gases les proporciona alivio.

El gas es un problema común. Debido a que los intestinos no se están contrayendo de la manera adecuada, el aire que se traga de forma natural al comer o al beber se acumula. Borbotea por el intestino produciendo dolor, dilatación y ruidos (borborigmos) hasta que escapa de forma repentina y, en ocasiones, de forma explosiva.

El estreñimiento es otra característica común del SCI, puesto que el espasmo de la pared muscular del intestino agita su contenido en lugar de impulsarlo. El resultado es no poder defecar durante días. Cuando se hace, es necesario pujar para expulsar unas pequeñas y duras bolitas como las de un conejo o heces delgadas como listones.

También, con frecuencia, los intestinos trabajan de más, con una mayor secreción de moco y con urgencia intestinal (diarrea). El estreñimiento y la diarrea se alternan en ocasiones y los afectados pueden sentir una sensación de no evacuar por completo el intestino.

En la actualidad, el SCI es un diagnóstico de exclusión; no hay una prueba definitiva que pueda descubrirlo. El examen inicial del abdomen se lleva a cabo para buscar áreas sensibles y protuberancias. En cualquier problema de intestinos, es imperioso un examen rectal digital. Es un poco incómodo pero da suficiente información con respecto a la textura del recubrimiento del intestino, para saber si el recto está lleno o vacío, y permite detectar tumores rectales.

Las pruebas de sangre se realizan para buscar anemia, problemas tiroideos y signos de infección o inflamación. Una investigación más a fondo del intestino implica un enema de bario o una endoscopia en la que se introduce un instrumento en el recto para explorar la parte baja del colon (sigmoide). Si la parte alta del intestino grueso se examina por medio de una colonoscopia, se aplica una sedación leve. (Una colonoscopia es un procedimiento en el que se introduce un equipo de observación a través del recto para poder examinar todo el colon y tomar biopsias.)

Tratamiento

Una vez que se han descartado condiciones más serias como tumores intestinales o la enfermedad inflamatoria del intestino, el tratamiento del SCI pretende controlar los síntomas. Por desgracia, todavía no hay una cura. El control de los síntomas implica:

- Antiespasmódicos (por ejemplo, papaverina, pargevetina, aceite de menta) para relajar el intestino y reducir los dolorosos espasmos.
- Las cápsulas de menta previenen la distensión por gases.
- Llevar una alimentación rica en fibra y tomar medicamentos que aumenten el bolo fecal (por ejemplo, el salvado, la metilcelulosa) y abundante agua.
- Agentes antidiarréicos (por ejemplo, la loperamida) para aliviar la diarrea.

En una cuarta parte de los hombres, una alimentación rica en fibra empeora al principio la dilatación y la distensión del SCI. Sin embargo, este efecto desaparece después de dos o tres semanas, por lo que es importante perseverar. La inflamación puede deberse a no beber una cantidad suficiente de líquidos. Los agentes de abultamiento vienen, por lo regular, en granulados que se toman una o dos veces al día con mucha agua. La fibra se acumula en el intestino y le proporciona un bulto que sostener. Esto ayuda a impulsar con mayor eficacia el bolo fecal.

Con frecuencia, la diarrea asociada con el SCI es peor en las primeras horas al despertarse. En este caso, un medicamento antidiarreico, como la loperamida, es mejor si se toma antes de acostarse y después de la primera defecación del día. El tratamiento sólo debe utilizarse durante periodos cortos si no ha consultado a su médico. Es conveniente evitar jugos de frutas y ciruelas, reducir la leche y productos lácteos si los intestinos están muy sueltos.

Consejos de autoayuda

Hay muchos cambios en la alimentación y en el estilo de vida que pueden reducir los síntomas:

- Elimine los alimentos empacados y procesados y lleve una alimentación natural.
- Lleve una alimentación rica en fibra que contenga pan integral, avena, arroz integral y cereales integrales no azucarados como la granola o el potaje. Algunos consideran que esto empeora los síntomas, pero es bueno perseverar durante tres o cuatro semanas antes de decidir que eso no funciona.
- Las frutas y los vegetales frescos —sobre todo las nueces, las semillas, los higos, los albaricoques, las ciruelas, los chícharos, el maíz y los frijoles— son ricos en fibras.
- Reduzca la cantidad de grasa saturada de la alimentación. Evite productos lácteos como la mantequilla, la crema y la leche entera. En su lugar pruebe la leche semidescremada o descremada, y los productos derivados del aceite de oliva en lugar de la mantequilla. El queso fresco bajo en grasa es delicioso y un sustituto saludable de la crema.
- Mucha gente encuentra que el yogur biológico vivo con un cultivo de la bacteria *Lactobacillus acidophilus* alivia sus síntomas. Los lactobacilos son capaces de colonizar el intestino, lo cual podría ayudar a reducir los síntomas.
- Pruebe evitar la carne roja y observe si así se mejoran los síntomas. En su lugar, coma más pescado y carne blanca sin piel.
- Evite el azúcar, los pasteles, los dulces y el chocolate.
- No fría o rostice la comida —ase o cueza en cacerola o al vapor.
- Muchas hierbas y especias naturales contienen sustancias que calman los intestinos, aligeran el espasmo y evitan la acumulación de gases. Entre éstas se incluye el anís, la manzanilla, el bálsamo de limón, el clavo, el cáñamo de la India, el hinojo, la pimienta negra, la mejorana, el perejil, la menta, el romero y la hierbabuena. Utilícelos como guarnición en la comi-

da o en forma de tés herbales relajantes. Hay disponibles infusiones manzanilla o de menta, al igual que combinaciones deliciosas como de manzanilla con hierbabuena o de cáñamo de la India con bálsamo de limón.

- Deje de fumar y evite también ser fumador pasivo. Hay receptores en el tracto intestinal que reaccionan con la nicotina y producen el estreñimiento intestinal empeorando los síntomas.
- Incremente la cantidad de ejercicio que realiza. Esto ayuda al movimiento intestinal y se puede eliminar la inflamación y la distensión. Para los que están inmóviles, una alternativa es un masaje en el abdomen.
- Evite el estrés innecesario. El intestino contiene receptores que actúan con las hormonas de estrés que hacen que el espasmo y la diarrea empeoren.

Hay muchos tratamientos alternativos que pueden ayudar a aliviar el SCI, incluyendo la acupuntura, la homeopatía y la hipnosis.

En la actualidad, no hay cura para el SCI pero las investigaciones continúan y podrían proporcionar respuestas en el futuro. Por ejemplo, recientemente se descubrió que los pacientes que han tenido operaciones de hemorroides encuentran también una mejoría en los síntomas de SCI. Esto puede deberse al corte de los pequeños nervios que impedían la retroalimentación de la estimulación excesiva del intestino.

Las hemorroides

Las hemorroides (almorranas) son muy comunes, pues las padecen hasta 40% de los hombres adultos. Una hemorroide es una vena varicosa hinchada en el recto. Con frecuencia, las hemorroides son múltiples y si se presentan cerca de la abertura anal, pueden crecer hasta formar almorranas externas. Si se presentan más hacia arriba, ocultas a la vista, se les llama almorranas internas.

Las almorranas externas tienden a ser de color rojo oscuro o púrpura, pues están cubiertas de una delgada capa de piel. Las almorranas internas están cubiertas por una membrana mucosa y son de color rojo intenso, brillante y húmedo.

Las hemorroides se forman porque las venas rectales son las más bajas del sistema que lleva la sangre del hígado al corazón. Esto significa que un enorme peso de sangre cae sobre ellas debido al efecto de la gravedad. Esto produce un estrechamiento de las venas y una ruptura de los tejidos, sobre todo si se pasa mucho tiempo de pie. Las almorranas pueden ser también hereditarias, y están asociadas con una debilidad congénita de las venas en el conducto rectal. Cualquier incremento en la presión, como el esfuerzo derivado del estreñimiento, produce una dilatación. De hecho, la causa más común de las hemorroides es el estreñimiento prolongado debido a la falta de fibra en la alimentación.

Los síntomas que, por lo regular, están asociados a las hemorroides son:

- sangrado transrectal, por lo regular con sangre roja brillante;
- sensación intensa y molesta de dolor en el recto;
- dolor, sobre todo al defecar;
- descargas mucosas;
- comezón.

No debe diagnosticarse las hemorroides usted mismo, pues muchos de los síntomas son similares a los de padecimientos más serios como la enfermedad del colon irritable o incluso cáncer. Siempre consulte al médico, sobre todo si descubre sangre al defecar.

Tratamiento

Las hemorroides ligeras se solucionan bebiendo muchos líquidos y comiendo alimentos ricos en fibra. Esto mantiene los movimientos intestinales regulares y suaves evitando el esfuerzo.

Es importante adquirir una rutina de defecación por lo menos una vez al día. Pero nunca haga esfuerzo o empeorará las hemorroides. Inclinarse hacia delante al estar sentado en el inodoro ayuda a reducir el esfuerzo.

- Vaya siempre al baño en cuanto sienta la necesidad —no retrase la defecación; no importa lo ocupado que esté.
- El área alrededor del ano debe limpiarse con jabón neutro y con agua tibia después de cada evacuación; esto evita la infección y produce alivio. Un bidé es ideal. Aplique una tela absorbente seca o utilice una secadora de cabello en lugar de tallar en el área con una toalla o papel higiénico.
- Mantenga el área lo más seca que sea posible. La ropa interior de algodón es más absorbente que el nylon. Muchas personas dejan una tela o un pedazo de algodón entre las nalgas (cambiándolo con frecuencia). Pero esto puede tallar, así que tenga cuidado.

- Los supositorios rectales y las cremas producen alivio. Contienen anestesia local y medicamentos que reducen la inflamación, la comezón, la hinchazón y el dolor. Algunos de los mejores están disponibles sólo con prescripción.
- Haga ejercicio con regularidad para promover una circulación saludable y pierda el exceso de peso.
- Si tiene un fuerte ataque de dolor e incomodidad, eleve la piesera de la cama 15 o 20 cm y recuéstese con los pies más arriba que la cabeza. La gravedad ayudará a drenar la sangre fuera de las hemorroides. Las almorranas externas pueden empujarse hacia dentro utilizando los dedos y mucha crema lubricante, pero no presione con mucha fuerza.

Algunas veces, la sangre queda atrapada en el interior de una hemorroide externa y comienza a coagularse. Entonces se dice que la hemorroide está estrangulada y produce un dolor intenso. Se puede obtener un alivio inmediato si un médico coloca una crema de anestesia local y luego hace una pequeña incisión para extraer la sangre coagulada.

Cuando las hemorroides son tan molestas que interfieren con la vida diaria, es mejor hacer algo definitivo. Las hemorroides pueden ser:

- Selladas con una inyección esclerosante.
- Secadas con una criosonda de congelación.
- Ligadas con una banda elástica apretada. Es indoloro y no es necesario anestesiar. El procedimiento corta el abastecimiento sanguíneo hacia la hemorroide que, en pocos días, se marchita y se cae sin dolor.
- Removidas bajo anestesia mediante una operación de hemorroidectomía. Las almorranas se cortan junto con una parte del recubrimiento de la mucosa rectal y se sutura el lugar. Por desgracia, esta operación es muy dolorosa y se necesitan analgésicos fuertes y laxantes para los primeros días después de la intervención. Es necesario hospitalizar al paciente hasta que pueda defecar con facilidad. El alivio total tarda de tres a seis semanas.

Las hernias

Hernia es el nombre que se le da a cualquier órgano o tejido que sobresale a través de una debilidad de las partes que lo contienen de manera normal. Las hernias más comunes involucran al intestino, que puede sobresalir a través de una debilidad de la pared abdominal. Ésta puede deberse a:

- Una debilidad anatómica normal que está presente en todas las personas (por ejemplo el canal inguinal, el ombligo).
- Una debilidad anormal causada por algún defecto congénito o adquirida como resultado de una lesión o enfermedad.

La debilidad adquirida resulta, por lo regular, de un esfuerzo (por ejemplo, levantar objetos pesados, tos crónica, estreñimiento crónico), cirugía abdominal o sobrepeso.

En el Reino Unido, más de ochenta mil operaciones de hernia (herniorrafia o hernioplastía) se llevan a cabo cada año. De éstas, alrededor de diez mil son para reparar una hernia recurrente después de una cirugía previa.

Los hombres tienen doce veces más probabilidades de desarrollar una hernia que las mujeres y, en total, 3% de los hombres adultos padecerán de una hernia. Esto se debe sobre todo a la debilidad que dejan los testículos al bajar hacia el escroto durante el desarrollo (véase el capítulo 2). Otro factor es el esfuerzo realizado durante el trabajo.

Las cosas importantes que el médico necesita revisar en una hernia es si el intestino puede retraerse (reductible), si está atrapado (irreductible) o si el abastecimiento sanguíneo está en riesgo (estrangulada).

Una hernia reductible se presenta tan sólo como una protuberancia o abultamiento indoloro y que, con frecuencia, desaparece cuando la persona afectada se recuesta. Se puede dar un suave masaje en la protuberancia para empujarla hacia el abdomen. Al toser, vuelve a salir y, si se coloca encima una mano, se siente como se abulta al momento de realizar la presión. Esto es conocido como el impulso de la tos.

Si la hernia no puede ser regresada al abdomen (por ejemplo, a causa de unos hilos de tejido cicatrizal, fibroso, conocidos como adherencias), es irreductible. Es importante corregirla quirúrgicamente antes de que se estrangule. Una estrangulación se presenta cuando la abertura por la que sale la hernia se endurece y obstruye la circulación hacia el intestino. Esto produce severo dolor de la misma hernia, con frecuencia, repentino (agudo), o un dolor en la parte central del abdomen que viene y va de forma alternada, conforme se oprime el intestino (cólico). El dolor puede no sentirse en la hernia debido a la forma en que se conectan las terminaciones nerviosas con la médula espinal.

hernia inguinal

hernia femoral

hernia epigástrica

hernia umbilical

hernia incisional

Otros síntomas de obstrucción intestinal pueden presentarse. Entre éstos se incluyen: vómito, dilatación e inflamación del abdomen, ruidos intestinales audibles y un estreñimiento absoluto. Ni siquiera el aire puede pasar a través de una hernia obstruida para ser expulsado. La hernia misma se siente tensa y muy sensible. La piel superficial puede ponerse roja, caliente e inflamada en las etapas avanzadas.

Una hernia estrangulada es una emergencia quirúrgica. Incluso si sólo hay sospecha de una estrangulación, debe consultarse al médico sin retraso. Si la estrangulación no se elimina con la rapidez necesaria para que se reanude la circulación sanguínea, el segmento del intestino muere y se gangrena. Esto puede producir un envenenamiento de la sangre (septicemia) que pone en peligro la vida. Los tres tipos de hernias más comunes son, en orden de frecuencia:

- hernias femorales;
- hernias inguinales indirectas;
- hernias umbilicales.

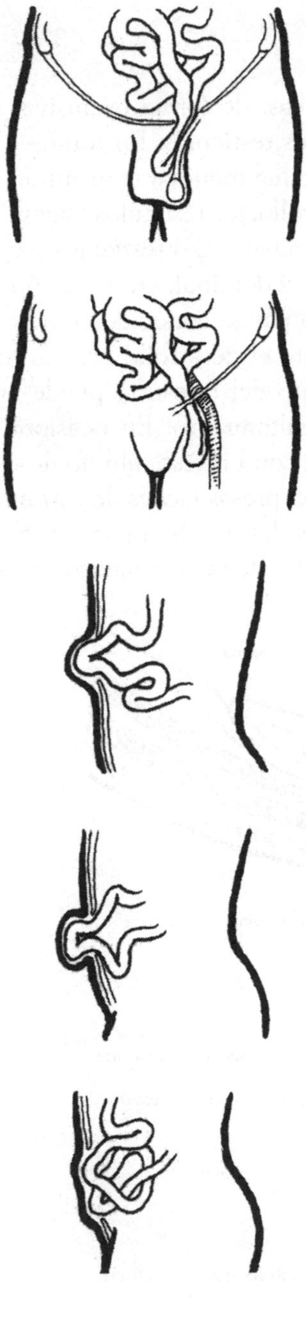

Figura 19. Tipos de hernia. Las hernias inguinal, femoral, epigástrica, umbilical e incisional (en la cicatriz de una operación anterior) son las más comunes.

273

La hernia inguinal congénita

Una hernia inguinal congénita es, casi de forma exclusiva, un fenómeno masculino relacionado con el descenso de los testículos. En total, 4% de los niños necesitan la corrección quirúrgica de una hernia inguinal congénita.

Durante los últimos meses del desarrollo, los testículos viajan desde el abdomen hacia el escroto pasando por el hueso púbico. Los testículos pasan de manera oblicua a través de la parte baja de la pared abdominal, en dirección al escroto. Se lleva consigo capas de tejido para formar un pasaje conocido como canal inguinal. Por lo regular, la abertura se bloquea durante el desarrollo pero en ocasiones, por accidente, se mantiene abierta. Un segmento del intestino puede arrastrarse con facilidad hacia el escroto y producir un abultamiento. En ocasiones, una hernia inguinal congénita está relacionada también con un testículo no descendido.

Las hernias inguinales congénitas son presas fáciles de estrangulación debido a la estrechez del canal inguinal a través del que han pasado. Se corrigen con cirugía, por lo regular alrededor del primer año de vida, a menos que se desarrollen

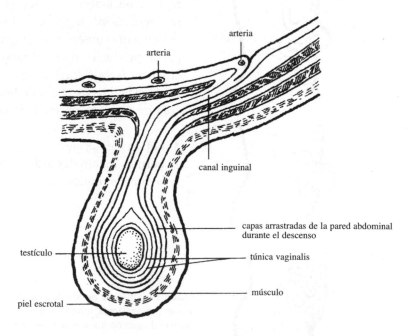

Figura 20, Un testículo y las capas que lo rodean.

otros síntomas en cuyo caso es necesaria una cirugía inmediata. El intestino se empuja con suavidad hacia el abdomen, la bolsa de peritoneo que formó el saco de la hernia se liga y se corta, y el área se refuerza para evitar una recurrencia en años futuros.

La hernia inguinal adquirida

Las hernias inguinales adquiridas son de dos tipos principalmente. Si el intestino sigue la debilidad anatómica y pasa a través de todo el canal inguinal, se le conoce como hernia inguinal indirecta. Si el intestino atraviesa la pared posterior del canal inguinal para entrar a medio camino, se le llama hernia inguinal directa. Esto se debe a que la hernia da la impresión de salir de modo directo hacia delante.

Una hernia inguinal debe pasar a través de las dos delgadas aberturas que hay al final del canal inguinal. Por consiguiente, con frecuencia, empieza pequeña al inicio del día y crece conforme transcurre el día, al tiempo que el sujeto ha estado activo. Al recostarse, toma también un poco de tiempo para que el intestino se deslice hacia el abdomen (suponiendo que la hernia sea reducible). Debido a la estrechez de las aberturas, es posible que una hernia indirecta se convierta en irreducible o que se estrangule.

Por el contrario, una hernia inguinal directa se abulta hacia delante a través de una debilidad relativamente grande en la pared abdominal. Por consiguiente, aparece en cuanto uno se pone de pie y desaparece en cuanto la persona afectada se recuesta. Es raro que una hernia directa baje hacia el escroto y, debido al tamaño de la abertura, es rara la estrangulación.

Algunas veces, se presentan una hernia directa y una indirecta en el mismo paciente, en el mismo lado, de manera simultánea.

Sesenta por ciento de las hernias inguinales se presentan del lado derecho, 20% del lado izquierdo, y 20% son bilaterales. Varían en tamaño desde pequeños abultamientos hasta unas masas enormes que se estiran hasta la rodilla.

Tipos de reparaciones de las hernias inguinales

Tres cuartos de las correcciones llevadas a cabo en el Reino Unido se siguen haciendo con la técnica antigua diseñada en 1884. Hoy en día, en muchos países, es considerada obsoleta. Es la técnica de zurcido de Bassini, en la que se utilizan unos hilos de nylon para cubrir y corregir la debilidad en la pared abdominal. Sólo una de las capas del tejido se cruza con puntos, pero en 10% de los casos se rompe. Es la razón principal por la que, en el Reino Unido, con frecuencia son necesarias varias operaciones.

Hay disponibles dos técnicas nuevas y más efectivas. En la técnica abierta libre de tensión (o Lichtenstein), una malla de polipropileno se fija con puntos sobre la hernia. Esto permite que la corrección sea más resistente y menos susceptible de romperse en comparación con otros métodos. El riesgo de necesitar otra operación es inferior a 1%.

La técnica de Shouldice de corrección herniaria implica dar puntos a través de tres capas traslapadas del tejido de la pared abdominal en lugar de en una sola, como en la técnica de sutura tradicional. El riesgo de que esta corrección se rompa es inferior a 1% y cada vez hay más cirujanos británicos que adoptan este método.

Ha habido experimentos recientes con una técnica de cirugía laparoscópica en la que la hernia se corrige desde el interior de la cavidad abdominal y el defecto se parcha con una pequeña pieza de metal.

Los anticuados bragueros son artefactos con forma de cinturón diseñados para aplicar presión sobre el área débil por donde sobresale la hernia. Esto la mantiene en su sitio pero puede ser engorroso. Los bragueros son mejores para las hernias inguinales directas y pequeñas, en las que la almohadilla puede colocarse con precisión sobre el área de debilidad. Necesitan ser cambiadas después de pocos años ya que se desgastan, se estiran y dejan de ser efectivas. No deben utilizarse cuando la hernia es irreducible, ya que la presión puede causar daño e incrementar el riesgo de una estrangulación.

Reparación de las hernias y la fertilidad masculina

Recientemente la corrección de una hernia se ha relacionado con la infertilidad masculina. Un estudio realizado en Israel mostró que los hombres que han padecido una corrección herniaria en el pasado tienen una entre ocho probabilidades de que el testículo esté pequeño y fruncido (atrófico), comparado con una incidencia de menos de uno por cada cien entre los hombres sin correcciones herniarias.

Cuando se analizó el semen, la calidad era mucho más pobre en los hombres con reparación de una hernia, tuviesen o no los testículos atróficos. Se piensa que la función testicular se ve afectada, ya sea por la disminución en el abastecimiento sanguíneo (por ejemplo, por un daño o una lesión durante la operación) o por alguna reacción inmunológica no identificada.

Estudios recientes realizados en Alemania encontraron que la mitad de los 834 cirujanos entrevistados removían de manera rutinaria un testículo como parte de la corrección herniaria. Como es obvio, esto es inaceptable para la mayoría de los hombres, a menos que sea médicamente imperativo (porque los testículos están dañados, atróficos o tienen alguna otra anomalía).

La hernia femoral

Una hernia femoral es la protuberancia de una parte del intestino o del tejido graso a través de una debilidad en la parte superior del muslo. Esta debilidad se presenta donde hay un espacio natural lo suficientemente ancho como para admitir la entrada de un dedo pequeño, y por donde la vena, la arteria y el nervio femorales pasan desde la cavidad abdominal hacia el muslo.

Las hernias femorales son las más comunes en los hombres mayores de cincuenta años de edad. Son más frecuentes en las mujeres, ya que la pelvis es más ancha, pero también se presentan en los hombres. Con frecuencia, son bilaterales (se presentan en ambos lados). Los síntomas incluyen una protuberancia en la ingle, algunas veces con dolor e incomodidad. A menudo se estrangulan produciendo cólico, distensión, vómito y estreñimiento. Una vez que se ha diagnosticado, la hernia femoral necesita una corrección quirúrgica urgente debido al alto riesgo de estrangulación.

La hernia umbilical

Las hernias umbilicales son las protuberancias del intestino relacionadas con el ombligo (umbilicus). Las hernias umbilicales congénitas se forman a través de un espacio por el que, durante el desarrollo fetal, entran al abdomen los vasos del cordón umbilical. De manera usual, están presentes al momento de nacer pero es posible que se hagan evidentes hasta que el cordón umbilical se separa y sana. Es raro que produzcan síntomas y 90% de los casos desaparece durante los primeros años de vida conforme el tejido cicatrizado del ombligo se contrae y se endurece. Por lo regular, no se intenta la corrección sino hasta que el niño cumpla por lo menos dos años de edad.

Las hernias umbilicales adquiridas son comunes en las personas obesas. Las hernias que salen a través de la cicatriz umbilical a menudo son causadas por condiciones que elevan la presión en el interior del abdomen y lo distienden. Esto produce que el ombligo se abulte hacia fuera. El tratamiento no es necesario a menos que la hernia sea muy grande o que produzca síntomas dolorosos.

277

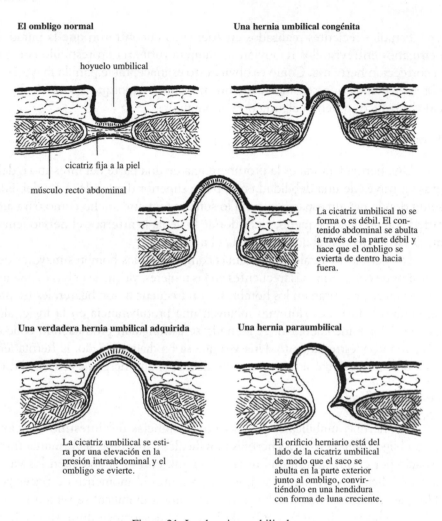

El ombligo normal

hoyuelo umbilical

cicatriz fija a la piel

músculo recto abdominal

Una hernia umbilical congénita

La cicatriz umbilical no se forma o es débil. El contenido abdominal se abulta a través de la parte débil y hace que el ombligo se evierta de dentro hacia fuera.

Una verdadera hernia umbilical adquirida

La cicatriz umbilical se estira por una elevación en la presión intraabdominal y el ombligo se evierte.

Una hernia paraumbilical

El orificio herniario está del lado de la cicatriz umbilical de modo que el saco se abulta en la parte exterior junto al ombligo, convirtiéndolo en una hendidura con forma de luna creciente.

Figura 21. Las hernias umbilicales.

Las hernias paraumbilicales adquiridas se levantan a través de un espacio vacío a un lado de la cicatriz umbilical y convierten el ombligo en una hendidura con forma de luna creciente. Éstas necesitan ser reparadas, ya que producen dolor e inflamación alrededor del ombligo y pueden estrangularse.

La hernia incisional

Las hernias incisionales se forman a través de una debilidad en el tejido cicatrizal formado después de una cirugía previa, o de un área de trauma. El tejido cicatrizado no tiene elasticidad y se estira con facilidad si se le aplica mucha tensión, por ejemplo, al levantar cosas pesadas, por una tos crónica o por el esfuerzo debido al estreñimiento. Los tejidos se debilitan también con la edad y si hay alguna deficiencia de vitamina C. Complicaciones posteriores a la cirugía tales como infección en la herida o sangrado hacen que el tejido cicatrizado tienda a debilitarse.

Las hernias incisionales pueden ser disecadas y corregidas quirúrgicamente. Si el paciente no puede soportar la operación, se utiliza, en ocasiones, un cinturón (braguero) abdominal.

Las hernias epigástricas

Una hernia epigástrica es la salida de una porción de grasa (y en ocasiones de intestino) a través de una debilidad en la línea media entre el ombligo y la caja torácica. Esta debilidad es la línea natural en donde se unen los músculos de la pared abdominal. Los síntomas incluyen, por lo regular, dolor en la parte alta del abdomen, que se presenta de manera normal después de comer y, por consiguiente, con frecuencia se diagnostica como indigestión. La corrección consiste sólo en cerrar el defecto de la pared abdominal.

La hernia hiatal

Una hernia hiatal se presenta cuando una porción del estómago, que de forma normal yace en la cavidad abdominal, se levanta a través del espacio (hiato) del diafragma y entra en el tórax. Es más común en las personas con exceso de peso y en los fumadores. En ocasiones, está presente desde el nacimiento.

En 90% de los casos, el esófago y el estómago se deslizan hacia arriba en el espacio por el que pasa el esófago, de modo que en el hiato está el extremo superior del estómago. Esto es conocido como una hernia hiatal por deslizamiento.

En 10% de los casos, parte del estómago se enrolla en el hiato a lo largo del esófago, de modo que tanto éste como dicha parte del estómago se encuentran lado a lado en el hiato. Esto se conoce como hernia hiatal enrollada.

Hernia por deslizamiento

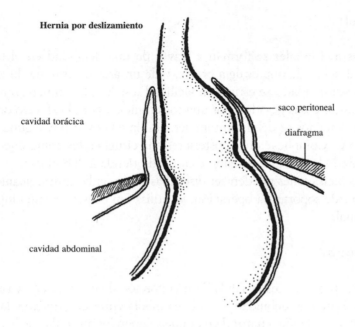

cavidad torácica

saco peritoneal

diafragma

cavidad abdominal

Hernia enrollada

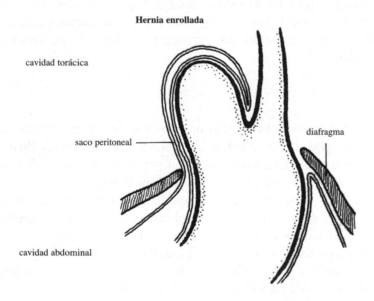

cavidad torácica

saco peritoneal

diafragma

cavidad abdominal

Figura 22. Las hernias hiatales.

Las hernias hiatales producen dos grupos de síntomas: aquellos que se deben al bulto adicional dentro del tórax (tos, falta de aliento, palpitaciones, sentimiento de presión, hipo) y los que se deben a la ruptura del sistema de válvula entre el esófago y el estómago (reflujo ácido, indigestión y sensación de ardor que, con frecuencia, empeora al agacharse o al recostarse). Por lo regular, una hernia hiatal enrollada no produce síntomas de reflujo ácido porque no se ha afectado el mecanismo de válvula entre el estómago y el esófago.

Muchas personas tienen hernias hiatales moderadas que no presentan síntomas y que nunca se diagnostican.

Las hernias hiatales se analizan introduciendo un telescopio flexible por la garganta mientras que el paciente está ligeramente sedado. Este procedimiento se llama esofagoscopia o gastroscopia. En ocasiones, se utilizan también rayos X con bario para ver si hay reflujo del contenido del estómago en el interior del esófago.

El tratamiento de la hernia hiatal implica la pérdida de peso, que, a veces, mejora las molestias, comer poco y con frecuencia (en lugar de tres comidas grandes), evitar agacharse o recostarse después de las comidas, dejar de fumar y elevar ligeramente la cabecera de la cama para evitar el reflujo durante el sueño. Algunos pacientes consideran que sólo pueden dormir en las noches si están levantados por completo.

Los medicamentos antiácidos ayudan a reducir el ardor y protegen el delicado esófago del daño producido por los ácidos. Los medicamentos procinéticos promueven la contracción ordenada del estómago y de los músculos intestinales y son útiles en la prevención del reflujo ácido.

Si los síntomas son severos, se lleva a cabo una cirugía para corregir la hernia hiatal. Es una operación de orden mayor en la que el estómago elevado se regresa a la cavidad abdominal y se fija en su lugar.

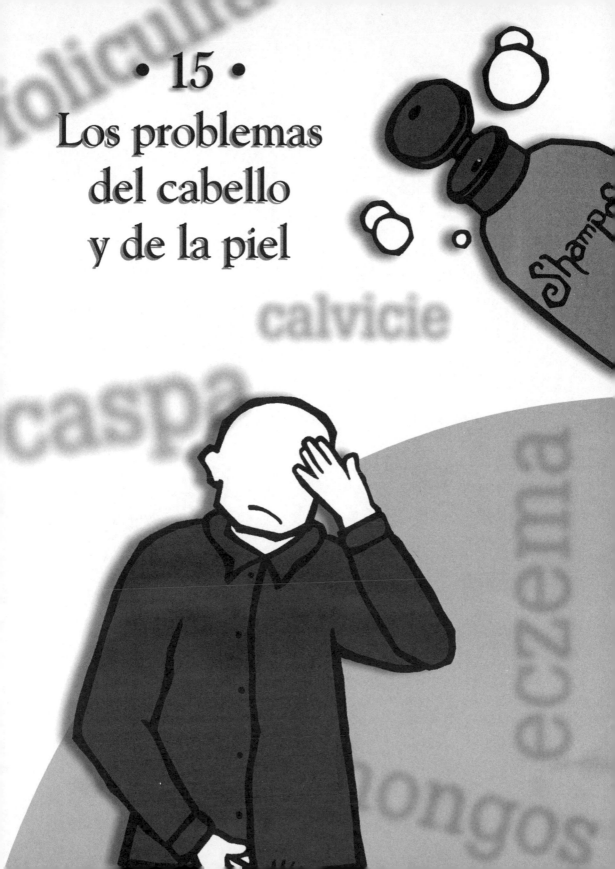

• 15 •
Los problemas del cabello y de la piel

15 Los problemas del cabello y de la piel

La pérdida del cabello

El cuero cabelludo masculino normal contiene entre 100 mil y 150 mil cabellos. En promedio, se pierden de forma natural entre ochenta y cien cada día y se remplazan por cabellos nuevos que crecen en el mismo lugar. Si la pérdida es mayor a cien cabellos diarios ocurre un adelgazamiento gradual.

Cada cabello sigue su propio ciclo de vida. Hay una fase inicial de crecimiento que dura entre dos y seis años. Le sigue un periodo de descanso de alrededor de tres meses durante el que no ocurre mayor crecimiento. Al final de este último, el cabello se cae. Si un folículo piloso muere, ya no crecerá un nuevo cabello y la pérdida de cabello en esa área será permanente.

En un mismo momento, 90% de los cabellos en su cabeza están en la fase de crecimiento y 10% en la fase de descanso. Bajo ciertas condiciones tales como el estrés, enfermedades tiroideas, deficiencia de hierro o cuando se toman ciertos medicamentos, el ciclo de vida de cientos de cabellos se sincroniza de modo que caen al mismo tiempo. Esto produce un parche de calvicie conocido como alopecia que puede ser difícil de tratar. Si se deja sin tratamiento, más de 70% de los casos se recupera en un periodo de cinco años. Puede ayudar la aplicación local de cremas con esteroides.

Otras causas de alopecia localizada incluyen la culebrilla (una especie de infección por hongos), desprendimiento repetido del cabello por una tracción excesiva —sobre todo en la línea de nacimiento del cabello— por utilizar colas de cabello muy ajustadas.

Alopecia androgénica

La alopecia androgénica es el término correcto para la calvicie masculina. La pérdida del cabello ocurre sobre las sienes y se produce un alejamiento de la línea de nacimiento frontal del cabello, y/o caída de pelo en la coronilla (vértice) para formar un parche circular calvo. La alopecia androgénica afecta a 5% de los varones mayores de veinte años. A los setenta años de edad, 80% de los hombres se ven afectados.

Hay un componente hereditario muy fuerte que determina la edad en la que comienzan el adelgazamiento y la calvicie. La mayoría de los hombres hereda el mismo patrón de pérdida de cabello que han tenido los padres.

La calvicie masculina es andrógeno-dependiente. Aunque el vello corporal se incrementa por la acción de la testosterona, la cantidad de pelo en el cuero cabelludo se reduce. Sin embargo, los niveles de la hormona testosterona en la sangre por lo regular son normales en los hombres que presentan alejamiento de la línea de nacimiento frontal del cabello y es probable que la pérdida se deba a la transformación de la testosterona en dihidro-testosterona (véase el capítulo 6) en el interior del folículo piloso, lo cual, normalmente, lo desactiva.

Esto puede deberse en parte a la dieta. Los hombres en Japón y China tienen menos probabilidades de desarrollar otras enfermedades (tales como la hiperplasia prostática benigna y el cáncer de próstata) relacionadas con los niveles de dihidro-testosterona. De la misma forma, tienen menos probabilidades de desarrollar la calvicie androgénica. Es posible que seguir la alimentación conveniente para la próstata, que se analiza en el capítulo 6, pueda ayudar también a reducir la pérdida capilar.

Ciertamente, el cabello es, con frecuencia, la primera parte del cuerpo en mostrar la falta de vitaminas y de minerales. Para una salud capilar óptima es importante adquirir niveles adecuados de vitaminas C, E, betacaroteno y de los minerales manganeso, zinc y cobre.

Las investigaciones recientes sugieren que la calvicie masculina pueda ser un factor de riesgo de la enfermedad coronaria (ECC —véase el capítulo 11). En un estudio, se comparó a 685 hombres menores de 55 años de edad que ingresaron a un hospital por un ataque cardiaco con otros 772 que ingresaron por otras razones no cardiacas. Se evaluó el grado de calvicie y se encontró que los hombres con calvicie en la coronilla (vértice) entre ligera y moderada tenían 1.3 veces más posibilidades de tener un ataque cardiaco que los hombres sin pérdida de cabello en el área. Para los hombres con una calvicie extrema en la coronilla, el riesgo relativo se elevó a 3.4 y, al parecer, no había relación con la edad en la que empezó la calvicie.

Es posible que la calvicie sea indicador de un patrón del metabolismo de la testosterona que en algunos casos incrementa el riesgo de ECC. Mientras que esto es sólo una hipótesis, puede servir para que los jóvenes con enrarecimiento capilar en la coronilla reduzcan al mínimo otros factores de riesgo de una ECC (por ejemplo, la obesidad, los niveles elevados de colesterol en sangre, fumar, falta de ejercicio, presión arterial alta) a un mínimo. Al parecer, si la calvicie aparece tan sólo en la región frontal no hay relación con un incremento del riesgo de un ataque cardiaco.

Hay muchos tratamientos disponibles para contrarrestar la alopecia androgénica. Tienen diversos grados de éxito y de resultados cosméticos.

Masaje del cuero cabelludo

El incremento de la circulación sanguínea en el cuero cabelludo puede promover el crecimiento del cabello. Un masaje suave con las yemas de los dedos, aunado a permanecer con la cabeza hacia abajo durante un tiempo cada día ha demostrado diversos grados de éxito.

Los hierberos sugieren untar una crema o un ungüento de árnica en el cuero cabelludo. Los aromaterapistas sugieren un masaje diario en el cuero cabelludo con dos o tres gotas de amaro, de lavanda, de romero o de ylang-ylang disueltas en 60 ml de aceite de almendras o de gérmen de trigo.

Los homeópatas recomiendan combinar el masaje con tabletas de licopodo para la calvicie androgénica y el encanecimiento prematuro, y con barrilla carbónica para la pérdida capilar asociada al cuero cabelludo reseco y con caspa.

Aerosoles para engrosar el cabello

Se puede obtener la apariencia de una cabeza llena de cabello grueso rociando un agente de color que se seca en el pelo y lo endurece; esto provoca la ilusión de tener una mayor cantidad de cabello.

Minoxidil

El minoxidil es un medicamento que en un principio se utilizó en su forma oral para el tratamiento de la presión arterial elevada. Uno de los efectos secundarios era el crecimiento excesivo del cabello.

Ahora, el minoxidil está disponible en una solución tópica. Se aplica un mililitro en el cuero cabelludo dos veces al día durante un mínimo de cuatro meses; al parecer, esto reduce la pérdida del cabello en alrededor de 70% de los pacientes. En un tercio de ellos se presenta el crecimiento de cabello nuevo, pero sólo en 10% se produce un buen resultado estético. En otros, el cabello nuevo permanece delgado, en mechones y corto. El efecto del masaje regular puede contribuir al beneficio del tratamiento.

Se piensa que el minoxidil funciona al incrementar el flujo sanguíneo en los diminutos vasos capilares que abastecen de sangre a los folículos pilosos en el cuero cabelludo, estimulando así el crecimiento capilar.

Si el minoxidil produce un resultado aceptable, debe continuarse con el tratamiento de manera regular. Si se detiene, a menudo tiende a reducirse de nuevo el crecimiento capilar entre cuatro y seis meses después. Al parecer el tratamiento con minoxidil es seguro; sólo se han registrado casos esporádicos de efectos secundarios de irritación y caspa. Si se absorben cantidades muy grandes, otro de los efectos secundarios posibles es una disminución de la presión arterial.

Reubicación de los folículos capilares

Esta técnica implica reubicar los folículos saludables tomados de las áreas más llenas de cabello y colocados en las áreas en las que se presenta el adelgazamiento y la calvicie. Esto se utiliza para tratar la pérdida de pelo en la línea de nacimiento frontal, la calvicie en las sienes y en la coronilla, y por lo general contra el enrarecimiento del cabello.

Trasplantes capilares

Se transfieren franjas o parches circulares de piel del cuero cabelludo desde las partes con pelo hacia las partes con calvicie o adelgazamiento. Los injertos se describen como micro, mini, cuarteados o grandes, dependiendo del tamaño de los parches que se transfieren. Éstos se insertan en una hendidura hecha en la parte calva del cuero cabelludo.

El implante de grandes injertos puede producir una apariencia artificial e irregular. A lo sumo ofrece sólo una ilusión óptica de tener más cabello, pues, de hecho, sólo es una redistribución del cabello existente. El resultado depende de la habilidad del cirujano, del patrón de pérdida capilar, del color del cuero cabelludo y

de la textura y color del cabello y de si éste es rizado, ondulado o lacio. Existe también el riesgo de que los implantes no se ajusten. En dicho caso, se deja al paciente
con un parche de calvicie adicional en el lugar de donde se ha tomado el parche. Se
necesitan muchas operaciones para llenar las áreas entre implantes previos y así dar
una apariencia más natural. Este procedimiento es exitoso, sobre todo en los casos
de calvicie en la parte frontal.

Reducción del cuero cabelludo

Al realizar una reducción del cuero cabelludo se remueve una franja de la
parte superior de la frente antes del trasplante, para reducir el área que necesita
implantes. Por lo regular, esto se realiza como un procedimiento independiente para
después efectuar tres o cuatro sesiones de trasplante capilar en intervalos de cuatro
meses.

Implante de fibras artificiales

Hay disponible una fibra de polietermida con la misma fuerza, grosor y color
del cabello humano para los trasplantes hechos con cabello artificial. Cada cabello
falso se inserta y se engancha de manera individual por debajo del cuero cabelludo
con anestesia local. En una hora se implantan hasta 1,500 cabellos.

Peluquines

Ahora hay disponibles excelentes piezas de cabellera artificiales que pueden
disfrazar la calvicie. Una selección de color cuidadosa y una aplicación hábil de las
técnicas de entretejido o de fusión con el resto del cabello mejoran el efecto estético. Para mantener el peluquín en su lugar pueden utilizarse cintas elásticas y velcro.

La caspa

La caspa es una forma común de dermatitis seborreica que afecta al cuero
cabelludo. El resultado son unas hojuelas blancas de piel que se desprenden y su
caída resulta embarazosa. Algunas hojuelas son pequeñas, pero otras son grandes
—sobre todo si el problema está relacionado con una infección por levaduras
(*Pityrosporum ovale*) en el cabello. A menudo el tratamiento debe prolongarse para
prevenir la recurrencia.

Una caspa ligera se controla lavando el cabello con regularidad con un champú medicado anticaspa.

La caspa más severa responde, por lo normal, al tratamiento con un champú fungicida que se consigue bajo prescripción y que contiene un agente como el ketolonazol. Si esto no funciona, una loción esteroide (betametasona) ayuda algunas veces.

Entre los remedios alternativos contra la caspa se incluye utilizar yogur biológico natural como acondicionador. Éste se deja en el cabello lavado durante quince minutos y luego se enjuaga. Las infusiones de amaro, tomillo, romero o lavanda son remedios tradicionales que se utilizan para dar masajes al cuero cabelludo.

Los aromaterapistas recomiendan también el uso de algunas gotas de ciprés, de enebro y de madera de cedro disueltas en aceite para tallar el cuero cabelludo; la solución se deja durante una hora y luego se enjuaga.

Sycosis barbae (foliculitis)

La *Sycosis barbae* es una inflamación del área de la barba. Se le conoce también como "la comezón del barbero". La provoca una infección de los folículos capilares con la bacteria común de la piel, el *Staphylococcus aureus*. La infección se transmite, por lo común, por la utilización de rastrillos y toallas usados, por lo que es esencial una higiene escrupulosa.

La foliculitis produce múltiples burbujas de pus pequeñas y forúnculos ocasionales en cualquier región con vello del cuerpo. Puede presentarse incluso en los muslos, aunque el área más común es la barba. Si no se le da el tratamiento adecuado, pueden quedar algunas cicatrices blancas y pequeñas.

La *Sycosis barbae* se mejora rápida y fácilmente con antibióticos tópicos u orales, dependiendo de la severidad. Algunos hombres tienen recurrencias frecuentes que pueden minimizarse dejando crecer la barba en lugar de afeitarse.

Salpullido por afeitarse

Si afeitarse produce irritación pero no hay evidencia de folículos infectados o de pústulas, la causa puede ser una alergia al jabón o la crema de afeitar. De forma alternativa, algunas pieles delicadas son sensibles a afeitarse muy al ras y desarrollan algo llamado "quemadura de rastrillo". Algunas veces ayuda el uso de cremas relajantes, lociones o ungüentos que contienen aceite de caléndula, de pensamiento o de primavera.

El acné

El acné es una enfermedad inflamatoria común de la piel que se debe a una infección o al bloqueo de los folículos pilosos. Cada folículo está asociado con una glándula sebácea que secreta un aceite acondicionador (sebo) en el interior del folículo. Por lo normal, éste viaja a través del conducto pilosebáceo hasta llegar a la superficie de la piel.

Durante la adolescencia, las glándulas sebáceas de la piel se activan por la influencia de las hormonas androgénicas y se secreta una cantidad excesiva de aceite (sebo). Esto produce la piel grasosa que, por lo regular, se asocia con la pubertad. Las células de la piel se dividen rápidamente y, con frecuencia, son tan numerosas que las aberturas de los folículos se bloquean. Esto retiene el sebo recién producido en el interior y el resultado es la formación de las clásicas espinillas (comedones), o puntos negros. Los puntos negros se deben a una disolución del pigmento de la piel, la melanina, y no, como se piensa, a una acumulación de suciedad. Estos puntos negros no siempre evolucionan hasta formar granos. Es el comedón cerrado el que tiende a convertirse en un barro (de punta blanca).

Los cambios en la acidez de la piel en la pubertad promueven el crecimiento bacteriano excesivo, sobre todo de la bacteria llamada *Propionibacterium acnes*. Otras bacterias comunes son: el *Staphylococcus aureus* y el *Pityrosporum ovale*. Las bacterias quedan atrapadas en los folículos pilosos y se producen pústulas (microabscesos superficiales) y pápulas —granos ocasionados por una infección más profunda.

Es importante no rascar o exprimir los granos y las espinillas porque esto puede ocasionar una cicatriz.

En algunas personas, los cambios inflamatorios pueden presentarse por un crecimiento bacteriano excesivo o por un escurrimiento del sebo hacia otros tejidos. Tal vez esto se deba a una reacción alérgica. Los glóbulos blancos son atraídos hacia el área y liberan unas sustancias químicas que exacerban el problema. El resultado son nódulos, quistes y cicatrices.

El acné afecta, por lo regular, áreas ricas en glándulas sebáceas como la cara, el nacimiento capilar, la parte superior del pecho y de la espalda. En los casos severos, el acné puede diseminarse hacia los brazos, la parte inferior del tronco, las nalgas e incluso la parte superior de las piernas.

El acné androgénico vulgar

La secreción de sebo la controlan, en parte, las hormonas androgénicas. Puesto que la pubertad es un periodo de fluctuaciones hormonales rápidas, el acné afecta a 80% de los adolescentes masculinos. Los granos comienzan a aparecer alrededor de los quince años de edad (en las niñas dos años antes) y alcanzan la severidad máxima entre los dieciséis y los diecisiete años. Alrededor de 1% de los hombres padecen problemas de acné hasta después de los veinte o treinta años.

Al parecer hay factores hereditarios involucrados. Hay pocas evidencias científicas de que los alimentos grasos, los productos de consumo diario y el chocolate contribuyan a la formación del acné, pero una alimentación baja en grasas con mucha fruta fresca y vegetales ayuda a mejorar la claridad de la piel.

El acné conglobado

Esta forma de acné es una enfermedad severa, de larga duración y dolorosa que también es común entre los hombres. Se caracteriza por la formación de quistes y nódulos grandes e inflamatorios en la cara y en la parte superior del tronco. Estas lesiones dejan severas cicatrices antiestéticas.

El acné ocupacional

Algunos hombres continúan padeciendo acné en las edades más avanzadas debido al contacto con aceites, con alquitranes y con hidrocarburos halogenados. Se diagnostica con facilidad porque el acné se presenta en las áreas de la piel expuestas a las sustancias químicas.

El acné inducido por medicamentos

El acné inducido por medicamentos carece de espinillas con puntos negros (comedones) y se caracteriza únicamente por pústulas. Entre los medicamentos que pueden producirlo se incluyen los corticoesteroides (tópicos o sistémicos), los progestágenos (prescritos, en ocasiones, a los hombres con enfermedades hormono-dependientes), esteroides anabólicos y la isoniazida —medicamento utilizado para el tratamiento de la tuberculosis.

El acné cosmético

En ocasiones, se presenta en los hombres que utilizan lociones y cremas grasosas que se anuncian como humectantes para hombres. Las grasas bloquean los conductos pilosebáceos, producen espinillas y pueden causar acné. Los agentes más caros descritos como no comedogénicos no presentan este problema.

Tratamientos contra el acné

Cuando el acné es severo, un diagnóstico pronto y un tratamiento son necesarios para evitar cicatrices —de modo que no tema consultar al médico si la piel comienza a presentar estos problemas.

Por desgracia, los tratamientos contra el acné requieren de mucha paciencia ya que, con frecuencia, no se ven mejorías en las primeras seis u ocho semanas después de empezar la terapia. Sin embargo, es importante mantener el tratamiento, pues después de dos meses de uso continuo se ven mejorías hasta de 20%. Por lo regular, se requiere de un tratamiento de hasta seis meses por lo menos.

Agentes abrasivos

Tales como el óxido de aluminio, los gránulos de polietileno en el detergente o en los jabones ayudan a remover el exceso de sebo y las espinillas y a reducir el número de colonias bacterianas en la piel. Pueden irritar los ojos y la piel y son de uso limitado. Son convenientes para su utilización en los casos de acné moderado.

Enjuagues y sustitutos del jabón

Son útiles para limpiar la piel, remover el exceso de grasa y para mantener el nivel correcto de acidez en la piel. Algunos son poco antisépticos.

Peróxido de benzoilo

Ha estado disponible durante más de veinte años y, con frecuencia, se le combina con otros agentes como los antisépticos. Se aplica como crema, como loción o como gel una vez al día, y tiene un efecto antibacterial contra la *propionibacterium*. Los estudios muestran que puede reducir hasta cien veces el número de bacterias en la piel. El peróxido de benzoilo reduce también el número y el tamaño de las espinillas y disminuye la inflamación, de modo que la cantidad y el tamaño de los nódulos inflamatorios se aminoran. Los estudios muestran que produce una reducción de 60% en la cantidad de lesiones de acné después de dos meses de tratamiento.

Efectos secundarios: 40% de los que lo han usado perciben un enrojecimiento y una descamación de la piel después de los primeros días de tratamiento. Este efecto es una parte necesaria de la acción del peróxido de benzoilo y, por lo general, ocurre después de un par de semanas. La irritación puede ser menor si se reduce la concentración de la solución utilizada, disminuyendo la frecuencia de la aplicación y aplicando una crema humectante hipoalergénica. El peróxido de benzoilo blanquea la ropa y el cabello, por lo que debe utilizarse una camiseta por debajo de la ropa cuando se aplique en el pecho y en la espalda.

Si se utiliza la tretinoína prescrita (véase más adelante), puede alternarla con el peróxido de benzoilo, usando una en la mañana y el otro en la noche. El peróxido de benzoilo puede usarse también con soluciones acuosas de antibióticos tópicos, pero no con soluciones que contengan alcohol.

Ácido azelaico

Es un nuevo tratamiento contra el acné que se aplica como crema una o dos veces al día durante un máximo de seis meses. Se utiliza en el tratamiento del acné ligero y moderado y tiene una acción tanto antibacterial como hipoalergénica. Es igual de efectivo que el peróxido de benzoilo, la crema de eritromicina o la tetraciclina oral.

Efectos secundarios: enrojecimiento e irritación transitorios y ligeros en entre 5 y 10% de los usuarios. Se tolera mejor que el peróxido de benzoilo o que la tretinoína.

Antibióticos tópicos

Se utilizan en los casos de acné entre ligero y moderado que afecta sobre todo la cara. Contienen eritromicina (con o sin acetato de zinc), clindamicina o tetraciclina y se aplican dos veces al día como solución o como loción para reducir la cantidad de propionibacterium en la piel. Estos antibióticos tienen un efecto similar al del peróxido de benzoilo, pero algunas infecciones de propionibacterium pueden volverse resistentes a ellos.

Efectos secundarios: los antibióticos tópicos son menos irritantes que el peróxido de benzoilo. Una o dos de las preparaciones son fluorescentes bajo la luz ultravioleta, por consiguiente, no deberían usarse si se va a una discoteca o a cualquier otro lugar en el que haya contacto con luces ultravioleta.

Antibióticos sistémicos

Hay cuatro tratamientos antibióticos orales disponibles: tetraciclina, doxiciclina, minociclina y eritromicina. En pocas ocasiones puede utilizarse trimetroprima. Los antibióticos sistémicos son útiles para el acné entre ligero y moderado que afecta un área grande como la cara, la espalda y el pecho. Los estudios muestran que estos antibióticos reducen alrededor de diez veces el número de propionibacterium. Sin embargo, deben tomarse con regularidad durante periodos prolongados —por lo menos entre tres y seis meses.

La minociclina tiene varias ventajas sobre los antibióticos utilizados en el tratamiento del acné:

- puede tomarse una vez al día;
- puede tomarse con los alimentos —pero no con leche ya que la inhibe;
- es menos probable que induzca una resistencia bacteriana;
- tiene una acción antiinflamatoria.

Efectos secundarios: la administración prolongada de antibióticos afecta el equilibrio bacterial del tracto intestinal y puede producir aftas bucales, náuseas, dolor abdominal o diarrea en alrededor de 5% de los pacientes.

En 1976, los investigadores descubrieron que hay propionibacterium resistentes a los antibióticos. En 1991, en las encuestas se vio que 38% de los pacientes con acné tenían bacterias resistentes a uno o más antibióticos, 26.5% tenía resistencia a la eritromicina y 13% resistentes a la tetraciclina. La resistencia a la minociclina era menor a 1%. Si el antibiótico que utiliza (tópico o sistémico) parece ya no funcionar, es conveniente preguntar al médico por un tratamiento diferente.

Tretinoína (ácido retinoico tópico)

Es un análogo de la vitamina A. Se aplica una crema o gel una o dos veces al día durante un mínimo de dos meses. La tretinoína funciona al estimular la división de las células de fibroblastos que se encuentran en la parte profunda de la piel. Esta proliferación ayuda a expulsar los granos a tal grado que en la etapa inicial parece empeorarse la piel —con granos e inflamada— pero después se alivia con rapidez. Reduce también el número de células de piel sucias alrededor de la boca del folículo piloso, permitiendo así la eliminación de la espinilla y restaurando el flujo libre de sebo. La tretinoína se utiliza cuando predominan los comedones, las pápulas y las pústulas. La mayoría de los que la han usado han mostrado una respuesta de 70% entre tres y seis meses de tratamiento.

Efectos secundarios: la utilización excesiva puede producir una piel roja, brillante y delgada con irritación y descamación. En ocasiones puede haber fotoirritación cuando se expone la piel a la luz ultravioleta.

Retinoides sistémicos

La isotretinoína oral (análoga también de la vitamina A) sólo puede ser recetada por médicos especialistas y ha significado una revolución en el tratamiento del acné severo. Está reservada para los pacientes con acné quístico o englobado severo y para aquellos que no han respondido a diversos antibióticos debido a la resistencia bacteriana.

La isotretinoína se toma en cápsulas una o dos veces al día durante un periodo de uno a cuatro meses. La dosis utilizada depende del peso corporal, y no se recomienda llevar tratamientos repetitivos. Funciona al reducir la cantidad de bacterias, evitando la formación de espinillas, aminorando la inflamación y la secreción sebácea. Dos semanas después de haber comenzado el tratamiento, los folículos sebáceos ya han reducido de manera significativa su tamaño y hay una rápida disminución de la cantidad de sebo secretado. Baja también la producción y el movimiento de las células de piel en el folículo piloso, lo cual evita el bloqueo de los conductos pilosebáceos. Asimismo, hay una rápida reducción de la cantidad de *propionibacterium* en la piel, decremento que continúa incluso después del tratamiento. Puesto que la isotretinoína no presenta una acción antibiótica, este efecto puede deberse a la reducción de la producción sebácea.

Desafortunadamente, los efectos secundarios del tratamiento con retinoides sistémicos son comunes:

- enrojecimiento facial en 66% de los pacientes;
- conjuntivitis en 33% de los pacientes;

- eczema en 30% de los pacientes;
- dolores musculares y articulares (35%);
- dolor de cabeza (16%);
- membranas mucosas secas, labios resecos y sangrado nasal;
- elevación de los niveles de colesterol y de triglicéridos en sangre;
- elevación en los niveles sanguíneos de algunas enzimas del hígado;
- coagulación anormal de la sangre (debido a una reducción en la cantidad de plaquetas) y problemas de audición (estos efectos secundarios son raros).

A pesar de la larga lista de complicaciones posibles, el tratamiento con una supervisión hospitalaria es seguro y puede transformar la apariencia y el estado emocional de los pacientes con acné severo. Durante la terapia, es necesario hacer pruebas sanguíneas mensuales.

Tratamiento estético de las cicatrices de acné

Hay tres tipos de cicatrices de acné

- cicatrices superficiales, color violeta (hoyos pequeños);
- cicatrices palpables y gruesas por lesiones más profundas;
- cicatrices muy endurecidas y feas (queloides) sobre todo en los hombros, el pecho y la espalda.

En los casos severos de acné en los que ya se ha presentado la cicatrización, hay tratamientos disponibles para mejorar la apariencia estética. Entre éstos se incluyen los agentes de cambio de piel (peeling), abrasivos cutáneos, terapia con láser y las inyecciones de colágeno para nivelar los hoyos. Las inyecciones de colágeno deben repetirse alrededor de cada seis meses. De forma alternativa, los quistes y las cicatrices pueden ser removidos de forma quirúrgica o inyectados con esteroides.

El eczema

El eczema (dermatitis) es una condición común de la piel que afecta a millones de hombres adultos. El nombre se deriva de la palabra griega que significa "her-

297

vir", pues en los casos severos la piel inflamada hace erupción en forma de ampollas y libera exudado o pus. La dermatitis se relaciona por lo común con el trabajo donde hay exposición a sustancias químicas irritantes (por ejemplo, ácidos, álcalis, solventes, detergentes) o a sustancias alergénicas (por ejemplo, cemento, tintes, aceites, alquitrán de carbón, resinas, insecticidas, sustancias químicas de fotografía/impresión, níquel, plantas).

Cuando el eczema se debe a una alergia a ciertos alimentos, a sustancias químicas, detergentes o metales puede ser difícil descubrir el agente causante —aunque pueden ser de mucha ayuda las pruebas de reacciones de la piel. También puede ayudar evitar algunos alimentos o sustancias químicas como la levadura o los huevos, mientras se observa si ceden los síntomas. El objeto del que se tiene sospecha puede volver a utilizarse para ver si se presentan otra vez los síntomas.

Con frecuencia, el eczema es ligero —consiste en pocas áreas de piel roja con comezón, por lo regular, en las manos, en la parte interior de los codos o detrás de las rodillas. En los casos severos, puede afectarse todo el cuerpo y la piel se siente endurecida, escamosa y seca.

La comezón es uno de los peores síntomas del eczema y el inevitable rascado empeora la situación.

El eczema numular es común en los adultos. Toma forma de parches circulares con comezón que lucen muy similares a la tiña. No es serio y, con frecuencia, va y viene a lo largo de la vida.

Hay varias maneras de aliviar el eczema:

- Utilizar guantes de algodón blancos debajo de los guantes de plástico al manejar sustancias químicas como los detergentes que puedan irritar la piel.
- Asegúrese de que las manos están secas por completo después de lavarlas —la humedad macera la piel con eczema.
- Utilice varias veces al día una crema para manos neutra que funcione como una barrera y mantenga la humectación.
- Agregue productos de aceite de soya o de almendras al agua de baño. Algunos productos (por ejemplo, Balneum Plus) contienen también una sustancia que reduce la comezón y la inflamación de la piel.
- Utilice crema acuosa en lugar de jabón para lavar. No hace espuma, pero funciona como una crema fría para disolver la grasa y la mugre.
- Aplique cremas neutras como la E45 para humectar la delicada piel de la

cara. Una crema más fuerte como el ungüento ayudará a la resequedad en cualquier otra parte del cuerpo.

- Compre ropa 100% algodón para utilizarla junto a la piel y evite los productos perfumados como los desodorantes y las lociones para después de afeitar.

El aceite de primavera contiene ácido gammalinolénico —ácido graso que alimenta las vías metabólicas de la piel. Es conveniente, sobre todo, para mejorar la comezón y la resequedad, pero debe tomarse en dosis muy grandes (alrededor de 240 mg dos veces al día). Algunos hombres lo aplican de manera directa en los parches de piel afectada.

El eczema ligero puede desvanecerse con una crema esteroide débil como la crema de hidrocortisona a 1%. Ésta debe utilizarse en cantidades pequeñas y nunca debe aplicarse en la cara, a menos que sea bajo supervisión médica. El uso excesivo de las cremas esteroideas puede adelgazar la piel ocasionando marcas de estiramiento o decoloración. Algunas veces son necesarias las cremas esteroides más poderosas y sólo pueden conseguirse bajo prescripción médica. Muchas personas han encontrado que los tratamientos médicos ortodoxos son inútiles, pero se han curado con hierbas prescritas por médicos preparados en medicina china.

Tal vez, lo más útil para reducir el eczema sea evitar las situaciones de estrés extremo que, por lo regular, empeoran los síntomas.

Las infecciones fúngicas en la piel

Las infecciones fúngicas son comunes. Incluyen condiciones como la tiña, el pie de atleta e infecciones en los pliegues de la piel (véase el capítulo 2).

La culebrilla o tiña

La culebrilla es el nombre común para una infección fúngica en la piel que puede afectar cualquier parte del cuerpo, incluyendo los pies, los brazos, las ingles, el cuero cabelludo, las uñas o el tronco. Su nombre se deriva de las lesiones rojas, escamosas con forma de anillo que se despliegan con rapidez dejando un área central pálida que, con frecuencia, produce comezón.

La culebrilla es fácil de tratar utilizando una crema, una loción o un ungüento fungicida (por ejemplo, el clotrimazol, el miconazol). Si la infección es en un pliegue de la piel y se ha macerado e inflamado, el tratamiento se combina, en ocasiones, con un agente antinflamatorio como crema de hidrocortisona al 1% (esteroide). Las cremas esteroides no deben utilizarse en lesiones sin un agente fungicida, ya que puede expandir la infección con rapidez. En ocasiones ocurre cuando la piel con infección fúngica se confunde con un eczema (véase las páginas 333-335).

El *pie de atleta*

El pie de atleta es una infección por hongos que produce irritación, grietas y comezón de la piel entre los dedos de los pies y talones. Esto se presenta sobre todo en los atletas que han utilizado zapatos de entrenamiento calientes y sudados durante periodos prolongados. Las células micóticas y de levadura gustan de los lugares calientes y húmedos —los pies sudados son su ambiente soñado.

El pie de atleta se trata mejor con cremas fungicidas o de preferencia con un talco que ayude a mantener el área seca. Es importante continuar con el tratamiento en el área durante, por lo menos, diez días después de que los signos de la infección hayan desaparecido. Los hongos hacen sus madrigueras en la parte profunda de la piel y pueden activarse de nuevo si no se erradican por completo. Si la infección se ha diseminado más allá de los dedos, por ejemplo, hacia las uñas, pueden recomendarse tratamientos orales o esmalte de uñas medicado.

Los zapatos deben tratarse siempre con aerosoles o talcos fungicidas ya que, por lo regular, guardan la infección. Si los zapatos huelen a podrido deben remplazarse.

Una buena higiene en los pies puede ayudar a evitar una nueva infección:

- Lave los pies, por lo menos, una vez al día, y después de cada actividad deportiva. Esto no significa sólo mojarlos en la tina o al ponerse de pie bajo la ducha. Los pies necesitan ser enjabonados y se debe eliminar con suavidad el exceso de piel con las herramientas diseñadas especialmente para ello (por ejemplo, piedra pómez, las cremas de masaje abrasivas, los peladores metálicos). Después de lavados, los pies deben secarse completamente, sobre todo los espacios entre los dedos, utilizando tela o incluso una secadora de cabello.
- Todos los días deben utilizarse calcetines de algodón limpios, y los pies y los zapatos deben rociarse o espolvorearse con regularidad con alguna

preparación desodorante fungicida. El área que está por debajo de la uña debe limpiarse con regularidad con una lima de uñas. Es ahí donde se acumulan la piel muerta para albergar esporas de hongos.

Estas medidas reducen también el problema de los pies olorosos asociado con el deterioro y el cambio de piel y las infecciones microbianas.

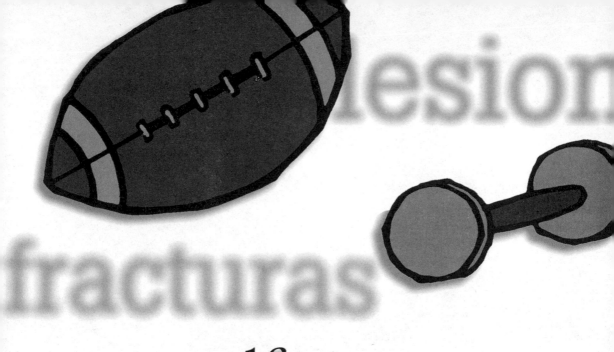

lesion

fracturas

torcedur

• 16 •
Las lesiones deportivas

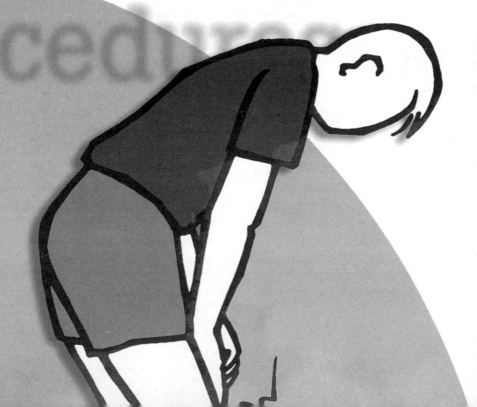

16 Las lesiones deportivas

Las lesiones deportivas son comunes. Un estudio encontró que dos de cada diez hombres activos que practican deporte con regularidad han sufrido una lesión reciente. De éstas, 60% eran nuevas; el resto eran resurgimientos de lesiones antiguas. Un tercio de las lesiones ocurrió jugando futbol (soccer), una cuarta parte fue debida a colisiones con los compañeros o con los contrincantes, y un tercio se debía a actividades de acondicionamiento como las pesas, correr y los ejercicios aeróbicos. La mitad de las lesiones eran tirones musculares o esguinces en los ligamentos. Al parecer, las lesiones se distribuyen entre brazos, tobillos, piernas, rodillas y espalda.

De todos lo deportes, el rugby es el que tiende más a producir lesiones.* El consejo deportivo encontró un promedio de sólo veinte juegos o sesiones de entrenamiento de rugby consecutivos sin lesiones importantes en cada jugador, comparado con 76 sesiones sin lesiones en el soccer, 313 en el bádmington y 1,430 en las actividades de acondicionamiento.

El uso excesivo de cualquier músculo en un deporte puede producir un daño en el área donde éste se une al hueso. Parte de la inserción puede rasgarse con una astilla de hueso. Esto es relativamente común en los deportes como el lanzamiento de disco o de jabalina.

* N. del E. El autor se refiere a lo que ocurre en Gran Bretaña.

En los hombres, las sentadillas repetitivas durante el entrenamiento producen un problema conocido como la ingle de Gilmore. Los síntomas son dolor en la parte alta del muslo interno, detrás del escroto o en la región inguinal en donde se une el muslo a la parte baja del abdomen. El problema empeora al correr, patear, toser, estornudar y después de periodos prolongados de ejercicio. Esto se debe al estiramiento o al rasgado entre tendones y ligamentos en la base de la pared abdominal. En algunos casos, se desarrolla una hernia inguinal (véase el capítulo 14). El tratamiento consiste en una corrección quirúrgica.

La mayoría de las lesiones se limitan a sí mismas y pueden controlarse con reposo, hielo, compresión y elevación, de la forma que se detalla más abajo. La rehabilitación es importante para que el atleta regrese a su deporte lo más rápido posible. Durante el periodo de inmovilización forzada, es importante mantener la condición cardiovascular con ejercicios que el fisioterapeuta puede mostrar.

Prevención

Algunas lesiones deportivas pueden ser prevenidas con una preparación y un cuidado adecuados. Las reglas de seguridad por seguir son:

- Asegúrese de realizar un acondicionamiento adecuado para la actividad elegida.
- Obtenga la instrucción adecuada para aprender las técnicas correctas.
- Utilice la ropa y el calzado recomendados y use equipo de protección como rodilleras, coderas, cascos, lentes, etcétera.
- No coma alimentos pesados por lo menos dos horas antes del ejercicio.
- No beba alcohol durante las seis horas previas al ejercicio.
- Evite las drogas estimulantes. Si está tomando medicamentos prescritos, consulte con el médico si es seguro realizar ejercicio mientras las toma.
- Caliente adecuadamente con series de ejercicios ligeros que incrementen la intensidad de forma gradual.
- Comience con lentitud.
- Deténgase si se siente mareado, con falta de aliento, con sudor frío o si experimenta algún dolor.
- Evite los lugares aislados en los que pueda ser peligroso estar solo.
- Si es de noche, asegúrese de estar visible en caso de estar cerca del tráfico.

- Enfríese correctamente reduciendo poco a poco la intensidad del ejercicio en lugar de hacerlo de forma súbita. Esto permite que el ácido láctico en los músculos se expanda y no produzca calambres.
- Asegúrese de estar vacunado contra el tétanos, ya que puede presentarse si se lesiona al aire libre.

Es esencial llevar una rutina de calentamiento antes de cualquier ejercicio. Es importante porque al calentar:

- Se mejora la coordinación muscular.
- Se calienta, literalmente, el cuerpo —los músculos fríos se lastiman con facilidad.
- Se eleva el pulso y se mejora la circulación y la oxigenación de los tejidos.
- Se incrementa la flexibilidad y la movilidad de las articulaciones —se reduce el riesgo de tirones y esguinces.
- Aumenta la preparación mental, la concentración y la relajación que mejoran el desempeño general.

Lesiones oculares

Ahora, el deporte es la causa más común de lesiones oculares y 42% de los casos requiere hospitalización. La mitad de las lesiones terminan en un deterioro de la vista.

Los deportes que con mayor frecuencia están relacionados con lesiones oculares son el futbol (soccer), el squash, el hockey, el bádmington y el golf. El ojo es vulnerable, sobre todo, en deportes que implican bolas pequeñas, raquetas, puños y codos que golpean. De estas lesiones oculares, 90% pueden prevenirse utilizando lentes de seguridad de plástico —se necesite o no corrección visual.

Lesiones de tejidos blandos

Las lesiones deportivas más comunes se presentan en los músculos, tendones y ligamentos. El desgarre de éstos produce un sangrado hacia los tejidos cercanos que ocasiona hinchazón, dolor e inflamación. Es necesario el tratamiento inmediato para acelerar el alivio, reducir la rigidez y limitar la cantidad de tiempo fuera de acción. El tratamiento inmediato puede recordarse con la nemotecnia DHCE.

Descanso   *Hielo*   *Compresión*   *Elevación*[1]

Descanso. Una lesión deportiva debe reposarse de inmediato durante 24 horas para evitar la extensión del daño.

Hielo. Las compresas de hielo son útiles para reducir la hinchazón del área lesionada y para ayudar a adormecer el dolor. Nunca debe aplicarse el hielo de forma directa sobre la piel ya que puede producirse una quemadura por frío. En medio debe colocarse una capa delgada de tela o de venda. El hielo sólo debe aplicarse durante diez minutos seguidos, luego debe retirarse por algunos minutos antes de aplicarlos durante otros diez minutos.

La *compresión* hecha con una venda elástica inmediatamente después de la lesión ayuda a reducir la hinchazón. Debe aplicarla alguien que tenga preparación en las técnicas de vendaje pues cuando éste está mal colocado, ya sea muy apretado o muy holgado puede hacer más mal que bien. Las señales que indican que un vendaje está muy apretado incluyen: picazón por debajo de él, dolor, la piel se adormece o se pone color azul (por ejemplo, los dedos).

La *elevación* del área lesionada puede reducir la hinchazón al decrecer el abastecimiento sanguíneo en al área y mejorar el drenaje de la sangre. Si se eleva la pierna, los cojines o los ladrillos deben colocarse bajo el talón y no bajo la pantorrilla.

Las lesiones más extensas necesitan una evaluación médica, fisioterapia y tratamientos como el hielo, calor o la estimulación eléctrica, ultrasonido y masajes. Si se ha roto un tendón o un ligamento es necesaria la corrección quirúrgica y la inmovilización con yeso.

Dolor de espalda

Más de 70% de los hombres sufren de dolor de espalda. Es el resultado más común de ausencias laborales, con 103 millones de días de trabajo perdidos en 1993 en el Reino Unido. Al parecer, es cada vez más común y los expertos lo atribuyen al incremento en la popularidad de los ejercicios aeróbicos y de las rutinas de ejercicios que se siguen de manera inadecuada. Incluso aunque los participantes tengan la pre-

---

[1] *N. del E.* En el original en inglés se ve claramente la nemotecnia porque el resultado de las siglas es RICE que significa "arroz".

paración, los deportes como el alpinismo y el esquí están asociados con lesiones severas como la dislocación o la fractura de la columna vertebral.

Los levantadores de pesas y aquellos que juegan deportes de contacto, voleibol o baloncesto, con frecuencia sufren desgarres en los extensores de la espalda o en los músculos dorsales debido al exceso de peso o a traumas directos. Los síntomas incluyen dolor y sensibilidad en el sitio afectado; puede haber también hinchazón y amoratamiento.

Los atletas con los tendones de los músculos de la corva muy tensos pueden sufrir problemas de dolor en la parte baja de la espalda al igual que aquellos con ligeras discrepancias en la longitud de las piernas. El incremento en la curvatura lumbar que se ve en los gimnastas aumenta el riesgo de un prolapso de discos intervertebrales y de fracturas de estiramiento lumbar por las constantes caídas y los movimientos hacia atrás y hacia delante.

El dolor de espalda puede deberse a:

- estiramiento, espasmo o rasgado muscular;
- esguince de los ligamentos;
- daño en las facetas de articulación de la columna (las pequeñas articulaciones en las que cada vértebra se desliza sobre otra);
- prolapso de discos intervertebrales;
- presión en las raíces nerviosas;
- infección;
- artritis;
- enfermedad inflamatoria de la columna vertebral (por ejemplo, espondilitis anquilosante);
- fractura vertebral;
- cánceres secundarios en los huesos vertebrales (por ejemplo, cáncer de próstata).

Además de los problemas anteriores, el dolor produce espasmos de los músculos paravertebrales. Esto empeora el dolor y puede producir una curvatura lateral de la espina dorsal (escoliosis).

El dolor de espalda ocasionado por una caída o un accidente debe valorarse por completo para excluir la posibilidad de un disco prolapsado o de una fractura vertebral.

El dolor de espalda que surge después del ejercicio es difícil de diagnosticar y puede limitar la actividad. Sólo uno de cada cinco casos de dolor de espalda se diagnostica con precisión. A los demás se les llama dolor de espalda no específico o dolor musculoesqueletal; 90% de los casos puede aliviarse sin necesidad de otro tratamiento que los analgésicos.

Uno de cada diez hombres con dolor de espalda sufre de ciática (dolor en la nalga y en una pierna hasta el pie) debido a la presión de un disco prolapsado en la raíz del nervio ciático en donde deja la médula espinal. La presión de este nervio puede producir también picazón, adormecimiento y debilidad muscular. Las señales de que el dolor de espalda necesita un análisis urgente incluyen:

- dolor severo que causa inmovilidad;
- dolor que se dispara hacia la pierna;
- dificultad o pérdida del control de la vejiga;
- dificultad o pérdida del control intestinal;
- adormecimiento o picazón en la base de la espina dorsal y entre las piernas.
- Debilidad o adormecimiento en una o ambas piernas.

Si alguno de estos síntomas se presenta, debe contactar a su médico sin retraso.

Tratamiento del dolor de espalda

El mejor tratamiento del dolor de espalda no específico es el uso de analgésicos y una movilización temprana. El reposo en cama debe restringirse entre uno a tres días y sólo si es esencial. Si el dolor persiste, la manipulación del fisioterapeuta, del quiropráctico o de un osteópata acelera la recuperación.

Prevención del dolor de espalda recurrente

Muchos casos de dolor de espalda pueden evitarse al:

- Hacer ejercicio con regularidad y mantener un buen nivel de condición física y de tono muscular.
- Dejar de fumar —el mecanismo no se conoce pero, al parecer, fumar

puede reducir el abastecimiento sanguíneo hacia los músculos vertebrales y los discos intervertebrales.

- Levantar las cosas de forma correcta inclinándose sobre las rodillas y las caderas y no desde la cintura. La espalda debe mantenerse recta al momento de levantarse.
- Mantener una buena postura con la columna recta cuando se camina —no bajar los hombros.
- Sentarse recto en una silla con el respaldo hacia atrás y con la columna derecha. Utilizar el soporte de los brazos elimina una parte del peso de la circunferencia de los hombros y de la parte baja de la espalda.
- Dormir en un colchón firme y utilizar sólo una almohada.

Esteroides anabólicos

Ninguna sección sobre lesiones deportivas estaría completa sin decir un poco acerca de los peligros de los esteroides anabólicos. Estas drogas, de conformación principalmente sintética, se toman para incrementar el tamaño, la fuerza y la dureza de los músculos.

Los esteroides anabólicos son sólo hormonas sexuales masculinas que tienen diversos efectos anabólicos (de acumulación) y de masculinización. A corto plazo, pueden mejorar el desempeño y el impulso sexual, pero a largo plazo tienen el efecto opuesto. Pueden reducir la esperanza de vida con un daño irreversible en el corazón y el hígado.

Los esteroides que más se utilizan incluyen productos de: oxymetolona, oxandrolona, nandrolona, androstanolona, metandrostenolona y varios productos con testosterona. Muchos de éstos están diseñados para un uso veterinario. Algunos hombres practican el "amontonamiento" en el que se toman varios esteroides de manera simultánea. Los efectos en la salud a largo plazo son aterradores. Los esteroides pueden causar:

- espasmos musculares;
- debilitamiento de los tendones y la consecuente ruptura;
- pérdida acelerada del cabello en el cráneo;
- acné;
- crecimiento de los senos (ginecomastia);
- los testículos reducen su tamaño.

- reducción de por lo menos 25% en la cuenta espermática;
- pérdida del impulso sexual;
- impotencia;
- prostatitis;
- crecimiento prostático benigno;
- cáncer de próstata;
- cambios no deseables en los niveles de grasa y colesterol en sangre;
- incremento de la viscosidad sanguínea;
- incremento del pulso y las palpitaciones;
- retención de líquidos;
- presión arterial elevada;
- crecimiento anormal y debilidad del músculo cardiaco;
- fallas cardiacas;
- ataques cardiacos;
- apoplejías;
- inflamación del hígado e ictericia;
- cáncer de hígado;
- agresividad mental (conocida como "la rabia esteroide");
- ansiedad constante.

Y posiblemente:

- esquizofrenia y depresión maniaca;
- inmunidad deprimida.

¡No valen la pena!

· 17 ·

Factores determinantes del estilo de vida: obesidad, alcohol, tabaquismo, estrés

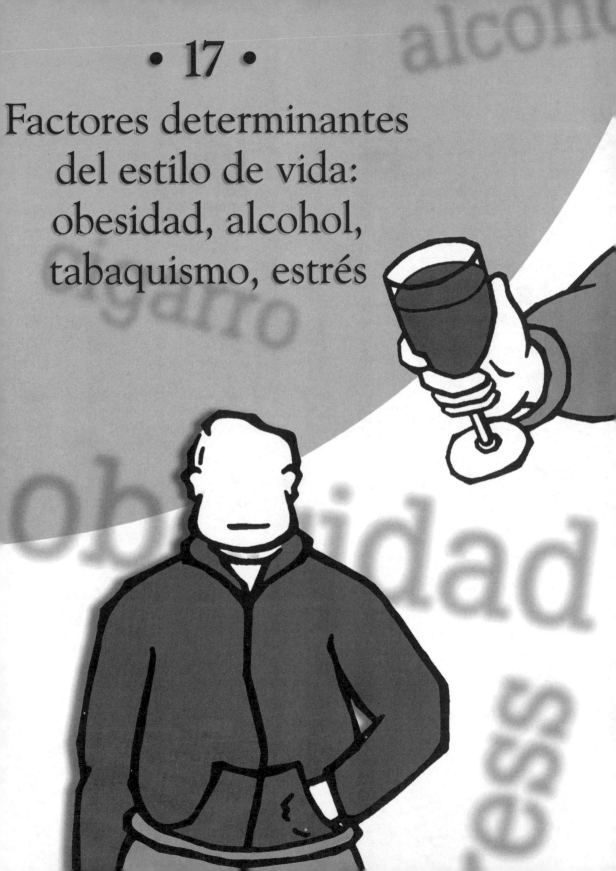

17 Factores determinantes del estilo de vida: obesidad, alcohol, tabaquismo, estrés

La obesidad

En los últimos quince años, el número de hombres con sobrepeso en el Reino Unido se ha incrementado en 15%. Cuarenta y cinco por ciento de los hombres tienen sobrepeso y 8% son clínicamente obesos. El varón promedio pesa 78 kg, es decir, 4 kg más que en 1980.

Hay más hombres que nunca que comen alimentos chatarra o comida rápida como tartas, frituras y hamburguesas, sobre todo los menores de 35 años de edad. Además, uno de cada cincuenta hombres obtiene 28% del consumo energético en forma de alcohol.

Menos de la mitad de los hombres mayores de 24 años de edad realiza un ejercicio vigoroso (por ejemplo, squash, trotar) de forma regular; sólo 20% de los hombres maduros realiza un ejercicio moderado (por ejemplo, golf, ciclismo, caminata); en general, 60% de los hombres adultos no hace ejercicio.

Las investigaciones recientes muestran que el sobrepeso en la adolescencia es tan importante para la salud a largo plazo como el que se da en la vida adulta. Los adolescentes con sobrepeso tienen dos veces más probabilidades de una enfermedad coronaria fatal al llegar a los 55 años, sin importar su peso como adultos.

Es importante mantener el peso dentro del rango saludable. La mejor evaluación se hace con el índice de masa corporal (IMC). Éste se obtiene dividiendo el peso (en kilogramos) entre la altura al cuadrado (en metros):

$$IMC = peso\ (kg)\ /\ altura\ (m)^2$$

Este cálculo produce un número que puede interpretarse con la siguiente tabla:

IMC	Banda de peso	Predominio masculino
<20	Bajo de peso	
20-25	Saludable	
25-30	Con sobrepeso	37 %
30-40	Obeso	8 %
>40	Obesidad morbosa	0.1 %

Este cálculo, sólo en ciertas ocasiones, puede dar resultados erróneos. Por ejemplo, los fisicoculturistas con una masa muscular excesiva pueden tener un IMC mayor de treinta sin estar necesariamente obesos.

Para los hombres, un IMC de entre 20 y 25 es lo ideal, ya que no está relacionado con casos de muerte prematura. Si el IMC se acerca o excede a 30 (kg/m^2), debería considerar perder un poco de peso. El riesgo de una muerte prematura se duplica conforme el IMC sube de entre 30 y 40 (kg/m^2).

La tabla de la página siguiente proporciona los rangos de peso para los hombres de diferentes estaturas que corresponden a los IMC de entre 20 y 25. Esto permite ver si se está o no dentro del rango saludable.

El exceso de peso ocurre cuando el consumo energético supera el consumo de energía durante un periodo prolongado. Estar gordo indica que se ha comido más de lo necesario a lo largo de los últimos años. Hay varios factores que determinan el número de calorías que son necesarias cada día. En éstos se incluyen el nivel de actividad y el metabolismo.

A partir de los 27 años de edad, el metabolismo se reduce de forma natural hasta en 12% a lo largo de los siguientes veinte años. Por consiguiente, se debe comer menos o hacer más ejercicio conforme se envejece para evitar el sobrepeso —incluso si el consumo diario se mantiene igual—. En la práctica, con la edad se tiende a comer más y a hacer menos ejercicio, de ahí la temida gordura de la edad adulta.

Estatura	Rango óptimo de peso masculino (IMC de 20-25)
Metros	*Kilogramos*
1.68	56-70
1.70	58-72
1.73	60-75
1.75	61-76
1.78	63-79
1.80	65-81
1.83	67-83
1.85	69-85
1.88	71-88
1.90	72-90
1.93	75-93

Necesidades calóricas

El número de calorías diarias que se necesitan depende de la edad, el peso, y el nivel general de actividad. Para determinar la cantidad de calorías necesarias al día para mantener el peso, primero seleccione el nivel de actividad:

Nivel de actividad 1: se pasa la mayor parte del día sentado ante un escritorio, leyendo, viendo el televisor, escribiendo, escuchando el radio. No hace deporte.

Nivel de actividad 2: se pasa la mayor parte del día conduciendo, tocando un instrumento musical, trabajos generales de oficina, haciendo pequeñas cosas en la casa, trabajo de laboratorio ligero, caminatas cortas ocasionales.

Nivel de actividad 3: trabajadores técnicos y profesionales, personal administrativo, representantes de ventas, clérigos, maestros, conferencistas, jardinería ligera, deporte una vez a la semana.

Nivel de actividad 4: vendedores, trabajadores de servicio, estudiantes, choferes, sastres, zapateros, electricistas, maquinistas, pintores y decoradores, constructores de techos, limpiadores de ventanas, carpinteros, ebanistas, mecánicos; ciclismo, un deporte dos veces por semana.

Nivel de actividad 5: operadores de equipo, obreros, agricultores, silvicultores, pescadores, jardineros, albañiles, excavadores, leñadores; esquí, deporte tres veces por semana.

A continuación, encuentre el grupo de edad en la tabla siguiente y seleccione el peso más cercano al suyo. Siga la fila hasta llegar a la columna del nivel de actividad. La cifra de esa columna es el promedio estimado de consumo energético diario para un hombre de su edad, peso y nivel de actividad.

Requerimiento energético estimado para adultos (kcal/día)

| | Nivel de actividad física | | | | |
	1	2	3	4	5
19-29 años					
60 kg	2,220	2,390	2,720	3,200	3,510
65 kg	2,340	2,510	2,840	3,340	3,675
70 kg	2,435	2,625	2,985	3,485	3,845
75 kg	2,555	2,745	3,100	3,630	4,010
80 kg	2,650	2,840	3,225	3,795	4,180
30-59 años					
65 kg	2,270	2,432	2,745	3,225	3,560
70 kg	2,340	2,510	2,840	3,345	3,680
75 kg	2,435	2,600	2,960	3,460	3,820
80 kg	2,510	2,700	3,055	3,580	3,940
85 kg	2,580	2,770	3,150	3,700	4,060

Estos consumos estimados de calorías son sólo aproximados. La mitad de los hombres en esta categoría tienden a necesitar más calorías que las mencionadas —y la otra mitad necesita menos.

Las manzanas contra las peras

Utilizando una cinta métrica, calcule la cintura y la cadera en centímetros. Ahora, divida la medida de la cintura sobre la de la cadera para obtener un radio:

Cintura / cadera = radio

Si el radio cintura/cadera de un hombre es mayor a 0.95, el cuerpo se clasifica como "forma de manzana". Si el radio es inferior, se clasifica como "forma de pera".

Los radios cintura/cadera son importantes. Al parecer aquéllos con un depósito central (manzana) de tejido adiposo tienen un mayor riesgo de desarrollar una enfermedad coronaria del corazón, apoplejías, presión arterial elevada, arteriosclerosis, colesterol elevado, cálculos biliares y diabetes que aquéllos con una distribución de la grasa más periférica y con forma de pera.

Las razones de esto no están del todo comprendidas, pero se piensa que está relacionado con los diferentes patrones de metabolismo heredados que distribuyen la grasa de maneras diversas.

Si se tienen un IMC mayor de treinta y se tiene, además, una forma de manzana, hay un importante riesgo de una enfermedad coronaria del corazón, sobre todo si hay casos de ella en la familia. Sin embargo, por fortuna, la gente con forma de manzana tiene una mayor facilidad de bajar de peso que los de forma de pera, ya que la grasa abdominal se moviliza y se rompe con mayor facilidad que la grasa almacenada en los compartimentos subcutáneos (bajo de la piel).

El ejercicio puede ayudar también a cambiar la forma del cuerpo. Las investigaciones muestran que los radios cintura/cadera pueden ser alterados de manera benéfica, incluso en las personas mayores, con la constancia en un programa de ejercicios. En un estudio, 93 voluntarios saludables (de entre sesenta y setenta años) fueron sujetos a controles adecuados según su edad. Los no fumadores que no había practicado ningún deporte aeróbico en los últimos dos años y que no consumían ningún medicamento (a excepción de la aspirina) fueron sometidos a un programa de trote controlado o recibieron entrenamiento con ergómetros de remo o de ciclismo durante 45 minutos, tres veces a la semana, durante un año. Se buscaba un pulso de un máximo de 75%.

Después de este programa de ejercicio, la reducción en la dureza de los pliegues y de la circunferencia del cuerpo era más notable en el área de la cintura. Esto sugiere que la constancia en el ejercicio puede reducir de manera significativa el riesgo de enfermedades asociadas con una forma de manzana al cambiar la estructura corporal a una forma de pera, más saludable.

¿Por qué es malo el exceso de peso?

El sobrepeso y la obesidad están relacionados con ciertas enfermedades relativas a la alimentación. Entre éstas se incluyen:

Trastornos circulatorios

- angina;
- arteriosclerosis (endurecimiento de las arterias);
- accidentes cerebrovasculares (apoplejías);
- hipertensión (presión arterial elevada);
- infartos al miocardio (ataque cardiaco);
- enfermedad vascular periférica (circulación deficiente);
- venas varicosas.

Trastornos metabólicos

- diabetes;
- hiperlipidemia (niveles de colesterol/grasa elevados en sangre);
- gota;
- hemorroides.

Trastornos gastrointestinales

- reflujo ácido (ardor en el pecho);
- colelitiasis (cálculos en la vesícula biliar);
- enfermedad inflamatoria del intestino;
- síndrome de intestino irritable.

Trastornos respiratorios

- falta de aliento;
- hipoventilación (menor respiración);
- apnea del sueño (ronquidos, falta de oxígeno por la noche).

Problemas musculoesqueléticos

- dolor de espalda;
- osteoartritis;
- dolor de articulaciones.

Trastornos inmunológicos

- enfermedad autoinmune;
- eczema;
- infecciones frecuentes.

Cánceres

- vejiga;
- glándula prostática;
- estómago;
- páncreas;
- colon;
- recto.

Problemas reproductivos

- baja cuenta espermática;
- libido reducida;
- infertilidad.

Si tiene sobrepeso necesita hacer algo al respecto y no esperar a tener un dolor de espalda o su primer ataque cardiaco para ponerse en acción.

Cómo perder peso con seguridad

La única manera de perder peso es comer menos calorías que las que quema. Lo mejor es hacerlo con lentitud, con una tasa de entre 0.5-1 kg de pérdida de peso por semana. Si pierde peso con mayor rapidez, hay dos cosas no deseables que pueden ocurrir.

1. Perderá un porcentaje mayor de masa de tejido magro (músculo).
2. Su metabolismo se pondrá en "alerta roja" y se hará 30% más lento.

Luego, en cuanto comience a comer más, las reservas de grasa del cuerpo volverán a acumularse —pero no el músculo perdido. El resultado será pesar más, con menos peso compuesto de músculo que el que tenía antes de iniciar la dicta.

La mejor manera de perder peso de forma permanente es cambiar los hábitos alimenticios, de modo que se coma de manera más saludable sin sentir que se "está a dieta", e incrementar la cantidad de ejercicio que se realiza.

Comer más saludablemente

Procure comer entre 500 y 800 calorías (kcal) al día menos de las que necesita para abastecer el desgaste de energía. El metabolismo buscará el almacenamiento de grasa en el cuerpo para obtener el combustible que necesita, de modo que se comenzará a bajar de peso.

Cambie algunos hábitos

Cambie de una leche entera a una semidescremada, a yogures bajos en calorías, aderezos de ensaladas bajos en calorías, queso reducido en grasa, comidas monoinsaturadas bajas en grasa o versiones sin grasas del máximo de alimentos posibles.

De forma ideal, necesita obtener, por lo menos, la mitad de las calorías diarias de carbohidratos complejos no refinados tales como el pan, la pasta, el arroz integral, papas hervidas —sin cubrirlas con aderezos caloríficos.

Comer carbohidratos produce una acción directa en el cerebro para hacer que se sienta lleno con mayor rapidez. Acelera también el metabolismo, de modo que la temperatura corporal es ligeramente más alta —que hace que se queme más grasa.

Comer saludable implica también reducir la cantidad de grasas saturadas (animales) que come. En lugar de comer carne roja, coma pollo magro sin piel y coma más pescado y comidas vegetarianas. Ase los alimentos en lugar de freírlos, hornéelos en lugar de rostizarlos.

No pruebe eliminar alguna comida —siempre desayune, coma y cene, ya que eso acelera el metabolismo y lo mantienen activo. Entre comidas, las botanas están bien siempre y cuando se elijan yogures bajos en calorías, fruta fresca o galletas integrales sin azúcar y se reduzca, en proporción, el tamaño de las comidas regulares.

Una guía fácil para comer saludable es la siguiente. La regla general es:

• Evitar los alimentos ROJOS.

- Comer de manera normal los alimentos ÁMBAR.
- Comer tantos alimentos VERDES como se desee.

Rojos	*Ámbar*	*Verdes*
Azúcar	Miel	Granos frescos
Bebidas gaseosas azucaradas	Queso	Lechuga, etcétera
Dulces	Aguacate	Tomates
Chocolate	Carne roja	Zanahorias
Pasteles	*Cereales sin azúcar	Cebollas
Galletas	Leche semidescremada	Pimientos
Bizcochos	Mayonesa dietética	Lentejas
Donas	Jugos sin endulzar	Semillas
Cereales endulzados	Frutas secas	Rábanos
Jarabes	*Pan integral	Maíz dulce
Mermeladas	*Pasta integral	Remolacha
Alcohol	*Papas	Coliflor
Carne grasosa	*Arroz integral	Hongos
Leche entera	Huevos (dos por semana)	Chícharos
Tostadas	Nueces sin sal	Col
Nueces saladas	Granos cocidos	Hortalizas
Mantequilla de cacahuate	Plátanos	Fruta fresca
Mayonesa	Frijoles cocidos	Carne blanca
Aderezos para ensalada con aceite		Pescado
Mantequilla		Camarones
Crema		Queso cottage
Crema ácida		Leche descremada
Flan		Yogur bajo en grasa
Budines y similares		Hierbas frescas
Alimentos fritos		Frijoles frescos (ejotes)
Helados		
Pastas		
Galletas dulces		
Tocino		
Salchichas con grasa		
Salami		

Paté
Sopas de crema
Salsas
Frituras

* por lo menos la mitad del consumo energético diario debe provenir de estas fuentes.

El ejercicio

Los niveles elevados de actividad queman más calorías; por ello perder peso es siempre una combinación de comer de manera más saludable, comer alimentos bajos en grasa e incrementar los niveles de ejercicio.

El ejercicio recreativo como la caminata, el ciclismo, la natación o trabajar en un gimnasio es importante si se pasa la mayor parte del día sentado o de pie pero relativamente inmóvil.

La falta de ejercicio promueve que el metabolismo se vuelva torpe, se suba de peso, se eleven los niveles de presión arterial y de colesterol en sangre e inhibe la forma en que el cuerpo maneja la glucosa.

De forma comparativa, el ejercicio físico regular tiene efectos positivos en la salud. Reduce el apetito, acelera el metabolismo y hace que uno se sienta con energía, así como:

• Mejora la fuerza, la vitalidad y la flexibilidad.
• Reduce los niveles de colesterol en la sangre.
• Reduce la presión arterial elevada.
• Mejora la eficiencia del corazón.
• Endurece los huesos.
• Alivia la depresión.

El ejercicio regular puede reducir de manera significativa el riesgo de una apoplejía en los hombres de edad madura. Un estudio realizado en casi ocho mil hombres entre 40 y 59 años mostró que en el grupo de los hombres inactivos (que no hacían ningún ejercicio), 3.1 de cada mil hombres sufrían una apoplejía al año. En el grupo de los que hacían ejercicio ligero ocasional, como la jardinería, se presentaban 2.3 apoplejías de cada mil hombres al año. En los que hacían algún ejercicio ligero como la caminata de forma regular, la cifra se reduce a 1.7 de cada mil; en aquellos que realizan un ejercicio moderado como el ciclismo o los ejercicios de recreación de forma frecuente, la tasa era de 1.4 apoplejías de cada mil hombres, y en los que hacían ejercicio de forma regular una vez a la semana, el riesgo se reducía a uno de cada mil al año. En los hombres que hacían ejercicio intenso tres veces a la semana, el riesgo de una apoplejía decrecía a 0.5 de cada mil hombres al año.

Otros estudios han mostrado que los hombres que hacen ejercicio vigoroso con regularidad tienen la mitad de las probabilidades de sufrir una enfermedad coronaria del corazón que los hombres que no lo hacen.

Beneficios en la salud de algunos deportes

Actividad	Vitalidad	Flexibilidad	Fuerza
Aeróbicos	***	***	**
Atletismo	***	**	***
Bádminton	**	***	**
Entrenamiento de circuito	***	***	***
Crícket	*	**	*
Ciclismo	****	**	***
Futbol soccer	***	***	***
Golf	*	**	*
Trotar	****	**	**
Karate/judo	*	**	*
Beisbol	**	*	**
Remo	***	*	**
Esquí (colina abajo)	**	**	**
Salto	***	**	**
Squash	***	***	**
Natación (fuerte)	****	****	****
Tenis	**	***	**
Caminata (paseo)	**	*	*
Caminata (agitada colina abajo)	***	*	**
Entrenamiento con pesas	*	**	****
Yoga	*	***	*

*=efecto ligero   **=efecto benéfico

=muy buen efecto   *=excelente efecto

Fuerza, vitalidad y flexibilidad

El ejercicio mejora la fuerza al acumular la masa muscular, incrementa la vitalidad al activar el almacenamiento de energía en los músculos y fortalece la flexibilidad al aumentar el rango de movimiento de las articulaciones y al hacer que los ligamentos y los tendones sean más flexibles.

Los diferentes deportes contribuyen a la fuerza, la vitalidad y la flexibilidad de formas diferentes:

Para lograr una buena condición se debe empezar con lentitud y hacer ejercicio regular durante, por lo menos, veinte minutos, durante un mínimo de tres veces por semana. Una vez que se ha obtenido un nivel razonable de condición, se debe hacer más.

Los ejercicios sin peso, como el ciclismo o la natación son excelentes para aquéllos con problemas en las articulaciones como la artritis ligera, pero si no se ha hecho mucho ejercicio en los últimos seis meses, se debe empezar lentamente, quizá con caminatas o con natación o ciclismo en llano. Si no tiene la condición suficiente, no empiece directamente con un programa de trote o con squash.

El squash es uno de los deportes más peligrosos para cualquier hombre mayor de cuarenta años, con un elevado riesgo de una muerte repentina a causa de una ataque al corazón en la cancha. Algunos especialistas cardiacos recomiendan que un hombre no debe jugar squash después de los cuarenta años. Es un juego peligroso para los hombres con sobrepeso o sin condición.

Siempre que empiece un nuevo deporte hágalo con lentitud y llegue a niveles de esfuerzo mayores utilizando el pulso como guía. Asegúrese de calentar antes de hacer ejercicio y de enfriarse después.

Nota: si padece alguna condición médica (en particular cardiaca) o está bajo tratamiento con medicamentos de prescripción, consulte a su médico antes de iniciar un programa de ejercicios.

El pulso como guía

Medir el pulso durante el ejercicio le dará la certeza de que está dentro de los límites de ejercicio seguros y más eficientes para quemar la grasa y para obtener condición. El pulso puede sentirse con facilidad:

- En la parte interna de la muñeca del lado del pulgar (pulso radial).
- En la parte lateral del cuello, debajo de la mandíbula (pulso carotídeo).

Encuentre el pulso y cuente después de estar sentado alrededor de quince minutos. El corazón late alrededor de setenta veces por minuto en un hombre con una condición promedio.

Pulso en descanso (latidos por minuto)	Nivel de condición
50-59	Excelente (atletas entrenados)
60-69	Buena
70-79	Aceptable
80 o más	Deficiente

Ahora calcule el pulso máximo que equivale a:

220 menos su edad (véase la tabla siguiente)

Los niveles de actividad deben incrementar los latidos del corazón entre 60 y 80% de este máximo estimado, según se calcula en la tabla siguiente. Esto le dará la certeza de que su programa de ejercicios está mejorando sus niveles de condición, sin forzar al corazón a un esfuerzo indebido. Después de terminar un periodo de ejercicios de veinte minutos debe sentirse vigorizado en lugar de extenuado. Lo más fácil es contar el pulso en un periodo de diez segundos durante el ejercicio; por ello se dan también los rangos de pulso en diez segundos correspondientes al rango por minuto.

Pulsos ideales durante el ejercicio

Edad	Pulso máximo estimado (220 – edad)	Pulso de 60% máximo	Pulso de 80% máximo	Rango de pulso en 10 segundos
20	200	120	160	20-27
25	195	117	156	20-26
30	190	114	152	19-25
35	185	111	148	19-25
40	180	108	144	18-24

45	175	105	140	18-23
50	170	102	136	17-23
55	165	99	132	17-22
60	160	96	128	16-21
65	155	93	124	16-21
70	150	90	120	15-20

Si no está en buena condición, asegúrese de que, al iniciar, el pulso se mantenga en la parte baja del rango de diez segundos; con lentitud aumente el entrenamiento después de algunas semanas. Si el pulso es mayor de lo debido, deje de hacer ejercicio y camine hasta que se regularice. Luego comience de nuevo pero menos vigorosamente.

Tome el pulso cada diez minutos durante el periodo de ejercicio e inmediatamente después de terminar.

Intente tomar el pulso un minuto después de haber terminado. Mientras más rápido baje el pulso, mejor condición se tiene. Después de diez minutos de descanso, el corazón debe estar en cien latidos por minuto. Si tiene muy buena condición, el pulso bajará a setenta latidos en un minuto.

El alcohol

El alcohol es una droga que debe tratarse con respeto. Mientras que un consumo adecuado puede reducir el riesgo de un ataque cardiaco, las cantidades excesivas pueden elevar la presión arterial, reducir los niveles de testosterona y el impulso sexual, causar impotencia ("la caída del cervecero") y aminorar la cuenta espermática. Aún más importante es que el resultante del alcohol, el acetaldehido, es un veneno celular que puede producir daños en las células del hígado y en el músculo cardíaco.

La forma más conveniente de controlar el consumo de alcohol es medir el número de unidades que se beben a la semana:

1 unidad de alcohol = 100 ml (un vaso) de vino.
                  = 50 ml (una medida) de jerez.
                  = 25 ml (un trago) de licor.
                  = 300 ml (1/2 pinta) de cerveza.

Nota: en Estados Unidos, a una unidad de alcohol se le llama trago.

El máximo del consumo de alcohol aceptable en los hombres es en la actualidad de 21 unidades a la semana. La mayoría de los hombres sobrestima la fuerza de los licores y subestima la de la cerveza. Por ejemplo, un hombre que ha bebido dos pintas de cerveza ha consumido cuatro unidades. Un hombre que ha tomado dos vasos de vino y un vodka doble también ha consumido cuatro unidades.

Algunos estudios han comenzado a sugerir que el hombre puede beber hasta treinta unidades a la semana sin incrementar el riesgo de enfermedades serias. Sin embargo, hasta que no se hayan verificado dichos estudios, es conveniente mantener el consumo en 21 unidades.

Otros estudios muestran que los hombres que de forma regular beben más de tres pintas de cerveza al día (seis unidades) tienen el doble de riesgo de un ataque cardiaco repentino que aquellos que beben de forma moderada (una o dos pintas / entre dos y cuatro unidades diarias).

Los bebedores sociales y aquellos que beben mucho sólo los fines de semana y los días de descanso tienen también mucho riesgo de una muerte repentina. No hay duda de que beber más de cincuenta unidades de alcohol a la semana daña seriamente la salud.

La forma de alcohol que, al parecer, es más benéfica para la salud, es, con moderación, el vino tinto. La Administración de Medicamentos y Alimentos de Estados Unidos permite incluso que los productores de vino etiqueten el vino tinto como "bueno para la salud", lo cual es muy importante. Por lo menos veinte estudios alrededor del mundo han mostrado que un consumo moderado de alcohol (entre dos y cuatro unidades al día) reduce el riesgo de enfermedades coronarias del corazón en 40%. El vino tinto, sobre todo con la comida, es en particular benéfico, si se bebe de forma regular.

Un experto ha asegurado incluso que, en lo concerniente a la enfermedad coronaria del corazón:

> Media botella de un buen vino tinto con la comida puede ser mejor como una medicina preventiva que todos los lineamientos combinados contra el colesterol. El alcohol es un medicamento que debe tomarse con regularidad pero en dosis moderadas.

Ciertamente son palabras de aliento —pero el contenido de alcohol del vino puede no ser la única explicación de los efectos protectores cardiacos. El vino tinto, el vino tinto sin alcohol y el jugo de uva roja contienen muchos antioxidantes poco usuales que, al parecer, previenen la oxidación del colesterol en la sangre y evitan el recubrimiento de las arterias. Reducen también la viscosidad de la sangre y, como consecuencia, se reduce el riesgo de una trombosis (coagulación de la sangre).

En un estudio realizado a 129 mil personas, la causa de muerte en los participantes que murieron se comparó con su preferencia de alcohol —vino, licores o cerveza. Después de controlar el número de tragos al día, la preferencia de vino está asociada con un riesgo de muerte cardiovascular mucho menor (una reducción de 30% en los hombres y de 40% en las mujeres) comparado con el que tienen los bebedores de licores. Esto sugiere que otros componentes del vino, además del alcohol, pueden estar involucrados.

Otro estudio demostró también que, en los diecisiete países de los que se sabe consumen vino con los alimentos, éste es el único "alimento" con efecto de protección importante contra el riesgo de muerte prematura.

Las investigaciones muestran que el vino tinto contiene antioxidantes que son más poderosos que la vitamina E incluyendo:

Procianidinas

Se encuentran en el vino tinto en una concentración de hasta 1 g/litro. Estos polifenoles son unos antioxidantes poderosos destructores de los radicales libres.

Fitoalexinas

Son unos agentes fungicidas naturales en la piel de las uvas. El vino tinto implica una maceración de la piel de las uvas mayor que la del vino blanco o la champaña y, por lo tanto, tiene una mayor concentración.

Se piensa que beber vino tinto con las comidas reduce los efectos dañinos de comer grasas saturadas y que hace también que la comida se absorba con más lentitud. Esto prolonga el efecto del alcohol y los antioxidantes contra la viscosidad en un momento en el que se están absorbiendo las grasas saturadas —que se sabe incrementan la viscosidad de la sangre.

A pesar de estos descubrimientos, es un hecho todavía que más de un cuarto de las hospitalizaciones en occidente se debe a efectos del alcohol. El consumo de cantidades excesivas de alcohol se relaciona, a largo plazo, con daños en el hígado, sobre todo en cuanto a las cuatro condiciones patológicas siguientes:

1. Degeneración grasa del hígado.
2. Hepatitis alcohólica.
3. Fibrosis del hígado.
4. Cirrosis.

Degeneración grasa del hígado

El alcohol es una toxina celular. Para eliminar esta sustancia nociva del cuerpo, las células del hígado (hepatocitos) abandonan sus reacciones metabólicas de cuidado local y trabajan de forma frenética durante más tiempo para convertir el alcohol primero en un acetaldehído (aún más tóxico) y luego en un acetato.

Un solo episodio de borrachera puede transformar el metabolismo de las células del hígado y producir una degeneración grasa del hígado. Las enzimas celulares del hígado se desvían para metabolizar el alcohol y, como resultado, los ácidos grasos de la alimentación no son procesados o convertidos en el glucógeno de almacenaje. Las células del hígado comienzan a acumular estos glóbulos de grasa sin procesar y éste se hincha de forma irregular.

Las deterioradas reacciones metabólicas en el interior de las células del hígado generan un mayor número de los dañinos radicales libres. Esto incrementa los efectos negativos de un consumo excesivo continuo de alcohol conforme las células del hígado acumulan cada vez más glóbulos grasos. El hígado crece y adquiere una apariencia amarillenta. Empieza a parecerse a los hígados grasosos ensanchados de forma anormal en los gansos que se utilizan para hacer el paté.

Para este momento, el equilibrio entre las enzimas y las células del hígado está por completo alterado. Hay una abundancia de las enzimas que transforman el alcohol y puesto que éstas procesan también algunos medicamentos y las hormonas esteroides sexuales como la testosterona, más testosterona es procesada y el impulso sexual y la cuenta espermática bajan también. En algunos hombres pueden presentarse señales de feminización, tales como el desarrollo del pecho (ginecomastia). Al mismo tiempo, el hígado produce cantidades reducidas de azúcares y proteínas y se incrementa la necesidad de ciertas vitaminas y minerales. Hay entonces un determinado grado de desnutrición.

Incluso en esta etapa avanzada de la degeneración grasosa, los cambios son reversibles. Las células del hígado tienen una tremenda habilidad para regenerarse —si se corta 90% de un hígado normal, las células restantes pueden regenerar un órgano completo.

La hepatitis alcohólica

En una parte de los casos, la inflamación del hígado se sobrepone a la degeneración grasa y se produce una hepatitis alcohólica. Esto puede deberse a una reacción de hipersensibilidad al alcohol. Las células empiezan a degenerarse y mueren. Algunas células acumulan un material de apariencia grasosa, mientras que otras se convierten en bolas de grasa. Las células muertas atraen a los glóbulos blancos (macrófagos) de la sangre y entonces el paciente enferma con rapidez. Puede haber vómito, náuseas y fiebre, con dolor en el área del hígado en la parte superior derecha del abdomen. Se desarrolla ictericia (lo que torna amarillo el color de la piel) conforme la inflamación del hígado empeora.

A la recuperación le sigue la formación de un tejido cicatrizado del hígado. Este proceso es conocido como fibrosis hepática.

La fibrosis alcohólica

Un hígado lleno de degeneración grasa comienza, con el tiempo, a tener tejido cicatrizal (fibrosis) incluso sin la participación de una hepatitis alcohólica. Si la fibrosis es extensa interfiere con el abastecimiento sanguíneo y puede producir un aumento en la presión de las venas que intentan llenar de sangre el hígado. Éstas se hinchan y se desarrollan una venas varicosas en el esófago que pueden sangrar de forma torrencial. La fibrosis se vuelve, en ocasiones, progresiva y produce una cirrosis, sobre todo si hay ataques repetitivos de hepatitis alcohólica.

La cirrosis

La cirrosis alcohólica es una enfermedad del hígado seria. Es más frecuente en los hombres mayores de cuarenta años que han bebido de forma excesiva a lo largo de toda la vida.

La cirrosis se desarrolla como resultado de la muerte de las células del hígado, de la fibrosis, del abastecimiento sanguíneo alterado y del intento desesperado de algunas células del hígado por regenerar tejido nuevo. El equilibrio entre el abastecimiento de sangre y los nódulos de regeneración del hígado es anormal y las células empiezan a morir de hambre de sangre. Esto produce más cirrosis y se obliteran más vasos sanguíneos. Así se crea un círculo vicioso. Las islas de células regeneradoras del hígado están separadas por una bandas de tejido cicatrizado y el hígado adquiere una apariencia arrugada y deforme.

Debido al inadecuado abastecimiento sanguíneo, estos nódulos de tejido regenerado dejan de funcionar de manera correcta. La presión en el abastecimiento de sangre desde el tracto digestivo empeora y crecen las venas varicosas en el esófago. El bazo también se distiende, el líquido se acumula en la cavidad abdominal y se produce una hinchazón severa.

La cirrosis alcohólica, con el tiempo, produce una muerte por hemorragia (con frecuencia de las várices en el esófago), por falla hepática o por cáncer en el hígado. Éste se desarrolla en 10% de los casos debido a la regeneración celular anormal.

La abstinencia del alcohol en esta última etapa mejora la cirrosis al remover el veneno que ha causado el daño al hígado. La acumulación de líquido se reduce con medicamentos diuréticos y las varices sangrantes pueden corregirse quirúrgicamente. Sin embargo, en los casos avanzados, la única posibilidad de cura es un trasplante de hígado. Cincuenta por ciento de los hombres a los que se les diagnostica la cirrosis mueren cinco años después.

Beba con moderación. No exceda los niveles máximos de seguridad de alcohol (en la actualidad, 21 unidades de alcohol a la semana, que deben distribuirse a lo largo de los siete días).

Se ha diseñado un simple cuestionario de observación entre los expertos para ayudarlo a estar alerta por un posible problema de alcohol:

La prueba RMCA[1]

Considere un punto por cada respuesta afirmativa.

- ¿Alguna vez ha sentido que debe reducir su consumo de alcohol?
- ¿Alguna vez se ha sentido molesto por las críticas de la gente con respecto a su consumo de alcohol?
- ¿Alguna vez se siente culpable por su consumo de alcohol?
- ¿Alguna vez bebe alcohol como primera cosa en la mañana —es decir, toma un abre-ojos?

Un total de dos o más puntos significa que podría tener algún problema con el alcohol —consulte a su médico lo antes posible.

[1] *N. del T.* En el original en inglés las siglas forman la palabra CAGE cuyo significado es "jaula".

La adicción al alcohol

Otro cuestionario útil que ayuda a detectar los signos de la adicción al alcohol se diseñó en Estados Unidos y es corto, simple y directo. Responda SÍ o NO a cada una de las diez preguntas y sume la puntuación en las columnas.

Pregunta	Sí	No
¿Siente que es un bebedor normal?	0	2
¿Los amigos y familiares piensan que usted es un bebedor normal?	0	2
¿Ha asistido alguna vez a Alcohólicos Anónimos?	5	0
¿Alguna vez ha perdido amigos a causa del alcohol?	2	0
¿Alguna vez ha tenido problemas en el trabajo o la escuela por el alcohol?	2	0
¿Alguna vez ha abandonado a la familia, el trabajo o las obligaciones durante días o más de borrachera continua?	2	0
¿Alguna vez ha padecido delirium tremens, ha escuchado voces o ha visto cosas que antes no estaban?	5	0
¿Alguna vez ha pedido ayuda con respecto al alcohol?	5	0
¿Alguna vez ha estado en el hospital a causa del alcohol?	5	0
¿Alguna vez ha sido arrestado por conducir en estado alcohólico o por fallar en una prueba de alcohol en el aliento?	2	0

Una puntuación de seis o más indica que puede padecer una adicción al alcohol. Consulte a su médico de inmediato. Necesita una revisión física (lo que incluye pruebas de sangre) para ver de qué forma está trabajando su hígado.

El tabaquismo

Fumar cigarrillos es uno de los mayores riesgos para la salud que puede evitarse. Un estudio que involucraba a medio millón de fumadores ha mostrado de manera concluyente que el riesgo de una muerte prematura es casi el doble en los fumadores que los no fumadores. Una forma de apoplejía llamada "hemorragia cerebral subaracnoidea" es seis veces más probable en los fumadores jóvenes; y otros estudios han mostrado que las enfermedades relacionadas con el tabaquismo matan a 40% de los fumadores antes de llegar a la edad del retiro. En promedio, los no fumadores viven, por lo menos, seis años más que los fumadores. Fumar cigarrillos está relacionado con:

Enfermedades cardiovasculares

- angina y ataque al corazón;
- palpitaciones y pulso irregular;
- coagulación de la sangre elevada y trombosis;
- presión arterial elevada y apoplejías;
- circulación deficiente que puede producir:
  - dolor en las pantorrillas al hacer ejercicio,
  - demencia senil multiinfártica,
  - ceguera,
  - aneurismo aórtico.

Enfermedades de los pulmones

- bronquitis crónica;
- enfisema.

Enfermedades del tracto gastrointestinal

- gingivitis (inflamación de las encías);
- halitosis (mal aliento);
- úlceras pépticas.

Cánceres

- boca, labios, lengua, garganta;
- estómago;
- páncreas;
- intestino grueso;
- pene;
- vejiga;
- riñón;
- pulmón.

Disfunciones sexuales

- erecciones sin rigidez;
- impotencia;
- infertilidad.

En el Reino Unido hay 300 muertes diarias a causa de enfermedades relacionadas con el tabaquismo, y ahora los médicos escriben "tabaquismo" como causa de muerte en los certificados de defunción.

Al mismo tiempo que afecta la salud propia, un hombre que fuma pone la salud de sus hijos en riesgo. Los estudios muestran que:

- Veinticinco por ciento de las muertes están relacionadas con el tabaquismo pasivo.
- El tabaquismo pasivo produce cuatro mil embarazos malogrados al año.
- El tabaquismo pasivo produce asma, eczema y daños auditivos en los jóvenes.
- Los hombres que fuman más de veinte cigarrillos al día tienen el doble de posibilidades de engendrar un niño con labio leporino, con defectos cardiacos o con anormalidades en el tracto genital.
- Los hijos de los hombres que fuman tienen el doble de posibilidades de desarrollar leucemia o un linfoma (cáncer de los ganglios linfáticos) durante la infancia.
- Los niños de hombres que fuman tienen 40% más riesgo de desarrollar tumores cerebrales que los hijos de padres no fumadores.
- Cuando los hombres fuman mucho (once o más cigarrillos por día) el riesgo relativo de que sus hijos desarrollen un cáncer infantil es 1.7% mayor. Este efecto es aún mayor si los hijos son varones.

Algunos de estos riesgos mayores pueden presentarse debido a que fumar cigarrillos duplica el número de radicales libres que se producen en el cuerpo cada segundo. Esto ocasiona un importante daño genético en el esperma.

Los padres que continúan fumando cuando su pareja está embarazada, y después del nacimiento del niño, exponen a la familia a los elementos constitutivos del humo del tabaco que se absorben de forma pasiva a través de la placenta y por los bebés en pleno desarrollo.

Beneficios en la salud al dejar de fumar

Las buenas noticias son que dejar de fumar tiene efectos benéficos inmediatos en la salud.

En veinte minutos:
- La presión arterial y el pulso se reducen de manera significativa.

En ocho horas:
- Los niveles del venenoso monóxido de carbono en la sangre se reducen a un estado normal.
- El nivel de oxígeno en la sangre se incrementa hasta su estado normal.

En 24 horas:
- Se reduce el riesgo de un ataque cardiaco.

En 48 horas:
- Las terminaciones nerviosas empiezan a regenerarse.
- Se agudizan los sentidos del olfato y del gusto.
- El nivel de los factores de coagulación en la sangre se reducen a su estado normal.

En 72 horas:
- Se relajan los conductos de aire de los pulmones facilitando respirar.
- Se incrementa el volumen de aire que pueden recibir los pulmones.
- Se reduce la congestión pulmonar, la tos y la falta de aliento.
- Usted se siente con mayor energía.

Entre uno a tres meses:
- Se mejora la circulación.
- Las erecciones se vuelven más rígidas.
- Crece la cuenta espermática.
- Es más fácil caminar.
- Mejora en un tercio la función pulmonar.

En cinco años:
- Se reduce a la mitad el riesgo de cáncer pulmonar.
- Se reduce el riesgo de las arrugas prematuras en la piel.

En diez años:
- El riesgo de cáncer de pulmón se reduce a lo normal.
- Las células precancerígenas en los pulmones se remplazan con células normales.
- Se reduce a lo normal el riesgo de otros tipos de cáncer (por ejemplo, boca, garganta, vejiga).

Cómo dejar de fumar

La nicotina es una sustancia adictiva y no es fácil dejarla. Los síntomas al no tomarla —tensión, agresión, depresión, ansiedad, escurrimiento nasal, estreñimiento, insomnio y falta de concentración— pueden hacerlo sentir que está enloqueciendo. Dejarla es difícil y, por desgracia, 80% de los fumadores que lo intentan recaen en un año. Sólo 35% de los fumadores lo logra antes de los sesenta años de edad.

Una de las cosas más difíciles de dejar es el hábito de poner la mano en la boca. Si fuma veinte cigarrillos al día, es un gesto que se hace, aproximadamente diez veces por cigarrillo, 200 veces al día, 1,400 veces a la semana, 73 mil veces al año. Es un hábito muy grande para eliminarlo.

Intente con el siguiente plan:

- Escoja el día y prepárese mentalmente con anterioridad.
- Encuentre a alguien que lo haga con usted —es mucho más fácil dejarlo con un amigo o un pariente.
- Deshágase de todos lo cigarrillos, cerillos, encendedores, ceniceros y colillas.
- Piense sólo en un día a la vez —la idea de nunca volver a fumar intimida, de modo que es mejor concentrarse salir airoso en un solo día.
- Utilice un calendario y tache cada día sin fumar; prepare una recompensa para cada semana de éxito con el dinero que ha ahorrado al no fumar.
- Encuentre algo para mantener ocupadas las manos y así ayudar a evitar

el hábito de la mano en la boca: pruebe con el moldeado, con origami, con pintura o dibujo —¡cualquier cosa!

- Durante la noche, manténgase activo con ejercicios o con trabajos de "hágalo usted mismo" en lugar de sentarse a ver la televisión. El ejercicio libera una sustancia química en el cerebro (serotonina) que calma la ansiedad por la nicotina.
- Cuando sienta la urgencia de tener algo en la boca, succione un cigarrillo artificial. Pueden conseguirse en las farmacias —de manera alternativa puede utilizar apio o zanahorias.
- Si la urgencia por un cigarrillo se vuelve abrumadora, cepille los dientes con una pasta dentífrica con un sabor fuerte, luego salga a caminar.
- Diga "no, gracias, ya lo he dejado" —y dígalo en serio.

Si cortar de tajo no funciona, pruebe con los productos sustitutos de la nicotina (goma de mascar, aerosol nasal o parches). Los estudios muestran que los parches pueden duplicar las posibilidades de dejar de fumar con éxito. Deben colocarse en un área sin vello como la parte superior del brazo. Deben cambiarse cada día y no deben arrancarse por la noche. Puede nadar, bañarse o ducharse con los parches puestos, pero no intente fumar. La interacción de las dos formas de nicotina es peligrosa e incluso puede ocasionar un ataque cardiaco.

La hipnoterapia

Puede funcionar cuando otros intentos han fallado. En un estudio, la hipnoterapia ayudó a 30% de los pacientes a quitarse el hábito —es más efectivo en la práctica que cualquier otro método utilizado para ayudar a los pacientes a dejar de fumar.

El estrés

El estrés es el término utilizado para describir los síntomas producidos como respuesta a una presión. Estos síntomas se derivan de los niveles elevados en la circulación de la hormona adrenalina secretada como respuesta a los estímulos de tensión.

Para contrarrestar los retos de la vida es necesaria una cierta cantidad de estrés. Sin embargo, mucho es dañino y cada vez más se le reconoce como un factor importante en las enfermedades. Cuando estamos bajo presión, la adrenalina pone al sistema en "alerta roja":

- se eleva el azúcar para proporcionar energía;
- se vacían los intestinos para estar más ligeros al correr;
- se dilatan las pupilas para poder ver mejor;
- se elevan la presión y el pulso y se respira más profundo para incrementar el abastecimiento de oxígeno en los músculos;
- se corta la circulación en algunas partes del cuerpo para que una mayor cantidad de sangre se dirija hacia los músculos;
- los testículos se elevan y se ponen a salvo detrás del abdomen.

En la Antigüedad, esto ayudó a los hombres de las cavernas a sobrevivir cuando peleaban o huían de algún animal peligroso. Hoy en día, no es común pelear o huir, y los efectos del estrés se acumulan en lugar de ser quemados. Esto puede producir un clásico ataque de pánico, con síntomas causados por la hiperventilación y por los efectos fisiológicos de la adrenalina:

Efectos físicos del estrés

- sudor, bochornos;
- palpitaciones y pulso acelerado;
- mareo, desmayos, temblor;
- picazón, adormecimiento;
- dolor estomacal, úlceras pépticas;
- náuseas, diarrea nerviosa;
- insomnio, pesadillas, cansancio;
- presión arterial elevada, dolor de cabeza;
- apoplejías;
- espasmo de las arterias coronarias, dolor de pecho por angina;
- ataques cardiacos;
- reducción de la inmunidad, con un incremento de la susceptibilidad a las infecciones e incluso al cáncer.

Efectos mentales del estrés [continuación]

- sensación abrumadora de ansiedad y de pánico;
- inhabilidad de salir adelante;
- miedo al error;
- miedo al rechazo;
- pérdida de la capacidad de concentración;
- pérdida del impulso sexual, impotencia;
- eyaculación precoz o retardada;
- búsqueda de apoyo en el alcohol, el tabaquismo o en las drogas;
- conducta compulsiva y obsesiva;
- sensación de aislamiento de los colegas y amigos;
- sensación de una muerte inminente.

El estrés se deriva de dos fuentes: presiones internas y externas.

Las presiones internas incluyen forzarse a trabajar muchas horas, falta de tiempo de relajación, falta de sueño, mala condición física, actividades extenuantes y los efectos de biorritmos alterados (como los producidos por los retrasos o trabajar en turnos nocturnos).

Las demás fuentes internas de estrés incluyen la falta de certidumbre de las metas en la vida y tener una visión negativa de uno mismo que conducen a un constante cuestionamiento sobre el valor propio. Hay ciertos rasgos de personalidad que conducen a un estrés debido a la conducta competitiva, a un sentimiento constante de urgencia y a una incapacidad para tranquilizarse.

Las presiones externas están relacionadas, principalmente, con el cambio. Puede haber cambios en las relaciones, en la familia o en el trabajo. Con frecuencia, los cambios producen sentimientos de frustración y de perder el control.

Sin embargo, mucho del estrés lo genera la persona misma pues, aunque haya algún estímulo externo, lo que importa es la forma de reaccionar ante él.

Sobrellevar el estrés

La mejor manera de combatir el estrés es adaptarse de una forma constructiva y positiva. Las situaciones pueden verse en perspectiva, los problemas se pueden analizar con lógica y se pueden elaborar planes para resolverlos. Los psicólogos recomiendan lo siguiente:

- Descubrir qué situaciones o personas le producen estrés y por qué. Con frecuencia, son sólo algunos aspectos que se pueden cambiar o a los que se puede adaptar de una forma positiva.
- Cambiar las cosas que pueden cambiarse y luego aprender a aceptar las que no pueden alterarse.
- Tomar decisiones bajo circunstancias no apresuradas y sin presión de una fecha límite.
- Plantear metas realistas —lidiar con los problemas grandes uno a la vez.
- Espere cometer errores. Discúlpese y luego aprenda de ellos. No se rinda cuando las cosas se pongan difíciles —eso significa la pérdida de una experiencia invaluable.
- Aprenda a ser paciente y a perder el sentido de urgencia, sobre todo al conducir. Por ejemplo, permita que los conductores con prisa se pongan delante de usted en lugar de acelerar para no dejarlos pasar; deténgase con la luz amarilla en lugar de correr.
- Hable más despacio y escuche sin interrumpir.
- Sea asertivo. Diga "No", y que sea en serio. Esto ayuda a evitar estar sobrecargado de tareas.
- Identifique y respete sus características buenas. Mejore sus defectos lo más que sea posible y luego acéptelos como una parte suya.
- No se compare con los demás de manera desfavorable.
- No espere que los demás cambien antes de estar preparado para cambiar.

El ejercicio

El ejercicio regular como la natación, la caminata, el ciclismo y otros deportes sin competencia son esenciales para combatir el estrés. La adrenalina lo ha preparado para la actividad: el ejercicio puede ayudarlo a gastar esa energía y bajar sus niveles de respuesta al estrés.

La relajación

La relajación ayuda a modificar las respuestas del cuerpo ante el estrés. Una de las maneras más eficaces de contrarrestar el estrés es aprendiendo a relajarse. Cada día, dedique una hora (o cuatro periodos de quince minutos cada uno) a sentarse tranquilamente y a leer, o sólo cierre los ojos y descanse.

Hay muchas terapias complementarias que pueden ayudar a contrarrestar el estrés y a mejorar la relajación. Entre éstas se incluyen los masajes, la acupuntura, la terapia de flotación, medicina herbal, homeopatía, yoga, reflexología, aromaterapia e hipnoterapia. Experimente con algunas hasta encontrar la que más le convenga y lo conduzca a la relajación.

La alimentación y el estrés

La cafeína y la nicotina imitan la respuesta del cuerpo ante el estrés y es mejor evitarlas cuando se está bajo presión real. Limite el té y el café a tres tazas al día. Mejor aún, cambie a las versiones sin cafeína.

La vitamina C y las vitaminas del complejo B se empobrecen con el estrés, ya que se gastan con rapidez en las reacciones metabólicas asociadas con la respuesta a las situaciones de peligro. Las vitaminas del complejo B se consumen aún más al metabolizar el alcohol y los alimentos azucarados, a cuya ingestión se recurre a menudo en los momentos difíciles. La falta de vitaminas del complejo B produce síntomas de ansiedad e irritabilidad, de modo que se crea un círculo vicioso. Hay algunos consejos alimenticios que pueden ayudar a combatir el estrés:

- Coma alimentos ricos en fibra.
- Reduzca el consumo de azúcar, sal y grasas saturadas.
- Coma poco y con frecuencia para evitar la hipoglucemia (niveles bajos de azúcar), que también produce la liberación de adrenalina y acrecienta los efectos del estrés.
- Si fuma, intente dejarlo. A corto plazo fumar puede dar la impresión de calmar el estrés, pero a largo plazo magnifica sus efectos dañinos en la salud.
- Reduzca el consumo de alcohol a límites de seguridad.
- Sobre todo, aprenda a relajarse. Nade, monte en bicicleta o practique un deporte sin competencia. Dé una vuelta al parque durante la pausa para el almuerzo. Vaya a un jacuzzi durante media hora o a un masaje con aromaterapia. Haga lo que haga, tome un tiempo para relajarse por completo.

Reductores de estrés

Los complementos herbales conocidos como adaptógenos pueden ayudar a lidiar mejor con los periodos de estrés. Un adaptógeno es una sustancia que fortalece, normaliza y regula todos los sistemas del cuerpo. Tiene una acción benéfica de rango amplio y mejora la inmunidad mediante diversos procesos en lugar de un solo efecto específico. Esto le ayuda a adaptarse a una amplia variedad de situaciones nuevas o de estrés. Las investigaciones sugieren que los adaptógenos incrementan la producción de energía al promover la entrada de oxígeno y el procesamiento de los desperdicios celulares. Esto impulsa el crecimiento de las células e incrementa su supervivencia. Los adaptógenos han demostrado que normalizan los niveles de azúcar, la síntesis hormonal, los efectos del estrés y los biorritmos alterados.

Al parecer, los adaptógenos funcionan mejor en combinación con estimulantes de energía y con reductores de estrés si la fatiga no se debe de forma directa al exceso de esfuerzo físico, sino a otros problemas tales como una alimentación deficiente o irregular, desequilibrios hormonales, estrés o exceso en el consumo de café, de nicotina o de alcohol. Cuando los adaptógenos se utilizan junto con vitaminas C y del complejo B, se mejoran los resultados.

El ginseng (*panax ginseng*; *P quinquefolium*)

El ginseng chino (o coreano) es un adaptógeno poderoso. El ginseng blanco se produce al secar con aire la raíz, mientras que el rojo (que es más potente y estimulante) se produce ahumándola y luego secándola. El ginseng americano tiene una acción similar, pero se dice que su sabor es más dulce y que tiene más yin (capacidad de reducción del calor) que el ginseng chino.

El ginseng se ha utilizado en el Oriente como un revitalizante y como tónico de vida durante más de siete mil años. La raíz contiene una variedad de sustancias similares a las hormonas conocidas como ginsenosidas que, al parecer, incrementan la producción de una hormona pituitaria (hormona adrenocorticotrópica — HACT) que hace que las glándulas adrenales mejoren su capacidad de funcionar durante las situaciones de estrés. El ginseng ayuda al cuerpo a adaptarse al estrés físico o emocional y a la fatiga, al incrementar los niveles de energía física y mental, de vitalidad, de fuerza, de presteza y de concentración. Las investigaciones sugieren que el ginseng americano contiene más de las ginsenosidas calmantes y relajantes Rb1, mientras que el coreano contiene más de las ginsenosidas estimulantes Rg1.

Dosis

Dependiendo del grado de la raíz. Elija un producto estandarizado, de preferencia con un contenido de por lo menos 5% de ginsenosidas en el ginseng americano y 15% en el coreano. Empiece con una dosis baja y auméntela de 200 a mil mg diarios. La mayoría de la gente considera que la dosis óptima es de 600 mg diarios. En Oriente, el ginseng se toma dos semanas y se suspende las dos siguientes. No debe tomarse por más de seis semanas sin interrupción.

No deben utilizarla personas cca presión arterial elevada o con glaucoma.

Es mejor evitar tomar otros estimulantes tales como productos y bebidas con cafeína mientras se toma el ginseng.

Ginseng siberiano (*eleutherococcus senticosus*)

El ginseng siberiano es otros adaptógeno poderoso con una acción similar a la del ginseng coreano. Contiene sustancias únicas conocidas como eleuterosidas que ayudan al cuerpo a adaptarse y a lidiar con los periodos de estrés. El ginseng siberiano se usa mucho para mejorar la vitalidad y la fuerza, sobre todo cuando se sufre de estrés, fatiga o alguna enfermedad. Incrementa el número de las células de inmunidad y su actividad, y las investigaciones rusas muestran que quienes la ingieren de forma regular tienen 40% menos resfriados, gripe y otras infecciones, y faltan menos días al trabajo por problemas de salud que quienes no lo toman.

El ginseng siberiano también se utiliza para contrarrestar los efectos de cambio de horario tras un vuelo trasatlántico, y se ha demostrado que normaliza la presión arterial elevada, los niveles de azúcar elevados y la coagulación anormal de la sangre. Por consiguiente, se recurre a éste para reducir el riesgo de una enfermedad cardiaca y para mantener una circulación saludable. Es muy popular entre los atletas, ya que puede mejorar de manera significativa el desempeño y los tiempos de reacción al reducir el ácido láctico que se acumula en los músculos, incrementar el almacenamiento de glicógeno hasta en 80%, mejorar los niveles de energía, maximizar el oxígeno y acelerar la producción de nuevos glóbulos rojos. En un estudio entre doce atletas hombres, los que tomaban ginseng siberiano incrementaron la duración total de su ejercicio en casi un cuarto (23.3%), comparado con sólo 7.5% en los que tomaron un placebo.

Dosis

Cápsulas de ginseng: 1-2 g por día. De forma ocasional se recomienda hasta 6 g diarios. Escoja un producto de marca que contenga más de 1% de eleuterosidas.

Comience con una dosis baja por la mañana, por lo menos, veinte minutos antes de comer. Si incrementa la dosis, hágalo con lentitud e ingiéralo dos o tres veces al día. Tómelo durante dos o tres meses y luego deje pasar un mes. La mayoría de los que lo usan notan la diferencia después de cinco días. No se use (a menos que sea bajo supervisión médica) si se padece presión arterial elevada, si se tiene tendencia a sangrados nasales, insomnio, taquicardia, fiebre o fallas cardiacas congestivas.

Un simple ejercicio de relajación

Encuentre un lugar tranquilo y cálido donde recostarse. Este ejercicio es en particular benéfico si se realiza después de un baño de agua caliente.

Quítese los zapatos y aflójese la ropa, sobre todo el cinturón y la corbata. Va a trabajar en todo el cuerpo, tensando y relajando los diferentes grupos de músculos para liberar la tensión. Cierre los ojos y manténgalos así durante todo el ejercicio de relajación.

Primero, levante los antebrazos doblando los codos y cierre los puños con fuerza. Concéntrese sólo en la tensión de estos músculos.

Respire lenta y profundamente. Mientras exhala, comience a relajar y permita que salga la tensión en los brazos. Suelte los puños y baje los brazos con calma y colóquelos junto a usted. Sienta el flujo de la tensión que sale de ellos hasta que los dedos empiecen a temblar. Es posible que sienta que los brazos ya no le pertenecen. Siga respirando lenta y suavemente.

Ahora, tense los hombros y el cuello, levantando los hombros lo más que sea posible. Sienta la tensión en la cabeza, los hombros, el cuello y el pecho. Manténgala por un instante. Luego, libere la tensión. Respire lenta y suavemente mientras se aleja la tensión.

Ahora levante la cabeza y empuje hacia delante. Sienta la tensión en el cuello. Endurezca todos los músculos faciales. Presione los dientes y cierre con fuerza los ojos. Sienta la tensión en la cara, la rigidez de la piel y la mandíbula, las arrugas en la frente.

Mantenga la tensión por un momento y luego empiece a relajar. Hágalo de forma gradual, concentrándose en cada grupo de músculos mientras se relajan. Una sensación de calor recorrerá la cabeza conforme se libera la tensión. Sentirá la cabeza muy pesada y relajada.

Continúe de la misma manera, trabajando con los músculos de la espalda (siempre y cuando no tenga un problema de espalda), jalando los hombros y la cabeza hacia atrás y haciendo un arco con la espalda. Mantenga la posición antes de dejar que todo el peso se hunda con comodidad mientras se relaja. Revise que los brazos, la cabeza y el cuello sigan relajados.

Jale el abdomen con la mayor fuerza posible. Luego, mientras exhala, suéltelo y sienta como sale la tensión. Ahora infle hacia fuera el estómago como si lo tensara contra la fuerza contraria. Mantenga la tensión y luego relaje con lentitud.

Asegúrese de que las partes del cuerpo que ya ha trabajado no se hayan vuelto a tensar. La parte superior del cuerpo debe sentirse pesada, tranquila y relajada.

Ahora, concéntrese en las piernas. Jale los tobillos hacia usted y sienta la rigidez en la parte frontal de las piernas. Empuje las piernas y sienta cómo la rigidez se distribuye por las piernas. Manténgalo así unos momentos, luego levante las piernas ya sea juntas o una a la vez. Déjelas ahí y luego bájelas hasta que estén en el piso.

Relaje los muslos, las nalgas, las pantorrillas y los pies. Déjelos caer con su propio peso. Sienta el flujo de la tensión en las piernas y hacia fuera a través de los dedos. Sienta como las piernas se ponen pesadas y relajadas. Es probable que los dedos tiemblen.

Ahora todo el cuerpo debe sentirse pesado y muy relajado. Respire lenta y tranquilamente y sienta toda la tensión que se ha drenado.

Imagine que yace en una pradera cálida y soleada con un arroyo que corre ligeramente detrás, junto a usted. Relájese por lo menos durante veinte minutos, revisando la tensión corporal y repitiendo la secuencia de la tensión —relajación mientras sea necesario.

El *sueño*

El estrés es una causa común de la dificultad para dormir. Las investigaciones muestran que:

- En promedio, pasamos un tercio de la vida durmiendo.
- Un tercio de los hombres adultos tiene problemas para quedarse dormido o para mantenerse así.
- Cuatro de cada diez hombres adultos no tienen un buen sueño y como consecuencia funcionan con niveles irregulares de alerta durante el día siguiente.

- Veintisiete por ciento de los accidentes de tráfico y 83% de las muertes en carretera están relacionados con la falta de sueño.
- Los conductores de larga distancia tienen más probabilidades de chocar entre las 2 y las 6 a.m., cuando ya han intentado permanecer despiertos mucho tiempo.
- Veinte por ciento de los hombres de edad media y 60% de los hombres mayores roncan los suficiente como para interferir en su propio sueño.
- Más de dos millones de hombres en el Reino Unido padecen de insomnio.

Las causas más comunes del insomnio son:

- estrés;
- ansiedad;
- exceso de alcohol;
- nicotina;
- consumo excesivo de cafeína;
- condiciones de sueño deficientes (por ejemplo, ruido, luz, frío);
- dolor;
- falta de aliento debido a problemas cardiacos o pulmonares;
- problemas urinarios (por ejemplo, enfermedades prostáticas);
- depresión;
- alteraciones biorrítmicas (por ejemplo, por turno laboral, por cambios de horario en viajes trasatlánticos);
- edad;
- medicamentos con prescripción.

¿Qué es el sueño?

El sueño es una forma especializada de inconsciencia. Hay dos tipos diferentes de sueño:

1. El sueño de movimiento ocular rápido (MOR), durante el cual los ojos están en constante movimiento.
2. De onda lenta (no MOR), en el que los ojos están relativamente inmóviles. Hay cuatro etapas del sueño de onda lenta. Se entra en un sueño ligero, etapa 1 y luego se va profundizando hasta la etapa 4.

Cuando nos quedamos dormidos, pasamos alrededor de noventa minutos en un sueño de onda lenta, luego diez minutos en sueño MOR. A lo largo de la noche se repite el ciclo cerca de cuatro a seis veces aumentando el tiempo de sueño MOR hasta que, antes de despertarnos, pasamos cerca de una hora en sueño MOR. Como resultado, los hombres que duermen sólo cinco horas por noche obtienen una cantidad similar de sueño de onda lenta que aquellos que de forma regular duermen ocho horas.

Los investigadores no saben con certeza por qué dormimos, pero hay muchas teorías. Dormir hace que el cuerpo descanse y permite que los músculos se recuperen del uso constante que tienen durante el día. Permite que el metabolismo reduzca la velocidad y que el sistema inmunológico repare los daños y combata las infecciones. La secreción de la hormona de crecimiento se produce durante el sueño y puede estimular los procesos de corrección.

Durante el periodo MOR se sueña, lo que al parecer es muy importante para el mantenimiento de la salud mental.

La glándula pineal que está en el centro del cerebro es muy importante para sincronizar los biorritmos y para controlar el sueño. Como reacción a las señales de luz que recibe por los ojos, la glándula pineal secreta cantidades elevadas de hormona melatonina cuando está oscuro, pero es poca la que produce durante el día. Al parecer, la melatonina induce al sueño y puede proporcionar una cura natural no adictiva para el insomnio. Los investigadores han encontrado que los voluntarios se duermen ocho minutos después de recibir una dosis pequeña de melatonina con un aerosol nasal, comparado con un promedio de 25 minutos en las personas a las que se les dio un placebo.

Hay otra hormona, la ACTH, que secreta el cerebro en una gran cantidad justo antes de despertar para prepararnos para las tensiones cotidianas. Despertarse, en cualquier momento del día o de la noche, es potencialmente peligroso debido a que la presión arterial y el pulso se elevan de manera repentina. Se piensa que es por ello que hay más probabilidades de que un hombre con presión arterial elevada o con angina sufra un ataque cardiaco durante la primera hora de estar despierto.

Hoy en día, los expertos creen que la gente con presión arterial elevada necesitan controlarla las 24 horas del día y que los hombres que temprano por la mañana sufren de angina pueden encontrar beneficios si colocan una tableta (o rociado de aerosol) de trinitrato de glicerilo bajo la lengua algunos minutos antes de levantarse de la cama. Si sufre de presión arterial elevada o angina durante la mañana, hágase revisar por el médico para asegurarse de que su condición está bien controlada.

¿Cuánto sueño necesitamos?

Conforme envejecemos, necesitamos menos sueño. Un bebé requiere entre 14 y 16 horas diarias de sueño, un niño de cinco años, alrededor de doce horas. Los adultos jóvenes duermen un promedio de 7.5 horas y 95% de la población obtiene entre 5.5 y 9.5 horas cada noche. A algunas personas les son suficientes sólo algunas horas, mientras que otras necesitan muchas más.

Las personas mayores necesitan menos horas de sueño que todos lo demás —con frecuencia hasta cinco horas—, pero tienden a dormitar durante el día. Naturalmente tardan más en quedarse dormidos, se despiertan más durante la noche y tienden a despertarse temprano por la mañana. Espere dormir menos con el paso de la edad. Haga un buen uso de las horas extras del día en lugar de tomar tabletas para dormir para inducir un sueño artificial que no necesita.

Consejos para tener una buena noche de sueño

1. Procure acostarse a una hora regular todas las noches y levántese a la misma hora durante las mañanas.
2. Asegúrese de que su cama sea cómoda, la habitación cálida, oscura y tranquila.
3. Tenga una rutina para ir a dormir —cepillarse los dientes, bañarse, colocar el despertador— para "preparar el ambiente" de dormir.
4. Evite las cosas que puedan interferir con el sueño (por ejemplo, cafeína, nicotina, alcohol, alimentos condimentados y pesados) —sobre todo durante las noches.
5. No beba muchos líquidos en la noche —es casi seguro que una vejiga llena interrumpirá el descanso.
6. Si no puede dormir, no se quede dando vueltas en la cama. Levántese y lea o vea la televisión durante media hora. Cuando se sienta somnoliento, regrese a la cama y vuelva a intentarlo. Si no se duerme en quince minutos levántese y repita la operación.
7. Si tiene problemas para dormir en la noche, evite tomar siestas durante el día.
8. Un ejercicio regular diario podría ayudar. La gente activa duerme con mayor facilidad —pero no haga ejercicios extenuantes en la noche. Un

ejercicio ligero como caminar una hora o dos antes de acostarse estaría bien.

Existen terapias alternativas para inducir un buen sueño en las que se incluyen, por supuesto, la acupuntura, la reflexología, la terapia de flotación y el masaje.

Hay disponibles muchas infusiones herbales relajantes que contienen hierbas para mejorar el sueño como la valeriana, el lúpulo y la pasionaria. Los remedios homeopáticos incluyendo la coffea, la pulsatilla y el rhus tox pueden ser de ayuda (tomados antes de medianoche). Después de esta hora, pruebe con arsenicum, nux vómica o con silicea. También están a la venta grabaciones de sonidos tranquilizadores y arrulladores.

El síndrome de la apnea de sueño

Ahora se sabe que roncar es dañino para la salud. Está relacionado con el síndrome de la apnea de sueño y aflige, por lo común, a los hombres de mediana edad con sobrepeso (85% de los que lo padecen son hombres que, por lo menos la mitad, son clínicamente obesos). Las primeras pruebas sugerían que 1% de los hombres entre treinta y cincuenta años lo padecían, pero las investigaciones más recientes sugieren una cifra cinco veces mayor.

Apnea significa, de forma literal, sin respiración. Los que la padecen dejan de respirar de forma temporal durante diez segundos o más debido a una obstrucción parcial de las vías respiratorias superiores.

La causa más común de la obstrucción de éstas es la relajación excesiva de los músculos propios de ellas. Éstos se inflan y la garganta se colapsa de forma parcial o se retrae la lengua. Otras causas de la obstrucción de las vías respiratorias son el crecimiento de las amígdalas, de las adenoides, una glándula tiroides crecida o un exceso de grasa alrededor del cuello. En todos los casos, el bloqueo del conducto produce un ronquido sonoro. Sólo cuando hay una obstrucción total se detiene la respiración. Dejar de respirar reduce el abastecimiento de oxígeno en los pulmones y produce una acumulación de bióxido de carbono en la sangre.

La combinación de la falta de oxígeno y la acumulación de bióxido de carbono hace que el cerebro reinicie el proceso de respiración. Mientras el conducto se abre, se presenta una respiración entrecortada y es posible que la persona se despierte brevemente. En los casos extremos esto ocurre cien veces cada noche —produciendo un sueño alterado y síntomas de adormecimiento durante el día.

La apnea es cada vez más común con el paso de la edad y se empeora con el consumo de alcohol. Si el problema es severo pueden producirse una presión arterial elevada, fallas cardiacas e incluso un ataque cardiaco o una apoplejía. La apnea de sueño puede estar relacionada también con un incremento en la pérdida de células cerebrales produciendo una senilidad prematura.

Los hombres que sufren apnea de sueño pueden tener, durante el día, síntomas como:

* dolor de cabeza;
* despertarse y sentirse como borrachos a pesar de no haber bebido alcohol;
* despertarse con una sensación aterradora de ahogo o luchando para respirar;
* somnolencia excesiva o quedarse dormido;
* falta de concentración;
* falta de memoria;
* dificultad para terminar las frases;
* bostezos constantes;
* deterioro de la habilidad para conducir;
* menor impulso sexual.

Si padece alguno de estos síntomas, consulte a su médico, sobre todo si le han dicho que ronca.

Un diagnóstico de la apnea del sueño se hace, por lo regular, observando a los pacientes en un laboratorio especial de sueño. Se registran las ondas cerebrales, los músculos y se observan los ojos, los patrones de respiración y las concentraciones de oxígeno en la sangre junto con los patrones respiratorios y los movimientos del diafragma. Se diagnostica una apnea si hay más de quince episodios de apnea o de reducción de la respiración por cada hora de sueño.

Noventa y cinco por ciento de los pacientes son tratados con éxito con un sistema conocido como la presión positiva de aire continuo (PPAC), en el que con una máscara ajustada en la nariz se fuerza la entrada del aire.

El procedimiento más reciente implica un tratamiento con láser que se utiliza para hacer una quemadura de una pulgada en la parte de central del paladar. Cuando la quemadura sana, se produce un tejido cicatrizado que se endurece y detiene el paladar evitando que se colapse y vibre.

Puede ser necesaria una cirugía mayor como la remoción y la reducción del paladar. En los casos extremos, se realiza una apertura artificial (traqueotomía) en la tráquea en la parte frontal del cuello para permitir la ventilación nocturna.

No hay medicamentos disponibles para el tratamiento de la apnea de sueño, pero hay varias cosas que se pueden hacer para minimizar los síntomas:

- Perder el exceso de peso.
- Evitar el consumo de alcohol y las tabletas para dormir, ya que ambas interfieren con el mecanismo de respiración y pueden prolongar los periodos de apnea.
- Asegurarse de dormir lo suficiente —acostarse lo más temprano que sea posible.
- Manténgase de lado con una almohada o con un sostén tradicional para no quedar acostado sobre la espalda (esto hace más factible el colapso del conducto de aire).
- Coloque una bolsita con corcho o con nueces en la parte trasera del pijama. Esto evita que se acueste sobre la espalda.
- Eleve la cabecera de la cama con ladrillos de diez centímetros para reducir el efecto de la gravedad en la lengua.
- Pueden comprarse unos ganchillos diseñados para dilatar las fosas nasales (por ejemplo, el Nozovent), pero es tardado adaptarse a ellos. Es posible que se desprendan durante la noche.
- Hay disponibles almohadas especiales que sostienen la cabeza en la posición correcta durante la noche (por ejemplo, las Snorestop).

La depresión

La dificultad para dormir es uno de los síntomas de la depresión biológica. Ésta se presenta cuando los niveles de los transmisores químicos en el cerebro son anormales. Los niveles de un transmisor, la serotonina, se reducen de manera significativa y hay cambios en el nivel cerebral de otra sustancia química como la dopamina.

La edad más común para la depresión es entre los 45 y los 65 años, pero, desafortunadamente, más de 50% de los casos quedan sin diagnosticar y sin tratar.

Además de sentirse deprimido y triste, hay otras señales de una depresión biológica:

- Apetito alterado (por lo regular una pérdida total del apetito).
- Pérdida de peso.
- Dificultad para dormir.
- Despertarse durante la madrugada —es típico entre las 2 y las 4 a.m.
- Pérdida del impulso sexual.
- Lentitud mental y física.
- Pérdida de interés.
- Romper en llanto.
- Sentirse incapaz de salir adelante.
- Sentirse devaluado.
- Sentir que no vale la pena vivir.

La depresión es un problema serio que necesita una intervención médica urgente. El tratamiento implica, por lo regular, terapia psicológica y medicamentos antidepresivos que son efectivos si se administran en dosis adecuadas durante la suficiente cantidad de tiempo. Por desgracia, casi cuatro de cada cinco personas creen, de manera errónea, que los antidepresivos son adictivos. No lo son.

Si sufre cualquiera de los síntomas de la depresión biológica es importante que consulte a su médico de inmediato —sobre todo si vive solo y no tiene a nadie que lo cuide.

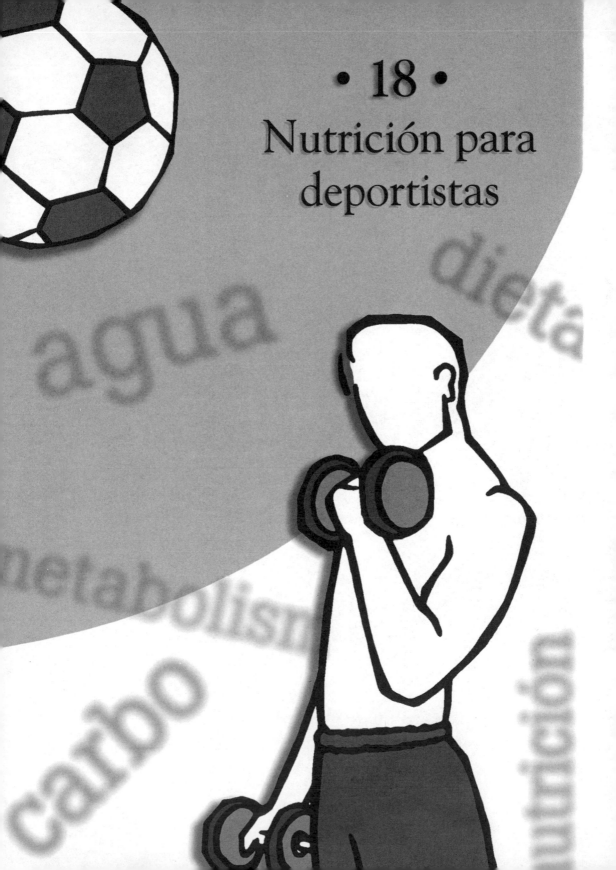

· 18 ·

Nutrición para deportistas

18 Nutrición para deportistas

Los deportistas y los atletas necesitan tener un cuidado especial con su alimentación. Para tener un desempeño óptimo, deben obtenerse de la alimentación las cantidades adecuadas de vitaminas, minerales, ciertos aminoácidos y los ácidos grasos esenciales. Mientras más se entrene, más nutrimentos se necesitan para:

- Mantener el nivel de los glóbulos rojos en la sangre para tener un abastecimiento de oxígeno suficiente durante el ejercicio.
- Mantener la masa muscular y optimizar el poder contráctil.
- Mantener las reacciones metabólicas en un nivel elevado.

La reducción de un solo nutrimento puede producir desequilibrios metabólicos que pueden deteriorar el desempeño.

De la misma forma que es importante tener las cantidades adecuadas de dichas sustancias, lo es también no excederse. Algunas vitaminas y algunos minerales son tóxicos a niveles de sólo entre cinco y diez veces el consumo recomendado (por ejemplo, la vitamina A, el selenio y el cromo).

También es importante obtener los nutrimentos con el equilibrio adecuado. El exceso de una vitamina puede interferir con el metabolismo de otra. El exceso de zinc, por ejemplo, afecta al metabolismo del hierro; el exceso de hierro altera la forma en que el cuerpo maneja el cobre.

Muy poco de un nutrimento puede hacer que el consumo adecuado de otro sea inútil; por ejemplo, el hierro no sirve de nada si el consumo de ácido fólico es bajo

—ambos son necesarios para hacer el pigmento que lleva el oxígeno a la sangre, la hemoglobina.

Cada persona difiere en sus necesidades nutrimentales específicas, dependiendo de las características metabólicas hereditarias, el estilo de vida y los niveles de ejercicio.

La siguiente información es un análisis general del metabolismo y de la nutrición para los deportistas. Un atleta serio necesita que se evalúen sus necesidades nutrimentales de manera individual y que un nutriólogo especializado en deportes le prescriba cualquier complemento.

La composición corporal de un hombre adulto promedio

- Agua: 60 por ciento del peso corporal.
- Proteína: 18 por ciento del peso corporal (50 por ciento peso seco).
- Grasa: 15 por ciento del peso corporal.
- Minerales: 6 por ciento del peso corporal.
- Depósitos de glucógeno: 1 por ciento del peso corporal.
  - 2,500 calorías (kcal) de energía almacenadas como carbohidratos.
  - 112,000 kcal (80 por ciento de las reservas de energía) almacenadas como grasa.
  - El combustible restante se almacena como proteína (por ejemplo, el músculo).

El metabolismo

La palabra metabolismo significa de forma literal "cambio". Describe todas las transformaciones químicas y de energía que tienen lugar en el cuerpo, incluyendo las que convierten los alimentos en reservas de energía para su utilización durante el ejercicio.

Básicamente, todas los bloques de construcción esenciales para el metabolismo se derivan de fuentes alimenticias. De manera literal, somos lo que comemos.

Nuestro cuerpo es un reactor químico gigante que oxida la comida en un proceso lento y complejo de muchos pasos que libera la energía en pequeñas parcelas utilizables.

Las enzimas (moléculas complejas que consisten en proteínas, minerales y vitaminas) son esenciales para controlar dichas reacciones metabólicas. Actúan como catalizadores para desencadenar las reacciones químicas que, de otra manera, no tendrían lugar, o que, en todo caso, se realizarían con mucha lentitud.

Durante la digestión, las proteínas de la alimentación se convierten en unas pequeñas unidades llamadas "aminoácidos", las grasas en ácidos grasos y los carbohidratos en glucosa.

Estas pequeñas unidades se oxidan (combinadas con el oxígeno) para liberar bióxido de carbono, agua y energía. Algunos se vuelven a combinar para hacer nuevas proteínas (por ejemplo, las enzimas), carbohidratos (por ejemplo, el glucógeno) y grasas (por ejemplo, el colesterol), complejos que son necesarios para el correcto funcionamiento del cuerpo. Otras se almacenan como moléculas ricas en energía que contienen fosfatos como el trifostato de adenosina (TFA).

Bajo condiciones normales, cuando el alimento es abundante, 40% de la energía alimenticia se almacena como energía química y se utiliza como combustible para el ejercicio y el metabolismo. Sesenta por ciento restante se disipa en forma de calor.

La función metabólica

La velocidad a la que funciona el metabolismo (cantidad de energía liberada en cierta unidad de tiempo) se conoce como la función metabólica. Ésta varía de una persona a otra, de un día a otro e, incluso, de una hora a otra. La regula el sistema nervioso y los mensajeros químicos conocidos como hormonas.

La función metabólica puede calcularse midiendo la cantidad de oxígeno que se consume. Éste es un cálculo relativamente simple, pues el oxígeno no se almacena en el cuerpo y el consumo se realiza, por lo regular, según las necesidades metabólicas inmediatas.

De forma aproximada, se liberan 4.82 kcal de energía por cada litro de oxígeno que se consume. Una medición más certera requiere información relativa a la fuente alimenticia (proteína, carbohidrato o grasa) que se oxida. Esto se obtiene analizando las cantidades de dióxido de carbono y de sustancias de desperdicio nitrogenadas que se excretan.

Los estudios muestran que la función metabólica recibe influencia de diversos factores incluyendo:

- el ejercicio muscular;
- los efectos metabólicos (acción dinámica específica) del alimento recién ingerido;

- la temperatura ambiental alta o baja;
- la temperatura corporal;
- la edad;
- la estatura;
- el peso y el área de superficie;
- el sexo (femenino o masculino);
- el estado emocional;
- los niveles de las hormonas adrenalina y tiroideas que están circulando;
- la hora del día o de la noche;
- los medicamentos.

El factor más importante es el ejercicio. Éste eleva la función metabólica tanto en el momento de realizarlo, como durante mucho tiempo después.

Los músculos

Los músculos son, de manera esencial, procesadores que convierten la energía química en energía mecánica. Son la principal contribución a la función metabólica basal.

Durante el ejercicio, los vasos sanguíneos de los músculos se dilatan y se incrementa de forma significativa el flujo de la sangre para aportar el oxígeno adicional necesario para oxidar las reservas de combustible y liberar la energía. Esto contribuye al rápido efecto de "bombeo" que se observa durante una sesión de entrenamiento.

La mitocondria

Las reacciones de producción de energía de las células musculares tienen lugar en las diminutas unidades llamadas mitocondrias.

Son los equivalentes celulares de las baterías recargables. Se piensa que evolucionaron hace muchos milenios de una especie simbiótica de bacteria que entró en los primitivos organismos unicelulares y se estableció.

Las mitocondrias poseen su propio ADN, independiente del que está presente en los núcleos celulares, que codifica las proteínas y las enzimas necesarias durante le procesamiento de energía.

La forma, el tamaño y la composición de ADN de las mitocondrias que están presentes en las células son idénticos a los de la madre. Se transmiten de generación en generación con el citoplasma del óvulo que dio origen al desarrollo.

Es interesante mencionar que sostener un programa de ejercicios puede incrementar tanto la cantidad como el tamaño de las mitocondrias de cada célula muscular. Esto eleva la producción potencial de energía y eleva la función metabólica basal.

Compuestos de almacenaje de energía

El cuerpo puede convertir con facilidad las proteínas en carbohidratos (glucosa) para tener energía instantánea, pero carece de las enzimas y de los procesos metabólicos para convertir la grasa en glucosa.

Las reservas de grasa deben movilizarse y reducirse a ácidos grasos antes de poder ser oxidados y utilizados como una fuente de energía muscular. Esto toma tiempo; en una situación de emergencia y puesto que es más fácil el cuerpo prefiere quemar más proteínas.

Además, es difícil para el cuerpo movilizar la energía de las moléculas de grasa sin una cantidad abundante de carbohidratos en la alimentación.

Para utilizar una analogía común, si el exceso de grasa son los leños para quemar en el fuego de nuestro metabolismo, necesitamos los carbohidratos para encender las flamas.

Las pequeñas cantidades de glucosa de la alimentación interactúan de manera significativa para la transformación de la energía muscular como una fuente de energía de emergencia. Esto se llama el efecto de ahorro de energía de la glucosa. Por consiguiente, es esencial obtener los carbohidratos antes y durante los periodos de ejercicio (véase más adelante).

Fuentes de combustible de los músculos

Los músculos en reposo prefieren utilizar los ácidos grasos como combustible. Durante el ejercicio, las necesidades de energía muscular crecen y se satisfacen, de manera inicial, al tomar la glucosa adicional de la corriente sanguínea y transformar las reservas de carbohidratos que se encuentran en el músculo mismo.

El glucógeno es una forma de almacenaje de la glucosa. Está presente en la mayoría de los tejidos del cuerpo, pero se concentra de manera principal en los músculos y en el hígado.

Las reservas de glucógeno muscular son expandibles. Un hombre con un estilo de vida sedentario tendrá alrededor de 1 g de glucógeno por 100 g de músculo. Un atleta puede tener hasta 4 g de glucógeno por cada 100 g de peso muscular.

Los músculos con mucho oxígeno son capaces de ejercitarse por más tiempo sin cansarse. A su vez, esto incrementa la masa muscular y la cantidad de glucógeno que se puede almacenar.

Después del ejercicio, las reservas de glucógeno muscular se vuelven a llenar, ya sea con los carbohidratos provenientes de la alimentación o al transformar la proteína de los tejidos magros en caso de que el alimento sea escaso.

Los ácidos grasos, el glucógeno y la glucosa no alimentan de modo directo la contracción muscular. Para ello las mitocondrias obtienen la energía de la molécula orgánica trifosfato de adenosina (TFA).

Cuando las capas moleculares de la TFA se transforman por las reacciones enzimáticas, la energía se libera para alimentar la contracción muscular y se forma una molécula llamada DFA, difosfato de adenosina.

Por lo regular, la DFA se convierte de forma inmediata en la reserva de energía TFA para proveer a las células musculares de reservas de energía frescas para la siguiente contracción. Es debido a esta conversión química que son necesarios el oxígeno y los ácidos grasos o la glucosa. Entonces se dice que el ejercicio es aeróbico.

Si el ejercicio es tan enérgico que el oxígeno se utiliza con mayor rapidez de la que puede aportar la sangre, o en el que las reservas de glucosa se terminan, el TFA —la fuente de energía de los músculos— se termina con rapidez. Entonces, los músculos se cansan y pierden la habilidad para contraerse.

Una molécula de refuerzo (la fosforilcreatina) está presente en pequeñas cantidades y puede utilizarse como una rica fuente de energía cuando la disponibilidad de oxígeno se ve limitada. Esta molécula puede transformarse y proporcionar energía para que se vuelva a formar el TFA a partir del DFA sin necesidad de oxígeno. Entonces se dice que el ejercicio es anaeróbico.

No podemos ejercitarnos de manera anaeróbica por mucho tiempo, ya que en el músculo se acumula un producto de desperdicio del metabolismo, el ácido láctico. Conforme la condición se hace cada vez más acídica, los músculos se fatigan con mayor rapidez y se producen dolorosos calambres.

El metabolismo anaeróbico en los músculos es útil para proporcionar una "descarga" adicional de fuerza en los momentos de peligro, de tensión o cuando se necesitan reacciones rápidas. Por ejemplo:

- En una carrera de 100 m que dure diez segundos, 85% de la energía se consume de forma anaeróbica debido al incremento repentino del oxígeno requerido.
- En una carrera de 3 km que dure diez minutos, 20% de la energía se consume de forma anaeróbica. Se necesita un esfuerzo más prolongado, mismo que la corriente sanguínea puede mantener sólo con un constante abastecimiento de oxígeno.
- En una carrera más lenta que se desarrolle a una velocidad constante (por ejemplo, una carrera de larga distancia que dure sesenta minutos) sólo 5% de la energía estaría derivada de forma anaeróbica. Una exigencia elevada pero constante de oxígeno puede satisfacerse con el abastecimiento sanguíneo en los tejidos.

La deuda de oxígeno

Por lo regular, las elevadas cantidades de oxígeno que consumen los músculos son proporcionales a la cantidad de energía que se gasta (es decir 4.82 kcal de energía por litro de oxígeno) y todas las necesidades energéticas se satisfacen con un proceso aeróbico.

Cuando la ejercitación del músculo es mayor (por ejemplo, en la carrera de los cien metros) y se activa la reacción anaeróbica para proporcionar el abastecimiento de emergencia de producción propia de la energía, todavía en necesario una cantidad de oxígeno adicional para:

- remover la acumulación de ácido láctico;
- resurtir las reservas de moléculas ricas en energía que se utilizan en el metabolismo aeróbico (TFA);
- resurtir las reservas de emergencia de las moléculas de fosforilcreatina.

La cantidad de oxígeno adicional necesaria es proporcional a la deficiencia que se encuentra durante el periodo de ejercicio intenso. Se ha creado una deuda de oxígeno.

Los experimentos de medición muestran que al crear una deuda de oxígeno que puede saldarse después, el cuerpo humano es capaz de una ejercitación seis veces mayor que no sería posible sin dicho mecanismo.

Sin embargo, hay un límite de deuda de oxígeno que puede acumularse. Una ejercitación violenta es posible sólo durante periodos cortos, aunque con un tipo de ejercicio menos intenso puede incurrirse en deudas durante periodos más largos.

Los atletas con una condición máxima pueden incrementar el abastecimiento de oxígeno en los músculos mucho más que aquellos cuya condición es menor. Tienen:

- una mayor masa muscular;
- más reservas de glucógeno con el que pueden resurtir la TFA de la DFA;
- una mayor cantidad de mitocondrias de mayor tamaño y con muchas más enzimas metabólicas y moléculas de TFA;
- una mayor red de vasos sanguíneos que aportan sangre y oxígeno a los músculos;
- un sistema respiratorio y cardiovascular más eficiente.

Los hombres con buena condición física se ejercitan de manera más intensa sin acumular ácido láctico en los tejidos. Incurren en una deuda de oxígeno menor por una determinada cantidad de ejercicio que los que no tienen buena condición.

Para que el metabolismo trabaje de manera eficiente, es necesaria una cantidad óptima de nutrimentos. Entre éstos se incluyen agua, carbohidratos, vitaminas (véase el capítulo 19), minerales (véase el capítulo 20) y coenzimas.

El agua

Por lo regular, no pensamos en el agua como un alimento nutritivo; sin embargo, es una de las sustancias más importantes que un atleta necesita.

Sesenta por ciento del cuerpo está constituido por agua. Un tercio está fuera de las células (extracelular) y dos tercios en el interior de las células corporales (intracelular).

Durante un día inactivo promedio en climas templados, perdemos alrededor de 2.4 litros a través de los pulmones, la piel y los riñones. En un día caluroso, o al realizar un ejercicio intenso, es fácil que se pierda el doble.

Los atletas que realizan un arduo programa de entrenamiento pierden más de 9.6 litros diarios de agua y ésta debe recuperarse de manera constante. Si un músculo se deshidrata en sólo 3% pierde hasta 10% de su fuerza contráctil lo cual reduce la velocidad. Literalmente, "se seca" el desempeño.

Un ejercicio intensivo acelera la actividad metabólica en las mitocondrias e incrementa el desgaste calórico de los músculos hasta veinte veces más que durante su estado de reposo. Cuando usted comienza a sobrecalentarse, se activan diversos mecanismo para mantenerlo fresco.

El agua se pierde a través de la piel (sudor) para refrescarlo, al disipar la energía calórica mediante la evaporación. Los vasos periféricos se dilatan y la sangre se desvía desde los intestinos y los músculos hacia la piel. Esto se hace para que el calor pueda evitar la sangre y así contribuir al proceso de evaporación del sudor.

Incluso con un constante consumo de agua en un ambiente fresco, el ejercicio intenso puede elevar la temperatura corporal hasta 39.4°C en quince minutos (lo normal es alrededor de 37°C).

Si la humedad del aire es alta, de modo que el sudor no pueda evaporarse con facilidad, el sobrecalentamiento se presenta con mayor rapidez.

Es esencial tener un abastecimiento de agua adecuado. Si se deshidrata, la temperatura del cuerpo se eleva aún más.

Si la temperatura del cuerpo se eleva a más de 40°C, el metabolismo se vuelve ineficiente y el desempeño atlético se deteriora con rapidez. Una mayor cantidad de sangre se bombea hacia la piel en detrimento de los músculos y el corazón que, por consiguiente, reciben menos oxígeno. Sin el oxígeno, los músculos comienzan a quemar combustible de manera anaeróbica y se genera más calor.

Las señales de que usted ha comenzando a sobrecalentarse incluyen una sensación de calor radiante en la cara, una palpitación en las sienes y frío en el pecho.

Procure mantener siempre la temperatura corporal por debajo de 40°C durante el ejercicio. Esto es importante cuando la temperatura ambiental y la humedad son elevadas. Para mantener una temperatura corporal adecuada:

- beba mucha agua;
- beba agua lo más fría que pueda soportarla;
- exponga la mayor cantidad de piel posible para maximizar la evaporación del sudor;
- utilice ropa ligera;
- utilice ropa de colores claros;
- evite ejercitarse bajo el sol. Manténgase en la sombra el mayor tiempo posible.

Hidratarse con agua antes del ejercicio

Si está entrenándose seriamente para una competencia de resistencia en particular, como el maratón, puede mejorar la hidratación del cuerpo con anticipación:

- Comiendo muchos carbohidratos durante la semana previa a la competencia (véase más adelante). Los carbohidratos se almacenan en el cuerpo en forma de glucógeno, que absorbe agua cual si fuese una esponja. Cada gramo de glucógeno está asociado con 2.7 g de agua. De esta manera, un atleta puede almacenar, por lo menos, un litro de agua adicional.
- Beba cantidades adicionales de agua durante las 48 horas previas a la competencia. Cuatro horas antes beba 200 ml cada quince minutos hasta media hora antes. No beba nada en la última media hora para asegurarse de que el líquido se absorba y de que el estómago esté vacío.

Será necesario orinar antes de la competencia, pero una vez que comience a ejercitarse con intensidad, la salida de orina se reduce de manera drástica. El cerebro secreta una hormona antidiurética para modificar la pérdida de líquido a través de los riñones y así conservar el agua. No debe preocuparse por sentir deseos de orinar durante la competencia.

Cada persona tiene una capacidad de almacenamiento de agua diferente, por lo que es conveniente probar este método durante el entrenamiento para asegurarse de que es conveniente.

Beber durante la competencia

También es importante beber agua durante la competencia. La pérdida en el sudor es entre 180 y 240 ml por 1.5 km en una maratón, lo cual puede conducir a una deshidratación severa. Esto reduce el desempeño de manera drástica y es dañino para la salud.

Incluso si está cargado de agua, necesita beber mucho líquido frío durante las competencias largas. Cuando el consumo de agua es equivalente a la pérdida de sudor, la temperatura se eleva y se mejora el desempeño atlético. Usted mejorará los tiempos, se recuperará más rápido y se sentirá bien durante y después de la competencia.

Sin embargo, es importante dar sorbos de agua y no sólo engullirla. Si hace esto último traga aire y esto infla el estómago, reduce la absorción y puede producirle calambres.

El agua que se bebe antes y durante la competencia debe ser pura o con muy pequeñas cantidades de azúcar (hipotónico —ver más abajo). Agua carbonada o que contiene soluciones de más de 7% de azúcar reducen la absorción.

Consumo de líquidos después de la competencia

Después de una competencia de resistencia estará deshidratado, incluso si estaba cargado con agua de antemano y si mantuvo un consumo adecuado durante la misma.

Aunque las sales están disueltas en la orina y en el sudor, habrá perdido una cantidad mucho mayor de agua que de sal. Por consiguiente, estará sobrecargado de electrolitos (sodio, potasio, etcétera) y necesitará, de manera ideal, beber agua pura para corregir el desequilibrio. Las soluciones hipotónicas que contienen pequeñas cantidades de glucosa deben reservarse hasta haber bebido, por lo menos, una pinta de agua embotellada, pura y, de preferencia, destilada.

Las bebidas deportivas están diseñadas especialmente para nivelar la pérdida de líquido (después de beber agua pura), así como para proporcionar energía instantánea para realimentar las moléculas de TFA.

Hay muchas marcas disponibles que se presentan en tres tipos diferentes:

1. *Bebidas hipotónicas* que tienen una menor concentración que los fluidos corporales. Contienen entre 2 y 3 g de carbohidratos por cada 100 ml.
2. *Bebidas isotónicas* que tienen la misma concentración de sales que los líquidos corporales, además de entre 6 y 7 g de carbohidratos por cada 100 ml.
3. *Bebidas energéticas o de carbohidratos* que contienen una mayor cantidad de azúcar (entre 10 y 20 g por cada 100 ml).

Los carbohidratos

Las Organización Mundial de la Salud recomienda obtener, por lo menos, entre 50 y 60% de la energía derivada de la alimentación en carbohidratos complejos sin refinar. La cifra es mucho mayor en el caso de los atletas. Los carbohidratos son la fuente principal de energía para los atletas. Proporcionan 4 kcal (energía) por cada gramo y abastecen a los músculos de la energía con una velocidad dos veces mayor que la grasa de la alimentación, la cual toma más tiempo en ser procesada y utilizada por el cuerpo. Los carbohidratos son también el único combustible que pueden usar los músculos durante el ejercicio anaeróbico.

La base de una óptima nutrición para deportistas es, por consiguiente, los carbohidratos. Si en lugar de eso se fuerza al cuerpo a quemar grasa, el desempeño de un atleta es menor.

¿Qué son los carbohidratos?

Los carbohidratos están compuestos de átomos de carbono, hidrógeno y oxígeno.

Los monosacáridos son la forma más simple de carbohidratos y consisten de una molécula de azúcar única —un sacárido. El monosacárido más importante es la glucosa.

Los disacáridos consisten en dos moléculas de sacáridos relacionados entre sí. El ejemplo más conocido es la sucrosa —azúcar de mesa ordinaria— que consiste en una molécula de glucosa relacionada con una de fructuosa.

Los polisacáridos son cadenas largas de sacáridos relacionadas entre sí, de las cuales la más importante es el almidón. Los polisacáridos son conocidos también como carbohidratos complejos (mientras que los azúcares son carbohidratos simples). Los carbohidratos complejos se encuentran en los cereales, los vegetales y las frutas.

Los humanos no pueden digerir algunos carbohidratos por carecer de las enzimas necesarias para transformar sus componentes químicos. Estos carbohidratos "no disponibles" (por ejemplo, la celulosa) pasan a través de los intestinos casi sin modificarse y forman el bolo de fibra de la alimentación —conocida también como no soluble.

¿Cómo utiliza el cuerpo los carbohidratos?

Los azúcares simples (monosacáridos) se absorben en la corriente sanguínea sin modificaciones. El cuerpo puede utilizar los monosacáridos como energía instantánea después de procesarla agregando una capa de fosfato de alta energía (fosforilación).

Los disacáridos y los almidones deben transformarse en monosacáridos antes de que el cuerpo pueda utilizarlos como una fuente de energía. Este proceso se inicia en la boca con las enzimas salivales y continúa en el estómago y en la parte superior del intestino.

El azúcar de mesa (sucrosa) se transforma con relativa facilidad y los monosacáridos, que se liberan de forma rápida, incrementan los niveles de azúcar en la sangre.

La digestión del almidón tarda más y produce una corriente ligera de azúcares para entrar en la sangre. Por consiguiente, comer carbohidratos complejos proporciona una infusión constante de energía de azúcar en la corriente sanguínea.

Una vez que los carbohidratos han sido transformados en sus monosacáridos constituyentes (principalmente la glucosa) se absorben en la sangre a través de la pared del tracto digestivo para su distribución en los tejidos.

Algunos azúcares, como la galactosa y la fructuosa, no pueden metabolizarse de manera directa en las células y se convierten en glucosa en el hígado antes de ser utilizados como combustible.

Dos hormonas del páncreas, la insulina y el glucógeno, así como las reservas de glucógeno en el hígado, que actúan como un tope del azúcar, controlan los niveles de azúcar en la sangre. Cuando los niveles de glucosa en sangre son elevados el hígado sintetiza el glucógeno almacenado. Cuando los niveles de azúcar en sangre son bajos, el glucógeno se transforma y se liberan moléculas de glucosa en la circulación.

El carbohidrato en acción

Los carbohidratos desencadenan la liberación de una sustancia química en una parte del cerebro conocida como hipotálamo. Dicha sustancia química, la serotonina, es un neurotransmisor. Lleva mensajes a través de importantes conexiones nerviosas (sinapsis) en el cerebro. Una de las funciones de la serotonina es influir en el apetito y en la selección del alimento. Regula la saciedad (la sensación de estar lleno) y, por consiguiente, controla la cantidad que comemos. Como consecuencia, los carbohidratos, única fuente alimenticia que estimula la liberación de la serotonina, hacen que uno se sienta lleno con mayor rapidez y durante más tiempo que cualquier otra fuente alimenticia de energía. La serotonina produce también una sensación de euforia. En combinación con otras sustancias químicas del cerebro que se secretan durante el ejercicio (por ejemplo, las endorfinas similares a la heroína)

369

altera la percepción que tiene un atleta de la fatiga y mejora su motivación para continuar. Esto es importante, sobre todo, durante las competencias de larga resistencia.

La carga de glucógeno

Los estudios concernientes a la resistencia de los atletas muestran que el nivel de glucógeno en los músculos antes de iniciar el ejercicio está relacionado con el desempeño. Mientras más reservas de glucógeno haya en los músculos, mayor es el tiempo que se puede aguantar con un máximo rendimiento. Por ende, para las competencias de resistencia largas es importante asegurarse de que los músculos estén cargados de glucógeno antes de empezar. Esto es cierto sólo para las competencias largas —como las que duran más de dos horas. En las más cortas, una carga de glucógeno sólo reduciría el desempeño, ya que no se está haciendo el ejercicio suficiente como para obtener los beneficios del peso adicional (el glucógeno, además de sus reservas de agua relacionadas) que se debe cargar.

Las reservas musculares de glucógeno se optimizan consumiendo alrededor de 650 g de carbohidratos diarios. Esto varía de un atleta a otro dependiendo del peso corporal, el deporte elegido, la intensidad y la duración del entrenamiento, además del nivel hereditario de la actividad enzimática. Algunos atletas necesitan el doble de carbohidratos, algunos otros, sólo la mitad. Para utilizar estos carbohidratos alimenticios, los músculos deben trabajarse hasta el agotamiento del glucógeno, de modo que la síntesis pueda activarse. En caso contrario, el exceso de carbohidratos se convierte en ácidos grasos en lugar de en glucógeno. Es necesario que haga pruebas referentes a cuántos carbohidratos puede comer sin cansarse y sin perder o ganar peso en forma de grasa corporal. Al agotar el glucógeno muscular durante el entrenamiento, los músculos se cargan de manera subsecuente con una cantidad de glucógeno mayor que con el que empezaron. Durante el entrenamiento, este ciclo de agotamiento y recarga se repite para maximizar las reservas de glucógeno antes de la competencia. Sin embargo, sólo los músculos que son ejercitados agotan el glucógeno y se recargan de éste. El proceso no ocurre de forma automática en todos los músculos del cuerpo.

Se logra una mejor carga de glucógeno al hacer muchas repeticiones con poco peso en la mayor variedad de ejercicios posible. Muchos atletas cargan muy bien los músculos de las piernas (por ejemplo, en una bicicleta, una ruedilla, etcétera) pero dejan de ejercitar los de los brazos, del cuello, de los hombros e incluso de la espalda —éstos agotan el glucógeno en la competencia.

Lo mejor es tener la guía de un entrenador personal para cargar el glucógeno con éxito.

Los carbohidratos antes del ejercicio

Para tener combustible durante la competencia necesita empezar a cargar carbohidratos entre tres y cuatro horas antes del ejercicio intenso. Esto se logra mejor ingiriendo bebidas energéticas que contengan 100 g de carbohidratos y que además proporcionan la cantidad adecuada de líquido (véase el capítulo 18).

Los carbohidratos durante el ejercicio

Los carbohidratos que se consumen durante el ejercicio pueden ser una fuente muy útil de combustible, pero sólo si las reservas de glucógeno son deficientes —debido a que mientras que el glucógeno se encuentra en una forma química que la mitocondria puede utilizar de inmediato, la glucosa que se obtiene de la corriente sanguínea debe procesarse primero agregando una capa química de fosfato. Esto es lo que permite la regeneración del TFA a partir del DFA.

Es mucho mejor cargarse de carbohidratos varias horas antes de la competencia para que puedan convertirse en glucógeno, el cual se hallará en los músculos listo para usarse. Si antes del ejercicio las reservas de glucógeno en los músculos están bajas, es importante la glucosa durante el ejercicio para evitar que los músculos se conviertan en proteínas como una fuente de energía de emergencia. Incluso las cantidades pequeñas de glucosa tienen un efecto de ahorro de proteína (véase el capítulo 11).

Durante una competencia de resistencia se necesitan entre 40 y 90 g de carbohidratos (por ejemplo, glucosa, maltodextrina) por cada hora, así como un consumo adecuado de líquidos para un desempeño óptimo. Las investigaciones sugieren que la absorción de ambos es mejor si se utilizan soluciones con entre 5 y 19% de carbohidratos (beber alrededor de un litro por hora dependiendo del nivel de ejercicio).

Los carbohidratos después del ejercicio

En cuanto usted termina de ejercitarse, las células musculares deben pagar toda la deuda de oxígeno en la que han incurrido. Comienzan también a reabastecer las reservas perdidas de glucógeno.

La síntesis de glucógeno es rápida durante las primeras dos horas, disminuye la rapidez de manera gradual durante las próximas cuatro horas y es lenta durante las siguientes 24 horas.

Durante las primeras dos horas, se activa una enzima (sintetasa de glucógeno) que desencadena la rápida síntesis del glucógeno. Es en este momento cuando necesita consumir muchos carbohidratos.

En los experimentos se ha encontrado que un atleta que obtiene 225 g de glucosa polímera en forma de líquido durante las primeras cuatro horas sintetiza la máxima cantidad de glucógeno. Esto satura el sistema enzimático, de modo que nada adicional hará que se incremente la cantidad de glucógeno sintetizado.

Por ello, después de beber agua, comience a ingerir una bebida energética de carbohidratos que contenga cantidades elevadas de azúcares (entre 10 y 20 g por cada 100 ml).

Necesita mantener un consumo constante y ligero de carbohidratos (hasta 1,000 g en total dependiendo de la duración y la intensidad del ejercicio) durante las 24 horas siguientes al ejercicio. Esto se logra mejor si se come poco y con frecuencia, por ejemplo, seis comidas pequeñas distribuidas a lo largo de días en lugar de tres comidas grandes como se acostumbra en Occidente. Esto minimiza los movimientos del azúcar que pueden producir las fluctuaciones de insulina. Si éstas ocurren, se inhibe la síntesis de glucógeno y puede perderse el que está recién generado.

Los carbohidratos complejos se obtienen mejor bajo la forma de granos (por ejemplo, arroz, pasta y pan integrales), legumbres (por ejemplo semillas de soya, frijoles cocidos, lentejas, habas) y vegetales (por ejemplo, papas, batatas).

El consumo de líquidos debe mantenerse elevado durante esta etapa de regeneración de glucógeno, puesto que cada gramo en las células está asociado con 2.7 gramos de agua.

Después del consumo elevado de las primeras 24 horas, regrese al consumo calórico normal (de otro modo empezará a acumular grasa), pero asegúrese de que, por lo menos, 60% sea bajo la forma de carbohidratos.

Los atletas dedicados ingieren hasta 80% de sus calorías en esta forma durante los periodos de entrenamiento, lo cual, sin duda, complace a la Organización Mundial de la Salud.

Ocupémonos de los fisicoculturistas

Los fisicoculturistas utilizan los carbohidratos y la carga de glucógeno para incrementar la masa muscular y su definición antes de la competencia y no como una fuente de energía.

Comienzan una semana antes de la competencia reduciendo, de manera inicial, su alimentación de carbohidratos e incrementando el consumo de proteínas para proporcionar entre 60 y 70% de sus calorías. En cuanto se agotan las reservas de glucógeno no puede sintetizarse más debido a la falta de carbohidratos alimenticios. De manera preferente, el cuerpo comienza a quemar las reservas de grasa como combustible y el fisicoculturista entra de manera deliberada en un estado poco placentero conocido como cetosis.

Las cetonas son un derivado del metabolismo de la grasa. Se metabolizan con dificultad en el hígado y con rapidez en los demás tejidos. Sin embargo, este proceso requiere de productos de metabolismo de la glucosa, de modo que cuando el consumo de carbohidratos es bajo y se forma un exceso de cetonas, se derraman en la circulación.

Las cetonas son una importante fuente de energía en ciertas situaciones de emergencia como los periodos temporales de hambre o después de un vómito prolongado.

Sin embargo, si se acumulan en exceso afectan el equilibrio ácido del cuerpo y pueden producir daños celulares. Las cetonas afectan también al cerebro al funcionar como neurotransmisores falsos. Esto produce irritabilidad, confusión y un estado letárgico.

Los fisicoculturistas se fuerzan ellos mismos a trabajar con estas sensaciones al quemar cetonas como combustible hasta que están por completo extenuados y hay un desabasto total de glucógeno. Es una situación peligrosa en potencia y siempre debe hacerse bajo estricta supervisión de un entrenador personal y de preferencia de un médico. Si la cetosis se maneja de forma incorrecta puede ser letal.

Tres días antes de la competencia, los fisicoculturistas cambian las tácticas e incrementan su consumo de carbohidratos a entre 70 y 80% del consumo energético y reducen las proteínas a sólo 10% de calorías.

También el consumo de sodio está restringido y se eleva el de potasio para compensar. Junto con la ingestión reducida de líquidos esto promueve una deshidratación ligera para obtener una apariencia más delgada y moldeada.

La cetosis desaparece cuando se utilizan los carbohidratos como fuente de combustible y se mantiene el ejercicio ligero.

En estos tres días, las reservas musculares de glucógeno se incrementan con rapidez y se ganan entre 2 y 3 kg.

La combinación de una carga de glucógeno y de una deshidratación ligera debe manejarse con precaución para que el agua se distribuya hacia los músculos (unida al glucógeno) desde las demás cavidades del cuerpo sin producir los síntomas de la deshidratación (boca seca, mareo, pulso acelerado, incremento en la velocidad de la respiración, confusión —incluso coma).

Algunos fisicoculturistas arriesgan la salud al ingerir diuréticos o tomar saunas para aumentar aún más la pérdida de líquidos antes de una competencia. ¡No lo haga!

Los fisicoculturistas mantienen un estado físico anormal mientras se preparan para una competencia. Nunca lo haga solo, sin la guía de un entrenador debidamente calificado y con la presencia de un médico deportivo.

Las grasas de la alimentación

El promedio de consumo de grasa en el mundo occidental constituye, por lo menos, 40% del consumo calórico diario. Esto es muy elevado. La Organización Mundial de la Salud recomienda que la grasa debe reducirse a un máximo de 30% del consumo energético —de preferencia 20%.

Para los atletas, el consumo de grasa debe ser incluso menor que el de un adulto sedentario completamente sano. Sin embargo, es importante obtener cierta cantidad de las grasas adecuadas. La fracción de grasa (lípida) de la alimentación nos proporciona.

- bloques de construcción para las membranas celulares;
- ácidos grasos necesarios para el sistema nervioso central;
- ciertos precursores de unas sustancias químicas similares a las hormonas llamados "prostaglandinas";
- sustratos para la producción hormonal;
- moléculas para hacer sales biliares;
- vitaminas A, D, E liposolubles;
- ácidos grasos esenciales (ácidos linoleicos y linolénicos).

Carecemos de las enzimas y de los procesos metabólicos necesarios para convertir la grasa en glucosa; por consiguiente, se desvía y se convierte en grasa corporal —eso es, flacidez.

Si hay poco abastecimiento de carbohidratos y debe usarse la grasa como una fuente de energía, ésta debe movilizarse primero y transformarse en ácidos grasos. Esto toma tiempo y, en una situación de emergencia, el cuerpo convierte las reservas de proteína en glucosa para solucionar la carencia.

Además, es difícil para el cuerpo movilizar la energía de las moléculas de grasa sin un abastecimiento abundante de carbohidratos alimenticios.

La grasa en la alimentación, aunque de manera ostensible aporta el doble de energía que los carbohidratos (9 kcal/g contra 4 kcal/g), no es la mejor fuente de energía para nadie, sobre todo para los atletas. Los carbohidratos son la fuente principal de energía.

Pero los atletas necesitan ciertas grasas, y es importante que aquellas que comen les aporten los principales beneficios nutricionales.

Los ácidos grasos se forman de las cadenas de átomos de carbón y de hidrógeno. Los diversos ácidos grasos tienen cadenas de diferente longitud. Las grasas pueden clasificarse en saturadas, monoinsaturadas y poliinsaturadas, de acuerdo con su estructura química. En las grasas saturadas, todos los eslabones están unidos a átomos de hidrógeno. En las monoinsaturadas y las poliinsaturadas, hay algunos átomos de hidrógeno faltantes. Esto permite que interactúen con el metabolismo del cuerpo con mayor facilidad. Las grasas monoinsaturadas sólo tienen un átomo de hidrógeno faltante, las poliinsaturadas tienen dos o más.

La mayoría de las grasas naturales y los aceites contienen una combinación de saturadas, monoinsaturadas y poliinsaturadas.

El colesterol

El colesterol es una molécula estructural de base grasa importante que sirve de bloque de construcción para las membranas celulares, las hormonas y las sales biliares. Existen dos formas de colesterol en el torrente sanguíneo:

1. Moléculas de colesterol LDL, de baja densidad, que son lo suficientemente pequeñas como para filtrarse en las paredes arteriales y producir un endurecimiento y un recubrimiento de las arterias (arteriosclerosis).
2. Moléculas de colesterol HDL, de alta densidad, que son muy grandes como para filtrarse en las paredes arteriales y, por consiguiente, permanecen en

el torrente sanguíneo y actúan como importantes transportadores de moléculas. Ayudan a movilizar y a eliminar el colesterol LDL.

Es importante considerar que la mayor parte del colesterol en la sangre se produce en el hígado a partir de las grasas de la alimentación.

Comer colesterol alimenticio preformado (por ejemplo, en las yemas de los huevos) tiene poco impacto en la cantidad de colesterol que hay en la sangre.

Las grasas saturadas

Las grasas saturadas (hidrogenadas) tienden a ser sólidas a temperatura ambiente. Se derivan principalmente de la grasa de los animales y se les encuentra en grandes cantidades en la crema, la mantequilla, la yema del huevo y la carne roja.

En el cuerpo, las grasas saturadas se convierten en el dañino colesterol LDL. Lo ideal sería no consumir grasas saturadas; sin embargo, éstas constituyen alrededor de 15% del consumo energético. Cada persona debería reducir su consumo de grasas saturadas a menos de 10% de sus calorías —de preferencia a cero. Es especialmente importante para una nutrición deportiva óptima.

Las grasas insaturadas

Las grasas monoinsaturadas y las grasas poliinsaturadas tienden a licuarse al estar a temperatura ambiente, por ejemplo, los aceites. El aceite de oliva es la fuente más rica de grasas monoinsaturadas, mientras que otros aceites vegetales como la semilla de trigo, la semilla de girasol y el cártamo tienden a ser ricos en grasas poliinsaturadas.

Las grasas monoinsaturadas ayudan a reducir los niveles del dañino colesterol LDL en la sangre y elevan los del benéfico colesterol HDL de alta densidad. Los atletas deberían utilizar, de preferencia, aceite de oliva extravirgen o aceite de semilla de colza tanto para cocinar como para los aderezos de las ensaladas.

En la actualidad, las grasas poliinsaturadas son vistas con suspicacia. Son muy reactivas y se oxidan con rapidez (se ponen rancias) y forman sustancias químicas cancerígenas. Afectan también las membranas celulares, interfieren con el transporte de las células y es posible que contribuyan a un envejecimiento prematuro.

Cuando las grasas poliinsaturadas están hidrogenadas de forma parcial, se producen ácidos transgrasos que están asociados con un incremento del riesgo de una enfermedad coronaria y pueden implicar un riesgo para la salud mayor que el de las grasas saturadas naturales.

Se piensa que los ácidos transgrasos interfieren también con la forma en que el cuerpo maneja otros ácidos grasos esenciales, de modo que no se realizan todos sus efectos benéficos.

La cantidad de ácidos grasos en la alimentación varía, pero el consumo promedio es de entre 5 y 7 g diarios. Algunas personas ingieren hasta 25 y 30 g diarios, sobre todo si utilizan margarina barata y comen muchos alimentos procesados.

Alimento	Total de ácidos transgrasos como % de un total de ácidos grasos
Pan	10-28
Pastel	10-24
Galletas	3-31
Papas a la francesa	5-35
Flanes instantáneos	30-36
Margarina dura	18-36
Margarina suave	11-21
Papas fritas	14-33
Mantequilla	<1

Las grasas esenciales

Dos ácidos grasos no pueden sintetizarse en el interior del cuerpo. Éstos son los ácidos linoleico y el linolénico que deben obtenerse a partir de fuentes alimenticias y, por consiguiente, son ácidos grasos esenciales (AGE).

Ambos se encuentran en grandes cantidades en las nueces, las semillas de calabaza, las semillas de soya, el aceite de linaza, el aceite de colza y el aceite de lino.

El ácido linoleico sólo se encuentra en el aceite de oliva extravirgen y en los aceites hechos a base de semillas de girasol, de almendras, de maíz, de sésamo y de cártamo.

El ácido linolénico sólo se encuentra en el aceite de primavera, el aceite de leche de gallina y en el aceite de borraja, de los cuales todos están disponibles en forma de complementos alimenticios.

Los atletas deben seguir los lineamientos de la Organización Mundial de la Salud y comer, por lo menos, 30 g de nueces y de semillas diarios —de preferencia más.

El aceite de pescado

El aceite de pescado contiene ácido eicosapentanoico (AEP) que ha resultado ser una sustancia milagrosa. Alimenta el metabolismo para producir ciertos tipos de las prostaglandinas que son similares a las hormonas y que reducen la viscosidad de la sangre. Esto reduce el riesgo de una coagulación de la sangre y mejora la circulación.

Ahora se sabe que el AEP se sintetiza en una diminuta alga marina llamada fitoplancton. Esto lo come el pescado y se almacena de forma concentrada de aceite en su cuerpo. Puede producirse también en los humanos pero en cantidades muy pequeñas. Las investigaciones sugieren que el AEP:

- eleva los niveles en sangre del benéfico colesterol HDL;
- reduce los niveles en sangre del dañino colesterol LDL;
- ayuda a evitar la muerte ocasionada por una trombosis coronaria;
- reduce a la mitad el riesgo de una muerte pro apoplejía;
- da protección contra la diabetes;
- reduce el dolor y la rigidez de la artritis;
- ayuda a corregir los daños nerviosos;
- mejora los síntomas de las colitis ulcerativas;
- puede participar en el combate al cáncer al reducir el crecimiento de los tumores y evitar la pérdida de peso ocasionada por el cáncer.

En Dinamarca, está a la venta el llamado "pan saludable" que contiene aceite de pescado refinado. En Nueva Zelanda, se agrega aceite de pescado a la leche por razones de salud y en Suiza hay muchos alimentos comunes que contienen aceite de pescado como complemento.

La Fundación de Nutrición Británica recomienda que una persona promedio eleve su consumo de aceite de pescado (salmón, arenque, sardina, trucha, caballa) en un factor de 10 —a un equivalente de 300 g (tres porciones) de caballa por semana. Esto es aún más importante en los atletas.

Aquellos a los que no les gusta el pescado deben considerar con seriedad la posibilidad de agregar complementos alimenticios como el efamol marino o la maxepa en su alimentación.

**Los lineamientos alimenticios
para una alimentación deportiva óptima**

- reducir el total de consumo de grasa a menos de 30% del consumo energético —de preferencia a 20%. Algunos atletas de alto nivel siguen un programa de alimentación similar al japonés, comiendo sólo 15% del total de calorías en forma de grasa;
- eliminar de la alimentación la mayor cantidad que sea posible de grasas saturadas;
- evitar los ácidos transgrasos;
- utilizar aceite de oliva extravirgen;
- comer pescados aceitosos, por lo menos tres veces a la semana, o considerar los complementos alimenticios de aceite de pescado;
- comer, por lo menos, 30 g de nueces y semillas diarios debido a su contenido de ácidos grasos esenciales;
- tomar complementos de ácido gammalinolénico.

Nota: El ácido gammalinolénico (sustituto del ácido linoleico) y el aceite de pescado están disponibles en un complemento comercial, el efamol marino.

Las proteínas

Las proteínas están hechas de cadenas largas de bloques constructivos llamados aminoácidos. Hay veinte aminoácidos involucrados en la formación de las proteínas, de las cuales la mitad no puede ser sintetizada en el cuerpo en cantidades suficientes para satisfacer las necesidades metabólicas. Estos aminoácidos deben obtenerse en la alimentación y se les conoce como aminoácidos esenciales:

Aminoácidos

Alanina	Glicina	Prolina
Arginina	*Histidina*	Serina
Aspargina	*Isoleucina*	*Treonina*
Ácido aspártico	*Leucina*	*Triptofano*
Cisteína	*Lisina*	*Tirosina*
Ácido glutámico	*Metionina*	*Valina*
Glutamina	*Fenilalanina*	

Los aminoácidos en cursivas son los esenciales.

Las diferentes proteínas contienen cadenas de diferentes aminoácidos ordenados como burbujas en una cuerda. El orden de los aminoácidos es codificado por el ADN en cada núcleo celular. De hecho, un gen es un patrón que indica a los aminoácidos la secuencia para la síntesis de cada proteína en una célula.

Las cadenas de entre dos y diez aminoácidos tienden a ser llamadas "péptidos"; a las cadenas de entre diez y cien aminoácidos se les llama polipéptidos, y a las cadenas de más de cien, por lo regular con formas complejas en tres dimensiones, se les conoce como proteínas.

En el cuerpo humano hay más de cincuenta mil proteínas y polipéptidos diferentes. Algunos son estructurales, otros funcionan como enzimas para acelerar las reacciones metabólicas y otros forman parte del sistema inmunológico de protección.

Más de 50% del peso seco del cuerpo consiste en proteínas. De manera constante se transforman y se vuelven a sintetizar a una tasa de entre 80 y 100 g/día. La mayoría de las proteínas musculares se renuevan cada seis meses —98% del total de proteínas corporales se renueva cada año.

La necesidad de proteínas diarias promedio es de alrededor de 56 g. El consumo promedio en los hombres del Reino Unido es mucho mayor: 84 g diarios.

Estas cifras no son del todo confiables en el caso de los atletas, ya que son más aplicables al hombre sedentario, inactivo, que hace poco ejercicio. Los atletas que tienen entrenamientos intensos necesitan más del doble que los inactivos, ya que sus músculos se están ejercitando de manera constante y quemando proteínas como combustible de emergencia.

Es importante ver que un consumo elevado de proteínas no estimula per se el crecimiento muscular. Sólo puede proporcionar bloques constructivos si se hace ejercicio para estimular el crecimiento.

Es necesario ajustar el consumo de proteínas al programa de ejercicios. Si se come más de lo necesario para un programa ligero, se convierten en carbohidratos y en un producto de desperdicio que contiene nitrógeno y que se conoce con el nombre de urea, el cual es excretado por los riñones. Se estaría entonces en "balance nitrogenado neutro" debido a que la cantidad de nitrógeno presente en las proteínas de la alimentación igualará a la cantidad que se excreta.

Si se ejercita lo suficiente para estimular el crecimiento muscular, la proteína se convierte en tejido magro. El consumo de nitrógeno (como proteína) será mayor que el que se pierde en forma de urea en la orina, ya que una parte se ha convertido en masa muscular. El balance de nitrógeno es positivo.

Si hace ejercicio pero come pocas proteínas, la masa muscular puede reducirse en lugar de aumentar. Las proteínas musculares, al igual que las demás proteínas corporales, se transforman de manera constante. Sin embargo, al comer pocas proteínas, hay pocos aminoácidos necesarios para volver a sintetizarlas. El balance de nitrógeno es negativo, ya que se pierde más (en forma de urea derivada de los músculos) que el que se obtiene en la alimentación. Esto afecta el desempeño potencial.

Los atletas que entrenan dos horas diarias necesitan entre 1.1 y 1.4 g de proteínas por cada kg de peso corporal diarios para poder mantener el equilibrio de nitrógeno dependiendo de la intensidad del ejercicio.

Los que entrenan tres horas diarias pueden requerir entre 1.2 y 1.5 g/kg/día dependiendo de la cantidad de esfuerzo que están haciendo.

Los que entrenan intensamente durante cinco horas diarias pueden necesitar hasta 1.8 g/kg/día para mantener el equilibrio de nitrógeno.

Los fisicoculturistas pueden obtener hasta entre 2 y 3.5 g diarios de proteína por cada kg de peso corporal. Se entrenan con intensidad para hacer crecer los músculos y necesitan las proteínas para tener los bloques constructivos necesarios. Por desgracia, también reducen los carbohidratos para alterar el contenido muscular de glucógeno (véase la página 371).

Pero, ¿incrementar el consumo proteínico puede, en realidad, elevar el potencial para aumentar la masa muscular? Sólo si se ejercita lo suficiente como para estimular el crecimiento.

Hay evidencia de que los atletas que entrenan de manera intensiva durante más de tres horas diarias obtienen una mayor masa muscular si tienen un consumo elevado (es decir, adecuado) de proteínas. En un experimento se dividió a hombres saludables en dos grupos y se les dio 1.4 g de proteínas/kg/por día o 2.8 g de proteína/kg/por día con un consumo calórico total de 3,600 kcal en ambos grupos.

Se siguió un régimen de ejercicio intensivo durante cuarenta días, al término del cual, los que tenían un consumo menor de proteínas había aumentado un promedio de 1.21 kg de masa corporal magra. Los que habían tenido un consumo mayor habían aumentado hasta 3.28 kg de masa magra.

Esto no debe interpretarse como que al comer más proteínas se incrementa de manera automática la masa muscular. Lo que implica es que el bajo consumo de proteínas era inadecuado para el intensivo régimen de ejercicio, y que para lograr un incremento de la masa muscular era necesario un consumo proteínico mayor.

Es importante no comer demasiadas proteínas. Su exceso (por encima de las necesidades del cuerpo) se convierte en carbohidratos y, si se consumen más calorías de las necesarias, ello puede terminar en flacidez.

El exceso en el consumo de proteínas genera también un exceso de urea, haciendo que usted sienta letargo y un malestar general.

Intente obtener las proteínas del pescado, la carne blanca, productos integrales, nueces, semillas y frijoles, en lugar de comer mucha carne roja y productos lácteos que (además de la clara del huevo) tienen mucha grasa saturada.

Los atletas con un régimen de entrenamiento intensivo necesitan también complementos proteínicos. Están disponibles como proteínas intactas, péptidos parcialmente digeridos (hidrolizados) y como aminoácidos libres.

Hay evidencias que sugieren que los hidrolizados (dipéptidos y tripéptidos) puedan tener una acción (anabólica) adicional en el cuerpo para promover el aumento de la masa muscular.

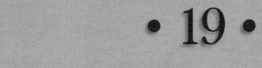

• 19 •

Las vitaminas y la salud masculina

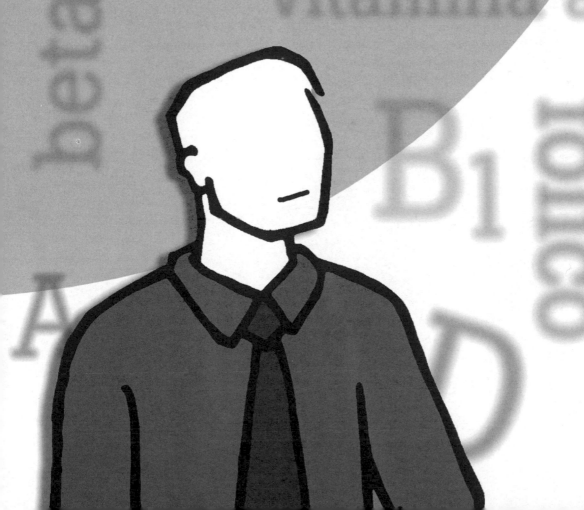

19 Las vitaminas y la salud masculina

Las vitaminas son sustancias orgánicas esenciales que tienen funciones metabólicas en el cuerpo humano. La mayoría de ellas no pueden ser sintetizadas en las cantidades suficientes para satisfacer las necesidades bioquímicas y, por consiguiente, deben obtenerse de fuentes alimenticias.

En muchos casos, las vitaminas son necesarias en pequeñas cantidades. Un exceso puede ser tan dañino como su defecto. Los atletas tienen una necesidad mayor que los hombres sedentarios debido a que su función metabólica basal es más elevada.

Una alimentación balanceada es fundamental para proporcionar tantas vitaminas como sea posible en fuentes alimenticias, pero en muchos casos son necesarios también los complementos.

El siguiente análisis de las vitaminas (los minerales se ven en el capítulo siguiente) muestra las cantidades diarias necesarias tanto para hombres sedentarios como para hombres bajo entrenamiento intenso. Las fuentes alimenticias se listan para cada uno de los nutrimentos analizados.

Para darle una idea de lo mucho que una alimentación promedio aporta en vitaminas, la siguiente tabla muestra el consumo regular de éstas por parte de los hombres británicos entre 16 y 64 años de edad. Se da también el promedio de consumo de quienes toman complementos.

En oposición, se da también el consumo diario recomendado (CDR) de cada nutrimento en el Reino Unido y en la Comunidad Europea.

Consumo promedio diario en el Reino Unido

Nutrimento	Hombres	Hombres que toman complementos	CDRs RU/CE
Vitamina A	1,186 mcg	2,244 mcg	800 mcg
Betacaroteno	2.4 mg	2.8 mg	(*)
Tiamina (B_1)	1.7 mg	5.5 mg	1.4 mg
Riboflavina (B_2)	2.1 mg	4.8 mg	1.6 mg
Niacina (B_3)	39.5 mg	55 mg	18 mg
Ácido pantoténico	6.2 mg	10.2 mg	6 mg
Vitamina B_6	2.5 mg	5 mg	2 mg
Vitamina B_{12}	7.1 mcg	9.3 mcg	1 mcg
Folato	308 mcg	355 mcg	200 mcg
Biotina	38.5 mcg	45.3 mcg	0.15 mg
Vitamina C	64.8 mg	179.6 mg	60 mg
Vitamina D	3.4 mcg	8.1 mg	5 mg
Vitamina E	9.7 mg	32.4 mg	10 mg

* Sin CDR para la CE, pero el Instituto Nacional del Cáncer sugiere un consumo mínimo de 6 mg de betacaroteno diarios. Fuentes: Encuesta alimenticia y nutricional entre adultos británicos (OPCS), 1990. HMSO publicación SS1241.

A primera vista puede parecer que la mayoría de los hombres que no toman complementos obtienen el CDR de la mayoría de las vitaminas a excepción del betacaroteno y posiblemente de la vitamina E, que es un antioxidante de importancia.

Pero el CDR no es la cantidad recomendada para cada individuo; todos tenemos necesidades diferentes, dependiendo de la función metabólica, de la alimentación y de la cantidad de ejercicio que realizamos. Los atletas, por lo regular, necesitan consumos mayores de vitaminas que las que aquí se presentan.

El CDR está diseñado tan sólo para comparar las poblaciones y para asegurar que, de manera general, la gente obtenga la cantidad necesaria de nutrimentos. Los atletas necesitan mayores cantidades, sobre todo porque exigen más a su metabolismo —reacciones para las que son esenciales las vitaminas.

El otro punto importante es que un promedio es sólo un promedio: la mitad de la población obtiene una cantidad mayor que las reportadas en la encuesta realizada por el gobierno, y la otra mitad obtiene menos. Por ejemplo, aunque el consumo de vitamina C promedio es de 64.8 mg diarios, el rango de consumo en la alimentación es amplio: algunos hombres consumen sólo 20 mg diarios mientras que otros obtienen hasta 70 mg diarios.

Se estima que 60% de la población británica adulta no consume las cantidades recomendadas de vitamina C (60 mg/día) con su alimentación.

La vitamina A

La vitamina A preformada sólo se encuentra en los productos de origen animal. Es liposoluble, se almacena en el hígado y la mayoría de nosotros tenemos reservas para, por lo menos, un año.

La vitamina A es esencial para la vista, para unos ojos húmedos saludables, para la reproducción sexual, para la integridad de las membranas celulares y para el crecimiento y desarrollo normales.

- CDR para los hombres adultos en el Reino Unido (RU) y la Comunidad Europea (CE): 800 mcg (microgramos) de vitamina A diarios.
- Consumo diario recomendado (CDR) en Estados Unidos: 1,000 mcg diarios.
- No hay evidencias de que los atletas necesiten más de esta cantidad.
- La mayoría de los hombres en el mundo occidental tiene un consumo mayor de vitamina A.
- Consumo alimenticio promedio en los hombres británicos: 1,186 mcg/día. Se ha visto un rango de consumo en fuentes alimenticias de entre 190 y 6,560 mcg.
- Los alimentos ricos en vitamina A incluyen:
  - riñones;
  - huevos;
  - leche;
  - queso;
  - yogur;
  - mantequilla;
  - aceite de pescado.
- La margarina que se vende en el Reino Unido está fortificada, por ley, con vitamina A.
- En promedio, los hombres obtienen 14% de la vitamina A preformada en la leche y sus derivados, 14% en productos de grasa, 6% en productos de

cereales, 4% en huevos y derivados y un masivo 55% en productos de hígado.

- Mucha vitamina A es tóxica y puede causar síntomas como náuseas, dolor de cabeza, problemas visuales, descamación de la piel, coma e incluso la muerte. Es importante no tomar complementos que contengan dosis elevadas de vitamina A. Es mucho más seguro obtenerla en forma de su provitamina, el betacaroteno.

El betacaroteno

En los vegetales se encuentran varios compuestos similares a la vitamina A (carotenoides). A diferencia de ésta, son solubles en agua y no pueden acumularse en el cuerpo y causar daño, ya que lo que el cuerpo no necesita lo desecha a través de los riñones.

El carotenoide más importante, el betacaroteno, consiste en dos moléculas de vitamina A unidas. Cuando las reservas corporales de vitamina A están bajas, algunas moléculas de betacaroteno se separan y forman vitamina A. El zinc es esencial para esta reacción, de modo que si los niveles de zinc son bajos, puede haber una deficiencia de vitamina A asociada.

Cuando las reservas de vitamina A están elevadas, el betacaroteno se mantiene en su constitución original —y tiene sus propias funciones importantes en la protección de enfermedades. Es un poderoso antioxidante, ayuda a reducir el daño que causan los radicales libres a las células (véase el capítulo 21) y protege el esperma masculino.

- CDR en el Reino Unido y en la Comunidad Europea: ninguna.
- Consumo recomendado en Estados Unidos (según el Instituto Nacional del Cáncer de Estados Unidos, INC): un mínimo de 6 mg diarios para reducir el riesgo de cáncer.
- Las investigaciones en Estados Unidos entre 22 mil médicos varones ha mostrado que los hombres con el consumo más elevado de betacaroteno reducen el riesgo de enfermedades coronarias del corazón hasta en 25%.
- Consumo alimenticio promedio en el Reino Unido: 2.4 mg/día. Esto está por debajo de las recomendaciones del INC, aunque se ha observado un rango de consumo de entre 0.2-7.5 mg en fuentes alimenticias.
- Los alimentos ricos en betacaroteno incluyen:

- vegetales de hojas color verde oscuro (por ejemplo, las espinacas, el brócoli);
- frutas color anaranjado-amarillo (por ejemplo, las zanahorias, el albaricoque, los mangos, los pimientos rojos y amarillos y las papas dulces).
- En promedio, los hombres obtienen 69% del betacaroteno diario en los vegetales, 13% en la carne y sus derivados y el resto en productos cereales, frutas nueces y grasas untables.

La vitamina B$_1$ (tiamina)

La tiamina es necesaria para la producción de energía a partir de los carbohidratos y para la síntesis de algunos aminoácidos. Desempeña también una función en la salud de los conductos nerviosos. Por consiguiente, los atletas en periodo de entrenamiento necesitan más de esta vitamina que el hombre sedentario promedio para convertir el azúcar presente en la sangre en energía biológica, así como para el mantenimiento de unos músculos saludables.

La tiamina es soluble en agua y no se almacena en el cuerpo en grandes cantidades. Un consumo diario adecuado es esencial para quemar las cantidades elevadas de carbohidratos que comen los atletas. Beber mucho café o té destruye esta vitamina.

- CDR en RU/CE: 1.4 mg/día.
- CDR en Estados Unidos: 1.5 mg/día.
- Consumo alimenticio promedio en el RU: 1.7 mg/día. Se ha observado un rango de consumo de entre 0.8 y 2.9 mg en fuentes alimenticias. Algunos expertos deportivos recomiendan a los atletas en periodo de entrenamiento (con una dieta alta en carbohidratos) obtener hasta entre 50 y 200 mg de tiamina diarios para mantener los niveles aceptables de la vitamina. No hay evidencias de que su exceso sea tóxico.
- Los alimentos ricos en vitamina B$_1$ incluyen:
  - germen de trigo;
  - productos integrales;
  - avena;
  - arroz integral;
  - carne;
  - pescados y mariscos;

- legumbres;
- nueces.
- Granos muy molidos (por ejemplo, el arroz blanco refinado) y aquellos que han sido almacenados por mucho tiempo pierden su contenido de tiamina.
- En promedio, los hombres obtienen 38% de la tiamina alimenticia en cereales, 26% en vegetales (sobre todo en papas), 19% en las carnes y 8% en los productos lácteos.

La vitamina B₂ (riboflavina)

La riboflavina es otra vitamina soluble en agua esencial para el delicado funcionamiento del metabolismo. Se le conoce como "el amigo de los deportistas", ya que está involucrada en la producción de energía en las mitocondrias (véase el capítulo 18).

Está involucrada también en el metabolismo de los carbohidratos, los ácidos grasos y las proteínas. Como tal, un consumo adecuado es esencial para los atletas que requieren de cantidades mayores que los hombres sedentarios. Si hay poco abastecimiento de riboflavina, se reduce el consumo de oxígeno y, por consiguiente, se empeora el desempeño.

- CDR en RU/CE: 1.6 mg/día.
- CDR en Estados Unidos: 1.7 mg/día.
- Aquellos que se ejercitan de forma moderada necesitan, probablemente, un total de, por lo menos, entre 2 y 2.5 mg de riboflavina diarios. Algunos nutriólogos deportivos recomiendan un consumo de entre 25 mg hasta 200 mg a los atletas en periodo de entrenamiento para mantener su desempeño personal. No hay evidencia de que el exceso mejore el desempeño o de que sea tóxico.
- Consumo alimenticio diario en RU: 2.1 mg/día. Se ha observado un rango de consumo de entre 1 y 3.6 mg en fuentes alimenticias.
- Los alimentos ricos en riboflavina incluyen:
  - hígado;
  - leche;
  - queso;
  - yogur.

- extractos de levadura;
- huevos;
- trigo;
- vegetales de hojas verdes;
- hongos;
- frutas;
- pan;
- cereales;
- carne.
- En promedio, los hombres obtienen 26% de la riboflavina de la leche y sus derivados (sobre todo, el queso), 22% de la carne y sus derivados y 21% de los cereales. Ocho por ciento del consumo se obtiene en la cerveza.

La vitamina B$_3$ (niacina; niacinamida; nicotinamida; ácido nicotínico)

La niacina es otra vitamina soluble en agua que desempeña un papel muy importante en la formación de enzimas metabólicas y de energía. Es esencial para la producción de energía a partir del glucógeno, para la oxidación de los ácidos grasos y para la respiración de los tejidos. Como tal, los atletas requieren más niacina que los hombres sedentarios.

Aparece en varias formas y puede sintetizarse en el cuerpo también a partir del aminoácido triofano.

- CDR en RU/CE: 18 mg/día.
- Consumo recomendado por el Consejo Nacional de Investigación de Estados Unidos: 19 mg/día. Algunos nutriólogos deportivos recomiendan que los atletas en periodo de entrenamiento consuman hasta entre 30 y 100 mg diarios (sobre todo en forma de nicotinamida) para mantener los niveles adecuados. No debe consumirse más de eso a menos que sea bajo supervisión médica y debe preferirse la nicotinamida que no produce bochornos. El consumo de más de 30 mg de niacina y de más de 100 mg de ácido nicotínico dilata los vasos sanguíneos produciendo enrojecimiento, ardor, hormigueo y comezón en la piel —el llamado "bochorno de niacina". No es peligroso en sí mismo, pero algunas personas sufren también náuseas, dolor de cabeza, calambres musculares y diarrea. La presión arterial y el pulso reducidos pueden inducir también una sensa-

ción de desmayo. Las dosis mayores a 500 mg diarios de equivalentes de la niacina son tóxicas y pueden producir daños en el hígado.

- Consumo diario promedio en el RU: 40 mg/día. Se ha observado un rango de consumo de entre 21 y 62 mg en fuentes alimenticias.
- Los alimentos ricos en vitamina B$_3$ incluyen:
  - carne magra;
  - pescado;
  - pollo;
  - extractos de levadura;
  - cacahuates;
  - salvado;
  - frijoles;
  - leche;
  - granos enteros.
- En promedio, los hombres obtienen 34% de la niacina alimenticia en la carne y sus derivados, 27% en los cereales, 10% en los vegetales y 9% en la leche y sus derivados.

Las teorías de que las megadosis de niacina mejoran el desempeño atlético son falsas. Hubo una excitación inicial con el descubrimiento de que un consumo elevado de niacina (3-10 g diarios) ayudaba a movilizar y a quemar el glucógeno con mayor rapidez como combustible.

Por desgracia, este efecto obstruye también el uso de los ácidos grasos como combustible produciendo un desgaste inmediato de glucógeno. Como consecuencia, el desempeño sufre un deterioro.

Sesenta miligramos del aminoácido triptofano es equivalente a 1 mg de niacina alimenticia preformada. Los equivalentes de niacina se obtienen sumando el consumo de niacina preformada más un sesentavo del consumo de triptofano.

Es interesante hacer notar que el consumo de triptofano entre los adultos sedentarios occidentales es más de lo adecuado para satisfacer las necesidades de niacina, incluso si no hay niacina preformada en la alimentación.

La vitamina B$_5$ (ácido pantoténico)

El ácido pantoténico es también una vitamina soluble en agua esencial para muchas de las reacciones metabólicas relativas a la energía que involucran a los carbohidratos, las proteínas y las grasas. Es un componente importante de la coenzima Q (factor de auxilio enzimático responsable de muchas de las reacciones metabólicas), y es necesario para la síntesis de la glucosa y de los ácidos grasos en el cuerpo.

- CDR en RU/CE: 6 mg/día.
- CDR en Estados Unidos: 6 mg/día.
- Consumo alimenticio promedio diario en el RU: 6.2 mg/día. Se ha observado un rango de consumo de entre 3 y 10 mg en fuentes alimenticias. Los atletas activos utilizan hasta cuatro veces más la energía diaria que los hombres sedentarios y, por consiguiente, necesitan un consumo mayor de ácido pantoténico. Algunos nutriólogos deportivos sugieren que los atletas en periodo de entrenamiento obtengan entre 20 y 200 mg de ácido pantoténico diarios para reducir el acumulamiento de ácido láctico y para maximizar el consumo de oxígeno. No hay evidencia de que el exceso sea tóxico.

Hay sugerencias interesantes con respecto a que el ácido pantoténico puede mejorar el desempeño atlético. En un estudio, se les dio a corredores de larga distancia con mucha condición 1 g de ácido pantoténico diario durante catorce días. A otro grupo se le dio un placebo inactivo y su desempeño (utilizando un molino de rueda) se comparó con el del primer grupo. No se encontraron diferencias.

Sin embargo, en otra prueba, se les dio a los corredores de larga distancia 2 g de ácido pantoténico diario durante dos semanas y a otro grupo se le dio un placebo. Los que recibían las megadosis experimentaron 17% de reducción de la acumulación de ácido láctico y consumieron 8% menos de oxígeno al realizar una cantidad equivalente de trabajo.

En vista de esta oposición de evidencias, se espera la realización de más investigaciones para hacer declaraciones más definitivas.

El ácido pantoténico deriva su nombre de una palabra griega que significa "encontrado en todos los cuartos". Está muy distribuido en la naturaleza y se encuentra en casi todas las fuentes alimenticias, sobre todo en la carne, los huevos y los cereales integrales. Quizá la fuente más rica sea la jalea real.

La vitamina B$_6$ (piridoxina)

La vitamina B$_6$ es necesaria para el funcionamiento adecuado de más de sesenta enzimas y participa en la síntesis y el metabolismo de los ácidos nucleicos, los aminoácidos y las proteínas.

Participa también al quemar el glucógeno como combustible.

- CDR en RU/CE: 2 mg/día.
- CDR en Estados Unidos: 2 mg/día.
- Consumo diario promedio en RU: 2.5 mg/día. Los consumos observados varían entre 1 y 4.5 mg. Algunos nutriólogos deportivos recomiendan que los atletas aseguren un consumo de entre 10 y 50 mg diarios. No se recomienda un consumo mayor. Los complementos que aportan entre 100 y 500 mg de vitamina B$_6$ por tableta son potencialmente peligrosos si se utilizan sin supervisión médica.
- Los alimentos ricos en vitamina B$_6$ incluyen:
  - carne;
  - cereales integrales;
  - nueces;
  - extractos de levadura;
  - vegetales.

El exceso de vitamina B$_6$ (varios cientos de mg al día) tomados durante varias semanas o meses puede producir síntomas de daño nervioso (picazón, ardor, dolor repentino, adormecimiento, torpeza, incluso parálisis parcial), depresión, dolor de cabeza, cansancio, hinchazón e irritabilidad. Estos síntomas se corrigen sólo de manera parcial al eliminar el consumo de complementos de vitamina B$_6$ de la alimentación.

Las dosis más modestas (100 mg/día durante varios meses) causan lesiones nerviosas menos serias, y sólo producen una sensación de picazón en los dedos de manos y pies que desaparece en cuanto se eliminan los complementos.

La vitamina B$_{12}$ (cobalamina)

La vitamina B$_{12}$ es un componente esencial de varias coenzimas. Participa junto con otra vitamina, el folato, durante la síntesis del material genético (ADN) —un proceso que se presenta de manera continua durante el desarrollo muscular y la formación de los glóbulos rojos de la sangre. La deficiencia de cualquiera de las dos vitaminas conduce a la formación de células anormales más grandes de lo normal (megablastosis). La vitamina B_{12} participa también en la formación saludable de las capas que recubren los nervios (mielina).

- CDR en RU/CE: 1 mcg/día. Algunos países recomiendan un consumo, en los adultos, de 3 mcg/día.
- Consumo diario promedio en RU: 7 mcg/día. Rango de variaciones observado entre 2 y 23 mcg/día.

Hay poca evidencia de que los atletas necesiten mucho más de este consumo promedio, aunque algunos nutriólogos recomiendan un consumo de hasta 50 mcg para todos, sean atletas o no. La mayoría de los adultos que come productos de carne obtiene, por lo menos, 5 microgramos de vitamina B_{12} diarios.

- Algunos atletas reciben dosis enormes de vitamina B_{12} en inyecciones antes de las competencias. No hay evidencia de que dicha práctica sea eficaz, aunque al parecer es segura.
- Los alimentos ricos en vitamina B_{12} incluyen:
  - hígado;
  - pescado (sobre todo las sardinas);
  - carne;
  - huevos;
  - leche;
  - queso.
- No se conocen vegetales que contengan vitamina B_{12} de manera consistente —punto importante para los hombres vegetarianos y, sobre todo, los lactovegetarianos. Ya hay disponibles unas preparaciones de vitamina B_{12} hechas mediante una fermentación bacteriana —y, por consiguiente, aceptables para los vegetarianos.

La deficiencia de vitamina B_{12} es común, pero se debe, por lo regular, a la mala absorción en el intestino y no a una falta alimenticia. Puede resultar en una anemia perniciosa. Ésta se desencadena cuando el cuerpo deja de producir el factor intrínseco —sustancia que se secreta en el estómago y que es necesaria para la absorción de la vitamina B_{12} en la parte baja del tracto intestinal.

El folato (ácido fólico)

El folato participa en la formación de las coenzimas que controlan el metabolismo del azúcar y de los aminoácidos. Es necesario para la síntesis de los ácidos nucleicos durante la división celular y es vital para la formación de los glóbulos rojos en la sangre.

Las reservas corporales de folato son pequeñas y la deficiencia se desarrolla con rapidez —es probable que sea la deficiencia vitamínica más común en los países industrializados.

- CDR en RU/CE: 200 mcg/día.
- CDR en Estados Unidos: 200 mcg/día (recientemente era de 300 mcg/día).
- Consumo diario promedio en los hombres en el RU: 308 mcg/día. Se han observado consumos entre 145 y 555 mcg.
- No hay evidencia de que los complementos con ácido fólico sean dañinos. Sin embargo, hay dos problemas potenciales:

  1. Tomar complementos de ácido fólico sólo puede ocultar una deficiencia de vitamina B_{12} y el desequilibrio puede producir un daño en la médula espinal.
  2. Los medicamentos anticonvulsivos para controlar la epilepsia funcionan al incrementar el metabolismo del folato (lo cual puede desencadenar una deficiencia). Tomar complementos de folato (mayores a 1 g/día) puede contrarrestar los efectos benéficos de los medicamentos e incrementar la frecuencia de los ataques epilépticos. Los hombres epilépticos bajo medicación deben consultar el consumo de los complementos con el neurólogo.

- Algunos nutriólogos deportivos sugieren que los atletas activos necesitan entre 800 y 4,800 mcg de folato para mantener el aporte adecuado en el cuerpo y tener un desempeño óptimo. Esto es seguro sólo si se ha descartado la posibilidad de una anemia perniciosa ocasionada por una deficiencia de o una mala absorción de vitamina B_{12}.
- Los alimentos ricos en vitamina B incluyen:
  - pescados (sobre todo sardinas y ostiones);

- carnes (sobre todo hígado, riñón y conejo);
- productos de consumo diario;
- cereales integrales;
- naranjas;
- nueces;
- levadura.
- En promedio, los hombres obtienen el folato alimenticio de los vegetales de color verde oscuro (35%), pan y productos de harina (26%), productos de carne (10%), productos lácteos (9%) y fruta (6%).

Nota: El hervor prolongado destruye la mayor parte del folato presente en los vegetales de hojas verdes.

La biotina

La biotina es una vitamina soluble en agua. Participa como factor de cooperación con diversas enzimas involucradas en la síntesis de los ácidos grasos, las nucleótidas purinas (bloques de construcción del ADN) y en el metabolismo de algunos aminoácidos (valina, isoleucina y leucina). También es esencial para la formación de glucosa nueva en el cuerpo y, como tal, es muy importante para los atletas.

La biotina está muy distribuida en los alimentos y también es sintetizada por las bacterias en los intestinos. La cantidad que se excreta en las heces es hasta seis veces mayor que la que se ingiere. Por consiguiente, la deficiencia es rara excepto en las personas que comen grandes cantidades de clara de huevo cruda —un punto importante para los fisicoculturistas. La clara del huevo contiene una proteína llamada avidina que se une a la biotina sintetizada en el tracto digestivo y evita su absorción. Sin embargo, la avidina se desnaturaliza al cocinar y pierde su capacidad para unirse a la biotina.

Los hombres que llevan una alimentación pobre y que, además, están bajo un tratamiento antibiótico prolongado pueden correr el riesgo de una deficiencia de biotina, al igual que aquellos que siguen una dieta de reducción de peso baja en calorías. La deficiencia de biotina produce una piel escamosa, músculos con desgaste y pérdida del cabello.

- CDR en RU/CE: 150 mcg/día (se piensa que los consumos de entre 10 y 200 mcg son seguros y adecuados).

- CDR en Estados Unidos: 100 mcg/día (hasta hace poco era de 300 mcg).
- Consumo diario promedio en RU: 38.5 mcg/día. El rango de consumo varía entre 15 y 70 mcg/día.
  Al parecer, aunque en apariencia son bajos, estos consumos no pueden producir una deficiencia, probablemente debido a un exceso en la biotina producida por las bacterias del tracto intestinal.
- Algunos nutriólogos deportivos sugieren que los atletas bajo entrenamiento intensivo necesitan entre 300 y 5,000 mcg/día para optimizar la síntesis de proteínas y de glucosa. No hay evidencias de que el exceso de biotina mejore el desempeño atlético o de que sea tóxico.
- Los alimentos ricos en biotina incluyen:
  - hígado;
  - sardinas;
  - yema de huevo;
  - granos enteros (sobre todo la soya);
  - nueces;
  - leche;
  - vegetales.

La vitamina C

La vitamina C es una vitamina soluble en agua, esencial para la síntesis del colágeno —proteína estructural importante para combatir las lesiones deportivas— y para la síntesis de la adrenalina y la noradrenalina. Éstas son neurotransmisores importantes que desempeñan diferentes funciones en el cuerpo, incluyendo las reacciones en situaciones de emergencia.

La vitamina C funciona también como antioxidante para reducir la acción de los dañinos radicales libres producidos por las reacciones metabólicas. Como tal, una persona deportista activa, con una función metabólica elevada, es probable que necesite mayores cantidades de vitamina C que un hombre sedentario. La vitamina C es un componente vital del semen.

La vitamina C desempeña una función adicional importante: regenerar la vitamina E antioxidante y liposoluble desde su forma oxidada a su forma reducida y protectora (véase el capítulo 21).

- Las recomendaciones actuales del consumo de vitamina C varían enormemente:
- Países bajos: 80 mg/día.
- CDR en Estados Unidos: 60 mg/día.
- CDR en RU/CE: 60 mg/día.
- Los fumadores necesitan por lo menos 100 mg de vitamina C diarios para reducir el exceso de radicales libres generados por el tabaquismo.
- Algunos nutriólogos deportivos sugieren que los atletas necesitan de 2 hasta 12 g diarios. Hay poca evidencia de su toxicidad pues, al ser soluble en agua, cualquier exceso de la vitamina se elimina en la orina. Al parecer protege la vejiga contra el cáncer; las personas que toman megadosis de vitamina C viven más tiempo y reducen de manera significativa el riesgo de padecer una enfermedad coronaria y de cáncer. Algunas personas tienen síntomas de diarrea si toman mucha vitamina C.
- Consumo diario promedio en el RU: 64.8 mg/día. Se ha observado un rango de 19 y 171 mg/día. Se puede calcular que 60% de los adultos no obtiene la cantidad recomendada en la CE de 60 mg/día.
- Los alimentos ricos en vitamina C incluyen:
  - casis;
  - guayaba;
  - cítricos;
  - mangos;
  - kiwi;
  - pimiento verde;
  - fresas;
  - vegetales verdes en retoño (por ejemplo, brócoli, bretones, berros) y papas.
- En promedio, obtenemos 50% de la ingesta diaria de vegetales (19% en papas), 17% en jugos de frutas y 14% en frutas y nueces.

Las dosis grandes de vitamina C contribuyen a la absorción del hierro alimenticio, pero pueden tener efectos adversos en el estado del cobre en los hombres. Si esto es importante o no, no se sabe. También es posible que tomar vitamina C con selenio inorgánico (véase el capítulo 20) pueda dificultar la absorción de la misma. En su lugar, utilice selenio derivado de levadura.

La vitamina C y el resfriado común

La vitamina C es uno de los complementos más populares durante el invierno, ya que muchos hombres aprecian sus beneficios al aliviar los síntomas del resfriado común. Los estudios muestran que tomar vitamina C en dosis de entre 1 y 6 g diarios puede reducir de manera significativa la duración de un resfriado, esto es por arriba de 20%. Es interesante que en ciertos grupos de varones —sobre todo en niños y estudiantes, así como en hombres que desarrollan algún ejercicio físico— la vitamina C puede reducir también en casi un tercio el riesgo de contraerlo. En estudios realizados a tropas militares bajo entrenamiento y a participantes en una carrera de 90 km se encontró que el consumo de entre 600 mg y 1 g de vitamina C diarios redujo a la mitad el riesgo de desarrollar síntomas aun estando expuestos al virus.

Los investigadores no conocen con seguridad la manera de trabajar de la vitamina C, pero creen que su poderosa acción antioxidante desactiva las sustancias químicas inflamatorias que se producen durante una infección viral, lo cual mejora los síntomas y acelera la recuperación. Si para usted son muy ácidas las dosis grandes de vitamina C, tome, en su lugar, ester-C. El ester-C contiene los elementos activos que se producen cuando el cuerpo metaboliza la vitamina C natural y no es ácida. En ocasiones, se le describe como "lista para el cuerpo" y tiene los efectos benéficos adicionales de entrar en la corriente sanguínea con mayor rapidez que la vitamina C normal y permanece en el cuerpo durante más tiempo. El ester-C se incluye en muchas marcas comerciales importantes de complementos alimenticios —sólo hay que revisar las etiquetas para encontrarlo.

La vitamina D

La vitamina D estimula la síntesis de una proteína que transporta calcio en el recubrimiento del intestino y es esencial para la absorción del calcio alimenticio. Las cantidades adecuadas de vitamina D son necesarias para tener un equilibrio de calcio y para mantener saludables huesos y dientes.

La mayor parte de la vitamina D se sintetiza a partir de una molécula en la piel similar al colesterol gracias a la luz ultravioleta de onda corta. Los niveles sanguíneos de vitamina D son, de manera natural, más elevados al final del verano y más bajos al final del invierno. La gente que vive en altitudes elevadas, que protegen su piel de la luz solar o que permanecen todo el tiempo en interiores pueden tener una exposición a los rayos ultravioleta insuficiente para sintetizar la cantidad necesaria de vitamina D. En esos casos, las fuentes alimenticias son críticas.

- CDR en RU/CE: 5 mcg/día.
- Consumo diario promedio en RU: 3.4 mcg/día. Los consumos varían entre 0.5 y 10 mcg.
- No hay evidencia de que los atletas necesiten más de 10 mcg por día. Las cantidades apenas cinco veces mayores pueden ser tóxicas. Aquellos que toman más de 250 mcg de vitamina D en complementos desarrollan unos niveles elevados de calcio que producen síntomas de sed, anorexia, exceso en la producción urinaria y piedras en los riñones. La toxicidad sólo se presenta con un consumo oral excesivo, no mediante la exposición al sol en donde la síntesis se limita.
- Los alimentos ricos en vitamina D incluyen:
  - pescados aceitosos (sardinas, salmón, caballa, arenque);
  - atún;
  - margarina fortificada;
  - huevos;
  - leche entera;
  - mantequilla.
- En promedio, los hombres obtienen 32% de la vitamina D alimenticia en los productos grasos fortificados, 22% en los pescados aceitosos y 22% en productos cereales.

Nota: 1 mcg de vitamina D (colecalciferol) = 40 UI.

La vitamina E

La vitamina E funciona sobre todo como un antioxidante, desactivando los peligrosos radicales libres que se producen durante el metabolismo (véase el capítulo 21) que dañan las células. La vitamina E es importante para la protección de las reservas de grasa, del colesterol en la sangre, de las membranas celulares lípidas y de las grasas alimenticias contra la dañina oxidación. Mientras más grasas haya en la alimentación —sobre todo de las saludables derivadas del aceite de oliva y del pescado aceitoso— más necesaria es la vitamina E.

La vitamina E también fortalece las fibras musculares y es un componente importante del semen (véase la pagina 71).

- CDR en RU/CE: 10 mg/día.
- CDR en Estados Unidos: 10 mg/día.
- Se estima que 98% de los adultos obtienen una cantidad menor.
- Consumo diario promedio en el RU: 9.7 mg/día. Se han observado consumos de entre 3.5 y 19.5 mg.
- Muchos expertos creen que un consumo diario de, por lo menos, entre 40 mg y 50 g de vitamina E es necesario para tener una protección adecuada contra el daño de los radicales libres que producen enfermedades coronarias y cáncer. Esto significa que es mejor tomar complementos —aunque éstos deben ser de fuente natural (d-alfa-tocoferol), y no sintético (dl-alfa-tocoferol), que es biológicamente menos potente.
- Algunos nutriólogos deportivos recomiendan que los atletas obtengan hasta entre 400 y 2,000 mg de vitamina E diarios. La vitamina C es necesaria para regenerar la vitamina E cuando ésta ha desempeñado su función antioxidante y, por consiguiente, es necesario un consumo adecuado de ambas. Los estudios sugieren que los atletas que toman complementos de vitaminas C y E presentan una reducción de 25% en los daños a los tejidos blandos causados por los radicales libres que se generan durante el ejercicio. Al parecer, los músculos se recuperan y se regeneran con mayor rapidez después del ejercicio.
- Los alimentos ricos en vitamina E incluyen:
  - aceites vegetales —de los cuales el aceite de germen de trigo es el más rico;
  - aguacate;
  - margarina;
  - huevos;
  - mantequilla;
  - cereales integrales;
  - semillas;
  - nueces;
  - pescados y mariscos;
  - brócoli.

Contenido de vitamina E en varios aceites

Aceite	Nivel de vitamina E (mg/100 g)
Germen de trigo	136
Girasol	49
Cártamo	40
Palma	33
Semilla de colza	22
De hígado de bacalao	20
Maíz	17
Cacahuate	15
Oliva	5

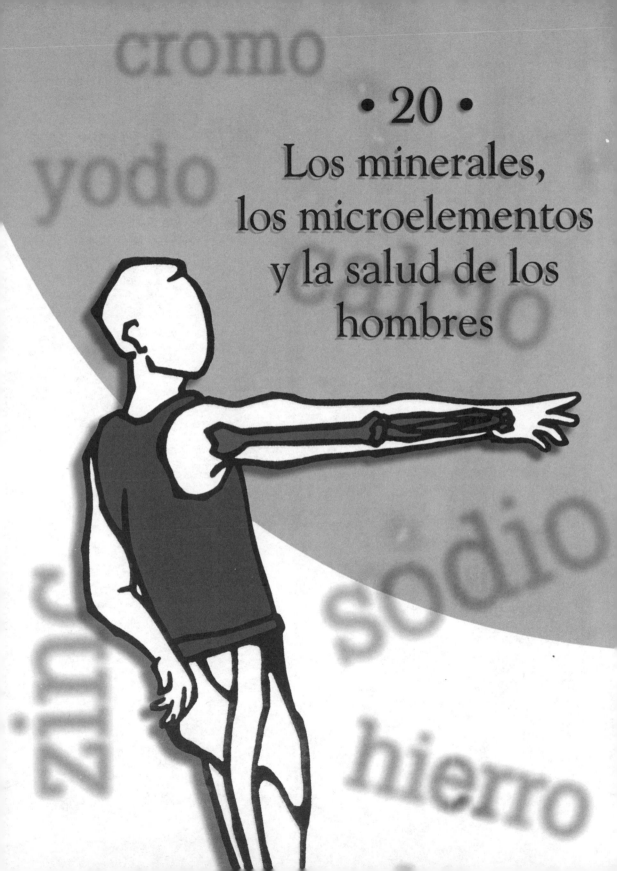

• 20 •

**Los minerales,
los microelementos
y la salud de los
hombres**

20 Los minerales, los microelementos

La estructura de los carbohidratos, las grasas, las proteínas y las vitaminas está basada en el carbón elemental y a éstos se les conoce como sustancias orgánicas. Los minerales no lo contienen y se dice que son inorgánicos.

A las sustancias inorgánicas de las que necesitamos una cantidad mayor a 100 mg en la alimentación se les llama minerales. A aquellos de los que se necesita menos de 100 mg se les llama microelementos.

Los minerales y los microelementos tienen la misma importancia que los nutrimentos orgánicos tanto para los hombres sedentarios como para los activos.

La siguiente tabla muestra la cantidad promedio de cada nutrimento mineral que obtienen en su alimentación los hombres británicos (entre 16 y 64 años de edad). En oposición, se presenta el consumo diario recomendado (CDR) de cada mineral para el Reino Unido (RU) y la Comunidad Europea (CE). El consumo promedio de hierro es menor al nuevo CDR RU/CE.

Los consumos diarios que se citan en la tabla son sólo un promedio. (Algunos hombres obtienen más, otros menos.) En general, las deficiencias de minerales o de microelementos son más comunes que las de vitaminas, sobre todo en ciertas partes del mundo en donde los niveles minerales del suelo son bajos. Algunas veces, los complementos minerales son apropiados, ya que si sólo uno de ellos tiene un abastecimiento limitado, se afecta el metabolismo de los demás nutrimentos.

Consumo diario promedio en RU

Minerales	Hombres	CDR/RU/CE
Calcio	937 mg	800 mg
Cloruro	5,179 mg	2,500 mg
Magnesio	323 mg	300 mg
Fósforo	1452 mg	800 mg
Potasio	3,187 mg	3,500 mg
Sodio	3,376 mg	1,600 mg

Microelementos		
Cromo	25 mcg*	
Cobre	1.59 mg	1.2 mg
Yodo	237 mcg	150 mcg
Hierro	13.9 mg	14 mg
Manganeso	1.4 mg*	
Molibdeno	50-400 mcg*	
Selenio		
Zinc	11.4 mg	15 mg

* No hay CDR disponible, pero se considera que estos consumos son seguros y adecuados.
Fuente: Encuesta alimenticia y nutricional entre adultos británicos (OPCS), HMSO publicación SS1241.

El calcio

El calcio es necesario para el crecimiento y el desarrollo de huesos y dientes fuertes y sanos. Noventa y nueve por ciento de las reservas corporales están en los huesos, el otro 1% desempeña una función crucial en la coagulación sanguínea, la contracción muscular, los conductos nerviosos, la producción de energía y la inmunidad.

Una deficiencia alimenticia en cualquier etapa de la vida produce desgastes en las reservas óseas que incrementan de manera significativa el riesgo de desarrollar, más adelante, osteoporosis.

En general, el ejercicio fortalece los huesos y, debido a la mineralización incrementada, se eleva el requerimiento de calcio de los atletas. Si la alimentación es relativamente baja en calcio, el entrenamiento deportivo puede producir huesos mineralizados de forma inadecuada, debilitados y fracturas por estrés.

- CDR en RU/CE: 800 mg/día.
- CDR en Estados Unidos: 1,200 mg/día.
  La Sociedad Nacional de la Osteoporosis está haciendo los cabildeos para que estas recomendaciones se eleven a, por lo menos, 1,000 mg diarios para los hombres adultos.
- Consumo diario promedio en el RU: 400-1,600 mg/día.
- Algunos nutriólogos deportivos sugieren que los atletas necesitan complementos entre 400 y 1,600 mg/día. Los consumos de hasta 2,500 mg/día son, al parecer, seguros, aunque los consumos mayores pueden resultar en piedras en los riñones.
- Los alimentos ricos en calcio incluyen:
  - leche;
  - yogur;
  - queso;
  - vegetales verdes;
  - naranjas;
  - pan.

La vitamina D es necesaria para la absorción del calcio en el tracto digestivo. Por lo regular, sólo se toma una pequeña fracción del calcio alimenticio (es típico que sea menos de 40%); el resto se pierde en la defecación.

Es relativamente fácil incrementar el consumo de calcio. Beber una pinta adicional de leche descremada o semidescremada cada día proporciona la misma cantidad de calcio (700 mg) pero sin la grasa saturada adicional.

Por ley, en el Reino Unido, la harina blanca y la integral deben estar fortificadas con calcio —pero esto no se aplica a la harina de trigo integral.

Los hombres con tendencia a tener piedras en los riñones deben evitar los complementos de calcio a menos que sea bajo supervisión médica.

Nota: Los niveles altos de calcio en el tracto digestivo interfieren con la asimilación del hierro.

El cloruro

El cloruro es un electrolito de carga negativa que, junto con el sodio (fuera de las células) y el potasio (en el interior), controla el equilibrio de electrólitos y de líquidos.

La mayoría de los adultos en Occidente obtienen mucha sal (cloruro de sodio). Es un mineral que usted debe reducir y por cuya deficiencia no debe preocuparse.

No utilice sal de mesa adicional, evite las botanas saladas y evite también cocinar con sal.

El magnesio

El magnesio es el tercer mineral más común en el interior de las células corporales, después del potasio y el fósforo. Es un parte integral de más de 300 enzimas y es necesario para todos los procesos biológicos importantes, desde la síntesis de las proteínas y de los ácidos nucleicos hasta el metabolismo de la glucosa, la contracción muscular y la producción de energía. Es esencial para quemar los carbohidratos como combustible.

- CDR en RU/CE: 300 mg/día.
- Recomendación del Consejo de Investigación Nacional de Estados Unidos: 350 mg/día.
- Consumo diario promedio en el RU: 323 mg/día. El rango de consumo varía entre 150 y 550 mg.
- Los deportistas activos necesitan más magnesio que los hombres sedentarios para ayudar a la contracción muscular y para remplazar el que se pierde con el sudor. La deficiencia puede producir falta de apetito, cansancio, calambres musculares, tics, debilidad y convulsiones.
- Algunos nutriólogos deportivos prescriben complementos de magnesio de entre 400 y 1,000 mg diarios a los atletas bajo entrenamiento intensivo. No hay evidencias de toxicidad en dosis de hasta 6,000 mg diarios, siempre y cuando los riñones y el corazón funcionen de manera normal.
- Los alimentos ricos en magnesio incluyen:
  - vegetales de hojas color verde oscuro;
  - nueces;

- alimentos del mas;
- algas marinas;
- semillas de soya;
- carne;
- huevos;
- productos de consumo diario;
- granos.
- Beber agua en áreas de agua pesada es otra fuente importante.

Una alimentación alta en alimentos refinados y procesados es deficiente en magnesio, así como en otros minerales importantes, vitaminas y fibra.

El fósforo

Noventa por ciento del fósforo corporal está asociado con el calcio de los huesos. El resto forma moléculas ricas en energía esenciales (por ejemplo, TFA, DFA) que son necesarias para el control de las reacciones metabólicas relativas a la quema de combustible.

- CDR en RU/CE: 800 mg/día.
- La mayoría de los adultos obtiene una cantidad mayor. Los únicos hombres que pueden desarrollar una deficiencia son los que utilizan antiácidos que contengan hidróxido de aluminio. Éste reduce la absorción de los fosfatos en el tracto digestivo.

Los complementos con fosfato de sodio mejoran, al parecer, el desempeño atlético. Las pruebas realizadas en atletas de resistencia (por ejemplo, los ciclistas) mostraron que las megadosis de complementos de fosfato de sodio (4 g diarios) tres días antes de la competencia reducían la acumulación de ácido láctico, incrementaban el consumo de oxígeno en 11% y alargaban en 20% el tiempo antes de sentirse exhaustos. Otros estudios sugieren que los complementos con fosfato de sodio pueden incrementar el rendimiento de poder máximo hasta en 17%.

En la actualidad se analiza el fosfato de potasio para ver si presenta los mismos efectos. El fosfato de calcio no tiene efectos ergogénicos benéficos. Ahora hay disponibles productos de fosfato que mejoran el consumo de los atletas.

El potasio

El potasio es el electrolito de carga positiva más importante en el interior de las células. Equilibra los iones de sodio que se encuentran en el fluido extracelular y es esencial para la contracción muscular, la conducción nerviosa y para la producción de ácidos nucleicos, proteínas y energía. Su deficiencia produce fatiga, debilidad y dolores musculares, aunque esto ocurre sólo cuando se toman medicamentos diuréticos que reducen el potasio. El cloruro de potasio es considerado una alternativa más saludable que el cloruro de sodio. Una alimentación rica en potasio y baja en sodio está relacionada con un bajo riesgo de presión arterial elevada y de apoplejías.

- CDR en RU/CE: 3,500 mg/día.
- Consumo diario promedio en el RU: 3,187 mg/día. Se observaron consumos entre 1,700 y 4,800 g.

Los atletas necesitan más potasio que los hombres sedentarios. Pueden perder hasta 800 mg de potasio diarios en el sudor y los estudios muestran que muchos de ellos presentan deficiencias.

Su consumo se mantiene con facilidad al comer alimentos provenientes del mar y mucha fruta y vegetales frescos. Deben evitarse los alimentos procesados y enlatados ya que, por lo regular, tienen sodio revertido: radio de potasio. Prefiera en su lugar los alimentos frescos.

Los nutriólogos deportivos prescriben a los atletas complementos de potasio de entre 100 y 500 mg diarios —aunque un plátano de tamaño normal podría aportar la misma cantidad.

El sodio

El sodio es el electrolito de carga positiva más importante fuera de las células. Una bomba en la membrana celular mantiene elevados los niveles de potasio en el interior de las células para dejar el sodio en el fluido extracelular.

- CDR en RU/CE: 1,600 mg/día.
- Consumo diario promedio en el RU: 3,380 mg/día. El rango de consumo es de entre 1,550 y 5,600 mg.

Algunos hombres occidentales consumen hasta 12 g de sal (cloruro de sodio) diarios, lo cual pone en riesgo la salud al elevar la presión arterial y aumentar el riesgo de una apoplejía (véase el capítulo 12).

La mayoría de los atletas no necesita complementos de sodio, ni siquiera en forma de bebidas electrolitas. El sudor hace que pierdan más agua que sodio y después de un buen entrenamiento tendrán una proporción relativa de sodio y agua mayor que antes de empezar. Antes que nada necesitan agua (véase el capítulo 18) y luego carbohidratos (véase el capítulo 18), pero no sal.

Los atletas no deberían tomar tabletas de sal; todo lo contrario. No agregue sal a la comida al momento de cocinar o en la mesa. Esto elimina alrededor de 3 g del consumo diario. En lugar de eso concéntrese en el potasio. Cabe recalcar que el tiempo de vida que pasa expuesto a la sal está relacionado con el riesgo de desarrollar presión arterial elevada.

El cromo

El cromo es esencial para el metabolismo normal de la glucosa, la insulina y los ácidos grasos y para el crecimiento muscular. Por consiguiente, para los atletas es vital tener un consumo adecuado.

El cromo es necesario en cantidades pequeñas para formar un complejo orgánico llamado "factor de tolerancia a la glucosa" (FTG). Este contiene vitamina B3 (niacina) y tres aminoácidos además del cromo. Es esencial para la interacción entre la hormona insulina y sus receptores en las paredes celulares.

- Consumo sugerido por el Consejo Nacional de Investigación de Estados Unidos: 50-200 mcg/día.
- Se desconoce el consumo óptimo de cromo.
- El consumo promedio es inferior a 50 mcg y se piensa que sólo 2% es absorbible. Por consiguiente, su deficiencia es común y parece estar asociada con una baja tolerancia a la glucosa que se ve en la diabetes.

Las reservas corporales de cromo se vacían con rapidez al llevar una alimentación alta en carbohidratos/azúcar y con el ejercicio. Correr incrementa de manera significativa la pérdida urinaria del cromo. Por ello, los atletas necesitan una cantidad mayor que los hombres sedentarios.

El cromo en forma de picolinato ha demostrado que ayuda a las células musculares a absorber más aminoácidos que en cualquier otra forma de complementos de cromo.

Algunos estudios interesantes realizados en el Reino Unido han mostrado los beneficios del picolinato de cromo en los futbolistas bajo entrenamiento con pesas.

A los que se les dio 200 mcg de cromo diarios durante seis semanas subieron un promedio de 0.8 k de peso muscular magro y perdieron 2.6% de grasa corporal. Los hombres con más volumen que pesaban más de 75 kg no obtuvieron beneficios —quizá por necesitar dosis mayores. Algunos nutriólogos deportivos prescriben complementos de picolinato de cromo de entre 200 y 800 mcg diarios a los atletas bajo entrenamiento.

No hay evidencias de que el cromo trivalente, la forma que se encuentra en los alimentos, sea tóxico. Sin embargo, el cromo hexavalente o cromato (el que se encuentra en las defensas de los automóviles) es muy tóxico.

La fuente de FTG natural más rica conocida es la levadura de cerveza, cuyo FTG es diez veces más activo que el de cualquier otro alimento. Se ha desarrollado una levadura enriquecida con cromo, con un contenido aún mayor de FTG.

- Las fuentes alimenticias del cromo incluyen:
  - levadura de cerveza;
  - pimienta negra;
  - tomillo;
  - germen de trigo;
  - pan de trigo integral;
  - carnes;
  - queso.

Nota: A la mayoría de los carbohidratos refinados se les ha removido su contenido de cromo.

El cobre

El cobre es esencial en cantidades muy pequeñas para el funcionamiento saludable de muchas enzimas en el hígado, el cerebro y los músculos. Participa en la utilización del oxígeno y en la producción de hormonas similares a la adrenalina.

El cobre también es esencial para la producción del pigmento melanina y para la síntesis del colágeno, para mantener los huesos, los cartílagos, la piel y el cabello sanos. Las enzimas que contienen cobre son antioxidantes importantes que inhiben la producción de radicales libres o los desactivan una vez que están formados.

- No se ha llegado a un acuerdo con respecto al consumo ideal de cobre. Se piensa que los consumos seguros para una salud óptima en los hombres sean de entre 1.5 y 3 mg/día.
- Consumo promedio en el RU: 1.6 mg/día. Rango de consumo entre 0.7 y 3.4 mg.
- Los atletas activos deberían procurar consumir entre 2 y 3 mg diarios.

Sólo 30% del cobre alimenticio se absorbe, ya que la presencia de la carne cruda, el exceso de vitamina C, de zinc y de calcio en los intestinos reduce la biodisponibilidad. La proporción ideal entre el cobre y el zinc es de 1:10.
- Los alimentos ricos en cobre incluyen:
  - crustáceos;
  - nueces;
  - mariscos;
  - frutas secas;
  - semillas secas.

- El nivel de cobre de las plantas varía dependiendo del contenido de cobre del suelo en el que crecen.

El yodo

El yodo es esencial para la síntesis de las hormonas tiroideas.

- CDR en RU/CE: 150 mcg/día.
- CDR en Estados Unidos: 150 mcg/día.
- Es posible que los atletas necesiten una cantidad mayor, ya que pierden hasta 150 mcg diarios con el sudor.
- Consumo promedio en el RU: 237 mcg/día. El rango de consumo es entre 100 y 420 mcg.
- Los nutriólogos deportivos prescriben a algunos atletas complementos de yodo con entre 50 y 200 mcg diarios. Estos niveles no son tóxicos, aun-

415

que los complementos que contienen una cantidad mayor pueden empeorar el acné.

En la actualidad, es rara la deficiencia de yodo en los países occidentales desde la introducción de la sal yodada. Sin embargo, en algunas partes del mundo (por ejemplo, Brasil y el Himalaya) el bocio de la glándula tiroides debido a la deficiencia de yodo afecta a 90% de la población.

- Los alimentos ricos en yodo incluyen:
  - pescados de agua salada;
  - alimentos del mar (por ejemplo camarones, langosta);
  - algas marinas;
  - sal yodada.
- En el Reino Unido, también la leche de vaca es una buena fuente debido a la yoduración de los alimentos para ganado.

El hierro

El hierro es un elemento esencial para la combustión de los carbohidratos de las grasas y de las proteínas para producir energía. También forma parte de las moléculas de hemoglobina que llevan al oxígeno en la sangre y de la mioglobina que fija el oxígeno en los músculos.

- CDR en RU/CE: 14 mg/día.
- CDR en Estados Unidos: 10 mg/día.
- Consumo promedio en el RU: 13.7 mg/día. Éste varía de entre 6.5 y 25.7 mg en fuentes alimenticias.
- Los nutriólogos deportivos prescriben, algunas veces, complementos de hierro de entre 10 y 25 mg diarios a los atletas en periodo de entrenamiento. Una cantidad mayor puede tener efectos secundarios y en dosis elevadas es tóxico.
- Los alimentos ricos en hierro incluyen:
  - carne roja;
  - res;
  - pescado;
  - nueces;

416

- pan de trigo integral;
- cocoa;
- yema de huevo;
- vegetales verdes;
- perejil.
- La forma de hierro heme que se absorbe con mayor facilidad se halla en la carne roja. El hierro que no es tipo heme de los vegetales es diez veces menos biodisponible. El hervor excesivo de los vegetales reduce su disponibilidad de hierro aún más.

La vitamina C incrementa la absorción del hierro, mientras que el calcio y las bebidas con tanino (por ejemplo el té) la reducen. Los complementos de hierro que se toman solos pueden reducir también la absorción del zinc, del cromo y del selenio alimenticios.

El manganeso

El manganeso es otro antioxidante importante que compone varias enzimas que protegen contra el ataque de los radicales libres (véase el capítulo 21). Es necesario para la síntesis de los factores de coagulación de la sangre, el colesterol y del neurotransmisor cerebral dopamina. Las investigaciones sugieren también que participa en el metabolismo de la glucosa y en el mantenimiento de la estructura normal de los huesos.

- Se desconoce el consumo óptimo de manganeso, pero en promedio excretamos 4 mg diarios que deben ser repuestos.
- Consumo que sugiere el Consejo Nacional de Investigación de Estados Unidos: 2-5 mg/día. Hasta 10 mg/día pueden considerarse seguros. No hay CDR para RU/CE.
- Debido a su metabolismo de glucosa mayor y al incremento de la mineralización de los huesos, los atletas necesitan una cantidad mayor. Algunos nutriólogos deportivos prescriben complementos que contienen entre 2 y 5 mg de manganeso.
- Consumo promedio en el RU: 4.6 mg/día (la mitad de esto se deriva del té). Una taza de té contiene alrededor de 1 mg de manganeso. Los hom-

bres estadunidenses, que tienden a beber menos té, obtienen un promedio estimado de 2.7 mg diarios.

- No hay evidencias de toxicidad —de hecho, el manganeso es considerado uno de los minerales menos tóxicos cuando se toma de manera oral. Si hay un exceso en la alimentación, su absorción es baja mientras que la excreción (a través de la bilis y los riñones) es elevada.
- Los alimentos ricos en manganeso incluyen:
  - té;
  - granos enteros;
  - nueces;
  - frutas;
  - semillas;
  - levadura;
  - huevo;
  - vegetales/hierbas de hojas de color verde —dependiendo del contenido de manganeso y la acidez del suelo en el que crecen;
  - en la carne, en los crustáceos y en la leche pueden obtenerse cantidades pequeñas de manganeso.

El selenio

El selenio es otro antioxidante importante que trabaja junto con la vitamina E para proteger contra el ataque de los radicales libres. Es esencial para el crecimiento celular y para el combate a las infecciones.

- CDR en RU/CE: 75 mcg/día.
- Recomendación del Consejo Nacional de Investigación de Estados Unidos: 70 mcg/día.
- Consumo promedio en el RU: 65 mcg/día, 50% obtenido en cereales. La carne y el pescado aportan la mayor parte del resto.
- Los atletas pueden necesitar una cantidad mayor ya que el ejercicio genera radicales libres. El exceso de selenio puede ser tóxico. Se ha sugerido un consumo seguro más alto para los adultos de 450 mcg diarios. Si se utilizan complementos deben contener entre 50 y 400 mcg de selenio y no más, a menos que sea bajo prescripción médica. Debe tomarse también vitamina E adicional. Es interesante notar que el selenio inorgánico (no

el orgánico) es mejor tomarlo de manera independiente a la vitamina C, ya que ésta puede estorbar la absorción.
- Los alimentos ricos en selenio incluyen:
  - brócoli;
  - champiñones;
  - col;
  - rábanos;
  - cebollas;
  - ajo;
  - apio;
  - pescado;
  - granos enteros;
  - germen de trigo;
  - nueces;
  - levadura. Ahora hay disponible de forma comercial una forma de levadura orgánica enriquecida con selenio.

En algunos países hay mucha deficiencia de selenio. Su ausencia en el suelo no afecta el crecimiento de las plantas, pero produce una enfermedad de desgaste muscular en los animales que pacen. En China, el consumo de selenio es inferior a 12 mcg diarios y esto se ha asociado con la debilidad endémica del músculo del corazón (la enfermedad de Keshan) que responde a los complementos con selenio.

En algunas partes de Estados Unidos, en Nueva Zelanda y en Finlandia, se agrega selenio a los fertilizantes para incrementar el consumo de la población. El promedio de consumo de selenio en Nueva Zelanda es de entre 15 y 40 mcg diarios, aunque no se ha identificado, hasta ahora, ninguna enfermedad derivada.

El zinc

El zinc es otro mineral antioxidante que es también factor importante para más de cien enzimas. Es necesario para la activación de ciertos genes como respuesta a las señales hormonales. Esto inicia la síntesis de la proteína específica de dicho gen; por lo tanto, el zinc desempeña una función importante en la sensibilidad de los tejidos a las hormonas.

La deficiencia de zinc antes de la pubertad retrasa el desarrollo sexual y puede ocasionar órganos sexuales de menor tamaño. La deficiencia en etapas más avanzadas de la vida conduce a un crecimiento muscular más lento y a poca inmunidad a las enfermedades. Las deficiencias más severas conducen a la pérdida del sentido del gusto y a una debilidad muscular.

- CDR en RU/CE: 15 mg/día.
- Recomendación del Consejo Nacional de Investigación de Estados Unidos: 15 mg/día.
- Consumo promedio en el RU: 11.4 mg/día. Rango de consumo: entre 5.7 y 19 mg/día.
- Los atletas necesitan más zinc que los hombres sedentarios debido a que tienen una mayor inversión de ácidos grasos y además lo requieren para remplazar el zinc que se pierde en el sudor y para la interacción de la testosterona que ayuda a iniciar el crecimiento muscular. Algunos nutriólogos deportivos prescriben complementos que contienen entre 15 y 50 mg de zinc diarios.
- Es conveniente saber que tomar más de 10 mg de zinc de una sola vez puede afectar al estómago y causar náuseas. Al parecer, el zinc es seguro en dosis de hasta varios cientos de miligramos diarios, pero el exceso afecta el metabolismo del cobre.
- Los alimentos ricos en zinc incluyen:
  - avena;
  - productos integrales;
  - levadura;
  - pescados y mariscos;
  - carne;
  - leche;
  - nueces;
  - huevos/queso;
  - en el pollo y en los vegetales se encuentran cantidades moderadas de zinc. En general, la carne animal es una mejor fuente de zinc biodisponible que los vegetales.

Puede revisar sus niveles de zinc con pruebas que se obtienen en una farmacia. Si los niveles están bajos, tomar complementos de 10 mg tres veces al día produce una rápida mejoría. Si considera que este nivel de zinc le produce síntomas gastrointestinales, reduzca la cantidad y tómelo sólo dos veces al día.

Los productos de soya y los alimentos ricos en hierro reducen la absorción del zinc en el tracto digestivo. Es mejor evitarlos durante las dos horas siguientes a haber tomado el complemento.

El boro

Al parecer, el boro es esencial para la producción de algunas hormonas esteroides, sobre todo las necesarias para un crecimiento muscular óptimo.

- Consumo promedio en el RU: 0.4-1.9 mg/día.
- Consumo óptimo: desconocido. Se ha sugerido un consumo de 2 mg/día.
- Algunos nutriólogos deportivos prescriben complementos que contienen entre 3 y 6 mg diarios.
- Los consumos mayores a 50 mg diarios pueden afectar el metabolismo de otros nutrimentos.
- Los alimentos ricos en boro incluyen frutas y vegetales, sobre todo:
  - granos de soya;
  - cacahuates;
  - almendras;
  - pasas;
  - ciruelas;
  - dátiles;
  - miel virgen.

Las afirmaciones con respecto a que el boro puede incrementar los niveles de testosterona y desarrollar músculos son falsas. Están basadas en estudios en mujeres posmenopáusicas —no en jóvenes atletas. Los niveles elevados de testosterona pueden presentarse en los hombres sólo si una deficiencia mayor de boro evita que el cuerpo produzca la cantidad normal de ésta.

El molibdeno

El molibdeno es un elemento de tres enzimas, una de las cuales está involucrada en el metabolismo del alcohol.

421

- Consumo promedio en el RU: 70-240 mcg/día.
- Consumo óptimo: desconocido. Las recomendaciones provisionales son de entre 75 y 250 mcg diarios. No hay evidencias de que los atletas necesitan una cantidad mayor.
- Los consumos mayores a 500 mcg (0.5 mg) causan una pérdida del exceso de cobre urinario, mientras que las dosis mayores a 10 mg pueden producir gota.

La deficiencia de molibdeno se ha relacionado con la alta incidencia de cáncer de esófago en China.

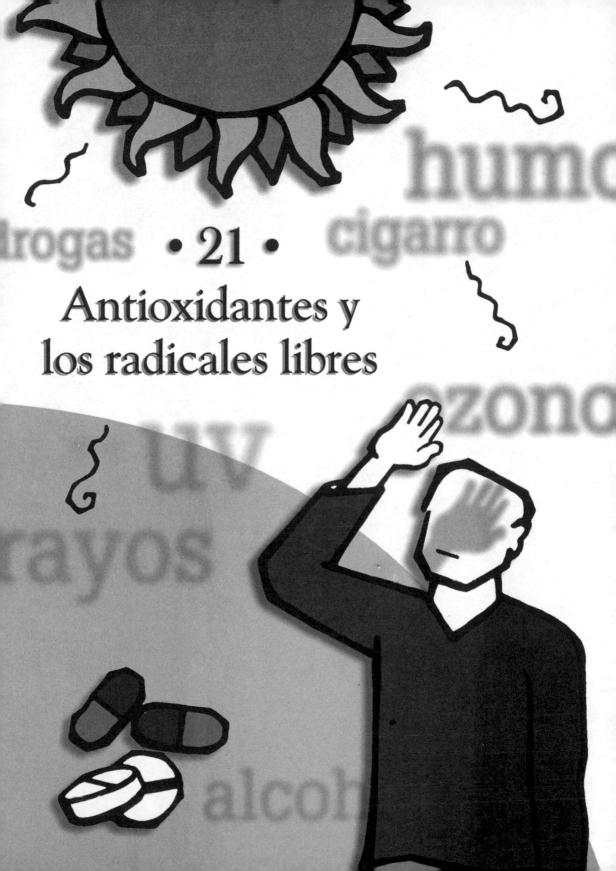

• 21 •

Antioxidantes y los radicales libres

21 Los antioxidantes y los radicales libres

Los antioxidantes son sustancias protectoras que ayudan a neutralizar los efectos dañinos de las reacciones oxidativas que tienen lugar en las células. Los antioxidantes más importantes de la alimentación son las vitaminas A, C, E y el betacaroteno, además de los minerales selenio, zinc, cobre y manganeso que trabajan neutralizando los dañinos radicales libres, ya sea por sí solos o incorporándose a enzimas antioxidantes.

¿Qué son los radicales libres?

Al igual que ocurre en la política, un radical libre es una entidad altamente inestable que deambula provocando luchas y haciendo daño. La versión química consiste en una variedad de fragmentos moleculares que llevan una carga eléctrica negativa.

Estos radicales libres inestables se encuentran con otras moléculas celulares hasta que consiguen estabilizarse al neutralizar su carga —ya sea robando la cara positiva de la otra molécula o descargando su propia carga negativa. Este proceso se conoce con el nombre de oxidación. Se estima que cada célula en el cuerpo está sujeta a diez mil oxidaciones radicales diarias. Esto es potencialmente serio ya que:

- El colesterol oxidado tiene más probabilidades de pegarse a las paredes arteriales y recubrirlas.
- El ADN oxidado puede producir mutaciones genéticas y cánceres.
- La oxidación en el ojo puede producir cataratas.

- Las membranas celulares y las grasas oxidadas conducen a un envejecimiento de la piel prematuro.
- Se estima que 40% de los daños espermáticos se debe a los efectos dañinos de los radicales libres. El ADN oxidado en el esperma puede producir:
  - infertilidad;
  - desarrollo de anormalidades en la descendencia;
  - incremento en el riesgo de cáncer infantil en la descendencia.

Los radicales libres se generan con los procesos metabólicos normales. Los hombres con diabetes, cuyos azúcares en sangre no están controlados con firmeza, generan el doble de radicales libres que los no diabéticos. Los fumadores y las personas expuestas de forma pasiva al humo del cigarrillo generan también el doble comparado con los no fumadores.

La exposición a los rayos X y a la luz ultravioleta del sol es una fuente potente de radicales libres debido a que la energía de dichas ondas activa y daña las moléculas celulares. Ésta es una de las razones por las que ambas radiaciones están relacionadas con el cáncer. Otros agentes ambientales que generan cantidades elevadas de radicales libres son las acciones del alcohol y de otras drogas, sobre todo los antibióticos.

Los antioxidantes

Los antioxidantes trabajan desactivando la carga negativa de los radicales libres sin recibir daño alguno. Sus efectos son acumulativos y están relacionados entre sí —por ejemplo, la vitamina E que ha desactivado un radical libre se regenera con una interacción química con la vitamina C.

Si podemos mantener los niveles de antioxidantes en un nivel óptimo, puede neutralizarse la mayor parte de los radicales libres antes de que causen daño. Esto implica asegurar un consumo alimenticio adecuado de vitaminas C, E y betacaroteno y de los microelementos selenio, zinc, cobre y manganeso.

Hoy en día, muchos expertos consideran que los consumos de referencia de los antioxidantes son inadecuados. Éstos fueron formulados para prevenir problemas por deficiencia antes de haber entendido su función antioxidante.

Se ha analizado la alimentación de miles de personas y se ha comparado su consumo alimenticio de antioxidantes con la incidencia subsecuente de enfermedades coronarias (EC) y de cáncer. Los investigadores han encontrado que aquellos que tienen los consumos más elevados tienen el menor riesgo de desarrollar dichas enfermedades letales comunes.

Como resultado de este trabajo, los consumos de antioxidantes que brindan mayor protección son:

- vitamina C: 100-250 mg/día;
- vitamina E: 30-80 mg/día;
- betacaroteno: 15 mg/día.

Probablemente, los fumadores y la gente con diabetes necesiten duplicar estas cantidades. Varios estudios han encontrado que:

- El riesgo de angina es tres veces mayor en los hombres con consumo bajo de vitaminas E, C y betacaroteno.
- El riesgo de EC se reduce hasta 25% en los hombres que toman complementos de vitamina E durante dos años o más.
- Los hombres con el consumo más elevado de betacaroteno tienen un riesgo 25% menos de EC.
- Un consumo elevado de vitamina C reduce en 40% el riesgo de EC en los hombres —y el riesgo de morir por ella en 35%.
- Los consumos elevados de betacaroteno protegen también contra los cánceres de boca, garganta, laringe, esófago, estómago, intestino grueso, vejiga y pulmón.

Las vitaminas C, E, el betacaroteno y el mineral zinc tienen, por separado y combinados, sus propios efectos en la salud del esperma (véase el capítulos 19 y 20). Estos efectos se deben en su mayor parte a sus propiedades antioxidantes.

Índice de figuras

Índice analítico

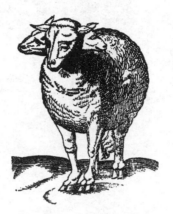

El gran libro de la salud masculina,
escrito por Sarah Brewer,
nos ayuda a mantenernos sanos
sin renunciar a ser feos, fuertes y formales.
La edición de esta obra fue compuesta
en fuente goudy y formada en 11:13.
Fue impresa en este mes de octubre de 2005
en los talleres de Acabados Editoriales Incorporados, S.A. de C.V.,
que se localizan en la calle de Arroz 226,
colonia Santa Isabel Industrial, en la ciudad de México, D.F.
La encuadernación de los ejemplares se hizo
en los talleres de Dinámica de Acabado Editorial, S.A. de C.V.,
que se localizan en la calle de Centeno 4-B,
colonia Granjas Esmeralda, en la ciudad de México, D.F.

Los tests de la inteligencia emocional
Técnicas y ejercicios para comprobar
y desarrollar su coeficiente emocional
Siegfried Brockert y Gabriele Braun

El arte de cuidar de ti misma
Jennifer Louden

Esta bendita manía de vivir en pareja
Delicias y tormentos de la vida conyugal
Paul Reiser

Cómo juzgar a los demás a primera vista
Técnicas sencillas para aprender a descubrir tu personalidad
y la de los demás
Jean Brun

Pensamiento positivo
Un método práctico para disfrutar de la vida
Vera Pfeiffer

Usted puede cambiar su vida
Técnicas del Tratamiento Neuroprogramado
Erica Guilane-Nachez

Aprendiendo a aprender
Técnicas de aprendizaje acelerado
Christian Drapeau

Autoterapia emocional
Una guía integral y definitiva para liberar los sentimientos
negativos
John Ruskan

¿De qué tenemos hambre realmente?
Lila Villarreal

Aprenda a decir NO
Ideas y propuestas para fomentar la libertad de decisión de las mujeres
Ulrike Dahm

Las técnicas del pensamiento positivo
Christian H. Godefroy y D. R. Steevens

Joven y en forma para siempre
Un programa revolucionario para invertir el proceso
de envejecimiento
Hattie con Sallie Batson

El asistente interior
Los mecanismos de la autocuración psicológica
Norberto Levy

Esta noche no, querida
Cuando los hombres buscan su masculinidad verdadera
Sergio Sinay

Tu piel joven y sana
Heike Kóvacs y Monika Preuk

Misterios masculinos
que las mujeres no comprenden
Sergio Sinay

Pequeño manual para padres a principios del siglo XXI
Lluís Jordà Lapuyade

Ser padre es cosa de hombres
Redescubriendo y celebrando la paternidad
Sergio Sinay

Ayer lloré
Para celebrar las enseñanzas de vivir y amar
Iyanla Vanzant

El amor a los 40
Los caminos hacia la plenitud amorosa en la mitad de la vida
Sergio Sinay

Las condiciones del Buen Amor
Un camino hacia los encuentros posibles
Sergio Sinay

La pareja. Manual de instrucciones
Cómo mejorar la convivencia y amar plenamente
Lluís Jordà Lapuyade

Limpios hasta la muerte
Cuando la higiene en el hogar puede matar
Pat Thomas

Los charlatanes de la salud
Jean-Marie Abgrall

Problemas estomacales: ¡un alivio al fin!
Vernon Coleman

Andropausia
Renacer a los 50
Juan Carlos Kusnetzoff

Límites sin trauma
Tania Zagury

¡Mi esposo es gay!
Una guía para que la mujer sobreviva a la crisis
Carol Grever

Sexo
Anne Hooper

La estrategia de negocios para el cuerpo
Jim Karas